IRAS
INFECÇÃO RELACIONADA
À ASSISTÊNCIA À SAÚDE
Orientações Práticas

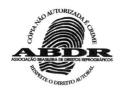

IRAS
INFECÇÃO RELACIONADA À ASSISTÊNCIA À SAÚDE
Orientações Práticas

Edwal Ap. Campos Rodrigues
Rosana Richtmann

Sarvier, 1ª edição, 2009

Projeto Gráfico/Capa
CLR Balieiro Editores

Impressão/Acabamento
Bartira Gráfica e Editora

Direitos Reservados
Nenhuma parte pode ser duplicada ou
reproduzida sem expressa autorização do Editor

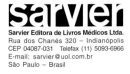

Sarvier Editora de Livros Médicos Ltda.
Rua dos Chanés 320 – Indianópolis
CEP 04087-031   Telefax (11) 5093-6966
E-mail: sarvier@uol.com.br
São Paulo – Brasil

Dados Internacionais de Catalogação na Publicação (CIP)
(Câmara Brasileira do Livro, SP, Brasil)

	Rodrigues, Edwal Aparecido Campos
	    IRAS : Infecção Relacionada à Assistência à Saúde : orientações práticas / Edwal Aparecido Campos Rodrigues, Rosana Richtmann. -- São Paulo : SARVIER, 2008.
	
	    ISBN 978-85-7378-190-8
	
	    1. Artigos médico-hospitalares – Esterilização 2. Hospitais – Desinfecção 3. Hospitais – Limpeza 4. Infecção hospitalar 5. Infecção hospitalar – Controle 6. Infecção hospitalar – Prevenção I. Richtmann, Rosana. II. Título.

08-10949	CDD-614.44 NLM-WX 185

Índices para catálogo sistemático:
1. IRAS : Infecção Relacionada à Assistência à Saúde : Medicina preventiva   614.44

IRAS
INFECÇÃO RELACIONADA À ASSISTÊNCIA À SAÚDE
Orientações Práticas

Edwal Ap. Campos Rodrigues

Médico Infectologista. Responsável pelo Serviço de Infectologia do Hospital Beneficência Portuguesa – São Paulo. Membro da Comissão de Controle de Infecção Hospitalar – CCIH – da Escola Paulista de Medicina – Unifesp. Vice-Presidente da Associação Brasileira de Profissionais em Controle de Infecção e Epidemiologia Hospitalar – ABIH – para assuntos profissionais. Vice-Presidente da Sociedade Paulista de Infectologia – 2007, 2008. Coordenador do Curso de Especialização em Epidemiologia Hospitalar da Escola de Enfermagem da Universidade Federal de São Paulo – Unifesp.

Rosana Richtmann

Médica Infectologista com Residência Médica no Serviço de Moléstias Infecciosas e Parasitárias do Hospital do Servidor Público Estadual – FMO – São Paulo, 1998. Doutora em Medicina pela Universidade de Freiburg – Albert-Ludwigs-Universität Feiburg – Alemanha, 1990. Instituto de Infectologia Emílio Ribas – CCIH. Presidente da CCIH do Hospital e Maternidade Santa Joana – São Paulo. Presidente da CCIH da Pro Matre Paulista – São Paulo. Membro do NACHRI – National Association of Children's Hospitals and Related Institutions – Pediatric Prevention Network – EUA. Vice-Presidente da APECIH – Associação Paulista de Estudos de Controle de Infecção Hospitalar, 2008/09. Vice-Presidente da Sociedade Paulista de Infectologia – SPI, 2008/2009.

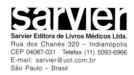

Sarvier Editora de Livros Médicos Ltda.
Rua dos Chanés 320 – Indianópolis
CEP 04087-031 Telefax (11) 5093-6966
E-mail: sarvier@uol.com.br
São Paulo – Brasil

Colaboradores

Noil Amorim de Menezes Cussiol
Pesquisadora do Centro de Desenvolvimento da Tecnologia Nuclear/Comissão Nacional de Energia Nuclear – CDTN/CNEN. Doutora em Saneamento e Meio Ambiente pela UFMG.

Silvana Torres
Enfermeira Graduada pela Escola de Enfermagem da USP. Especialização em Administração Hospitalar e Controle de Infecção Hospitalar – São Camilo. Membro Integrante do Grupo de Pesquisa CNPq da Escola de Enfermagem da USP.

Teresinha Covas Lisboa
Doutorado em Administração pela Universidade Presbiteriana Mackenzie. Mestrado em Administração. Especialização em Administração Hospitalar. Especialização em Didática do Ensino Superior. Presidente da FAPESA – Fundo de Apoio à Pesquisa em Educação (Mantenedora da Faculdade Inesp). Docente Pesquisadora de Programas de Mestrado em Administração.

Apresentação

O objetivo de escrever estas Orientações Práticas sobre infecção relacionada à assistência à saúde (IRAS) é termos à mão uma consulta rápida, prática e objetiva dos principais temas relacionados a prevenção e controle destas infecções. Este material será útil para todos os profissionais que trabalham com IRAS, incluindo médicos, cirurgiões, enfermeiros, farmacêuticos, administradores, estudantes, entre outros.

A qualidade dos programas de controle de infecção hospitalar (IH) pode refletir a qualidade assistencial de uma instituição. Um bom programa de controle de IH pode reduzir os índices de IH, o tempo de hospitalização, assim como os custos associados à internação. Lamentavelmente, em muitas instituições do nosso país, os programas de controle de IH são considerados de importância secundária, favorecendo a elevados índices de IH, de resistência bacteriana e, pior que isso, a falta de dados de vigilância epidemiológica em IH para um diagnóstico de situação e formulação de medidas objetivas específicas de prevenção na instituição. Esta visão administrativa hospitalar retrógrada está baseada na falsa impressão de que investir no controle e prevenção das IH acarretará custos para a instituição, sem "retorno". Já é de longa data que inúmeros estudos da literatura demonstraram que um programa, mesmo que simples, porém bem aplicado, é largamente custo-efetivo. Um estudo clássico, denominado **projeto SENIC,** realizado nos anos 80, provou que um programa de controle de IH bem aplicado, com normas e guias discutidos e instituídos nos hospitais, consegue reduzir os índices de IH, os custos e melhorar a qualidade assistencial dada aos pacientes. Além disso, o projeto SENIC comprovou que os programas de IH reduzem a morbi/letalidade. Esta afirmação é particularmente importante nos pacientes sob maior risco de IH, como os pacientes internados nas

Unidades de Terapia Intensiva (UTI) submetidos a cateteres vasculares, ventilação mecânica e outros procedimentos invasivos, além de receberem antibióticos de amplo espectro por período prolongado e, portanto, com elevado risco de aquisição de IH e suas conseqüências.

Nos próximos capítulos deste livro estaremos abordando vários temas relevantes no controle de IRAS e esperamos que seja de grande utilidade. Boa leitura!!

Rosana Richtmann

Conteúdo

PARTE I
Controle de Infecção Relacionada à Assistência à Saúde – IRAS
Rosana Richtmann

1. Definição, Vigilância Epidemiológica e Classificação das Infecções Relacionadas à Assistência à Saúde por Topografia 3
2. Formação Dinâmica das Comissões de Controle de Infecção Hospitalar 11
3. Epidemiologia e Precauções das Infecções Relacionadas à Assistência à Saúde 16
4. Precauções para os Profissionais da Área da Saúde 30
5. Antibioticoprofilaxia 40
6. Prevenção das Infecções Relacionadas à Assistência à Saúde 44
    Higienização das mãos 44
    Anti-sepsia 48
    Prevenção de infecção da corrente sangüínea e relacionada a cateteres vasculares (IPCS) 52
    Prevenção de infecção de sítio cirúrgico (ISC) 56
    Prevenção de pneumonia nosocomial (PN) 60
    Prevenção de infecção do trato urinário (ITU) 64
    Recomendações e precauções com germes multirresistentes 69
    Paciente imunodeprimido 73
    Pediatria e neonatologia 76
7. Desinfecção e Esterilização 85

8. Limpeza e Desinfecção de Áreas Hospitalares 91
9. Investigação de Surtos Hospitalares 93
10. Principais Microrganismos Associados à Infecção
    Relacionada à Assistência à Saúde 96
    S. aureus 96
    Estafilococos coagulase-negativas (ECN) 97
    Enterococos 99
    Enterobactérias 100
    Bacilos Gram-negativos não-fermentadores 101
    Infecções causadas por fungos 104
    Infecções virais hospitalares 107
    Anexo 1. Cálculos estatísticos para vigilância
    epidemiológica 112
    Anexo 2. Endereços eletrônicos úteis para o
    profissional que trabalha com o controle e prevenção
    de IRAS 115

Parte II

Áreas de Apoio e Interface com o Controle de Infecção Relacionada à Assistência à Saúde

Edwal Ap. Campos Rodrigues
Noil Amorim de Menezes Cussiol
Silvana Torres
Teresinha Covas Lisboa

1. Gerenciamento de Resíduos de Serviços de Saúde
    Definição e Histórico 119
    Conceitos Básicos – Glossário e Classificação 129
    Regulamento Técnico 146
    Gerenciamento de Rejeitos Radioativos de Serviços
       de Saúde 161
    Gerenciamento de Resíduos Químicos de Serviços
       de Saúde 171

2. Limpeza, Higiene e Lavanderia em Serviços de Saúde
    Higiene, Limpeza e o Meio Ambiente 191
    Lavanderias em Estabelecimentos de Saúde 212

ÍNDICE REMISSIVO 235

Parte I

CONTROLE DE INFECÇÃO RELACIONADA À ASSISTÊNCIA À SAÚDE

Rosana Richtmann

CAPÍTULO **1**

Definição, Vigilância Epidemiológica e Classificação das Infecções Relacionadas à Assistência à Saúde por Topografia

Rosana Richtmann

DEFINIÇÃO

Infecção hospitalar (IH), atualmente chamada de infecção relacionada à assistência à saúde (IRAS) para maior abrangência: toda infecção adquirida após a internação hospitalar num prazo de 48-72h e que não esteja no seu período de incubação. São também consideradas IRAS aquelas infecções adquiridas no hospital, mas que se manifestaram após a alta, assim como todas as infecções em recém-nascidos, exceto as transmitidas por via transplacentária (ex.: rubéola, CMV, toxoplasmose etc.).

Não são consideradas IRAS: infecções associadas à extensão ou complicações de infecções já presentes na admissão hospitalar, exceto se mudança de patógeno ou forte evidência de aquisição de nova infecção.

Vigilância epidemiológica: método sistemático de coleta, consolidação e análise de dados, em que se observam a distribuição topográfica e etiológica das IRAS e os determinantes do processo ou evento infeccioso (uso de dispositivos etc.). Sem vigilância epidemiológica, não existe controle e/ou prevenção de IRAS. A vigilância epidemiológica é um instrumento utilizado para priorizar as medidas preventivas de um determinado local ou estabelecimento de saúde, além de ser um potente medidor da eficácia das ações implantadas. **Tempo máximo sugerido a ser dedicado pela enfermeira do controle de infecção para vigilância epidemiológica:** 30% de sua carga horária. Dedicar a maior parte do seu tempo para medidas de prevenção e controle.

VIGILÂNCIA EPIDEMIOLÓGICA

Métodos de vigilância epidemiológica
- Passivo (não recomendado, baixa sensibilidade).
- Ativo (muito recomendado, porém requer mais tempo).
- Pós-alta (recomendada, em especial para pós-operatório).

Ficha de vigilância
- Desenvolver ficha própria.
- Só coletar dados realmente necessários para vigilância objetiva.
- Dados básicos:
  - demográficos: nome, identificação, idade, sexo, localização, data de admissão, data de alta;
  - informações clínicas e laboratoriais para justificar a classificação da IRAS;
  - fatores de risco específicos para IRAS.

Análise e divulgação dos dados da vigilância
- Tabule os dados (forma informatizada).
- Divulgue-os em termos numéricos (taxas e índices).
- Dados expressos por densidade de incidência (ex.: IH/paciente-dia) são muito mais fidedignos do que a incidência acumulada. Exemplificando a medida da incidência acumulada: IH/nº de altas ou óbitos num determinado período.
- Estratifique e divulgue os dados por topografia (BCP, IPCS etc.); unidades de risco (UTI, transplante etc.); categoria de risco (potencial de contaminação de cirurgia, peso ao nascimento etc.).

Nota do autor. Um índice numérico global indica a taxa total de IH de um determinado hospital não representa a eficácia de um programa de controle de IH, e, portanto, não deve ser usado com a finalidade de comparações inter-hospitalares.

CLASSIFICAÇÃO DAS IRAS POR TOPOGRAFIA

Todas definições apresentadas são baseadas nas definições de IRAS do Centers for Disease Control and Prevention (CDC) – NHSN – National Healthcare Safety Network – Atlanta 2007.

Infecção primária da corrente sangüínea (IPCS) ou bacteriemia primária ou sepse primária

É atualmente classificada em duas categorias: infecção da corrente sangüínea (IPCS) com comprovação laboratorial (aceita para todos os pacientes) e IPCS clínica (só aceita para neonatos e lactentes de até 12 meses de vida). A sepse clínica não é mais aceita para pacientes adultos e crianças maiores.

1) **IPCS com confirmação laboratorial** (deverá apresentar um dos seguintes):

   A) Hemocultura positiva para patógeno relevante e ausência de infecção em outro sítio (os casos de infecção oriunda de cateter vascular central (CVC) serão consideradas primárias, mesmo que haja sinais locais de infecção, desde que haja hemocultura positiva).

   B) Febre (> 38°C), calafrios ou hipotensão e pelo menos **um** dos seguintes:
   - contaminantes comuns da pele (difteróides, *Bacillus* spp., estafilococo coagulase-negativa –ECN, micrococos) isolados em duas ou mais amostras de hemoculturas colhidas em momentos diferentes;
   - germes contaminantes comuns da pele e presença de CVC e o médico institui tratamento antibiótico adequado para sepse.

   C) Paciente ≤ 1 ano de idade, com um dos seguintes sinais ou sintomas: febre (> 37°C), hipotermia, apnéia ou bradicardia e qualquer **um** dos abaixo:
   - germes contaminantes comuns da pele (difteróides, *Bacillus* spp., estafilococo coagulase-negativa – ECN, micrococos) em 2 amostras de hemocultura, coletadas em momentos diferentes*;
   - germes contaminantes comuns da pele e presença de CVC e o médico institui tratamento antibiótico adequado para sepse.

---

* Nota do autor. Em caso de isolamento do estafilococo coagulase-negativa em somente uma hemocultura, valorizar a evolução clínica do paciente, a presença de CVC e especialmente se houver crescimento do agente nas primeiras 48h da coleta. O crescimento após esse período sugere contaminação.

---

2) **IPCS clínica** – só usada para neonatos e lactentes de até 1 ano de idade (deverá apresentar um dos seguintes):

   A) Paciente ≤ 1 ano de idade que apresente pelo menos um dos seguintes sinais ou sintomas: febre (> 37°C), hipotermia, apnéia ou bradicardia e todos abaixo:
   - hemocultura negativa ou não realizada;
   - inexistência de infecção em outro sítio;
   - médico institui tratamento antibiótico para sepse.

Nota do autor. Cabe lembrar que esses sinais e sintomas são inespecíficos no recém-nascido, podendo estar relacionados a etiologias não-infecciosas, daí a necessidade de reavaliação do caso. Se esse diagnóstico for descartado pela evolução clínica e laboratorial, é importante a suspensão do uso de antibióticos. Neste caso, esse quadro clínico não deverá ser notificado como infecção.

Pneumonia nosocomial

Deverá apresentar **um** dos seguintes critérios:

A) Pneumonia clínica
- **Radiológico** – dois ou mais raios X seriados com pelo menos uma das alterações (pacientes sem pneumopatia ou cardiopatia é aceitável apenas um raio X característico).

  Infiltrado novo ou progressivo persistente, consolidação, cavitação ou pneumatocele (em lactentes < 1 ano de idade) e qualquer **um** dos seguintes:
- febre > 38°C sem outra causa reconhecida;
- leucopenia (< 4.000) ou leucocitose (> 12.000);
- > 70 anos com alteração do estado mental sem outra causa reconhecida e pelo menos **dois** dos seguintes:
- escarro purulento, mudança na característica da secreção, aumento da quantidade de secreção respiratória ou aumento da necessidade de aspiração;
- início ou piora de tosse, taquipnéia ou dispnéia;
- ausculta com crepitação ou broncofonia aumentada;
- piora da troca gasosa, ex.: $PaO_2/FiO_2 \leq 240$, aumento da necessidade de O_2 ou aumento da necessidade ventilatória.

B) Paciente ≤ 12 meses de idade: piora da troca gasosa, ex.: $PaO_2/FiO_2 \leq 240$, aumento da necessidade de O_2 ou aumento da necessidade ventilatória e pelo menos **três** dos seguintes:
- instabilidade térmica sem outra causa reconhecida;
- leucopenia (< 4.000) ou leucocitose (> 15.000) com desvio à esquerda (> 10% de bastões);
- escarro purulento, mudança na característica da secreção, aumento da quantidade de secreção respiratória ou aumento da necessidade de aspiração;
- apnéia, taquipnéia ou batimento da asa de nariz;
- roncos ou chiado;
- tosse;
- bradicardia (< 100 bat/min) ou taquicardia (> 170 bat/min).

C) Pacientes > 1 ano e menores de 12 anos de idade devem apresentar pelo menos **três** dos seguintes:
- febre ou hipotermia sem outra causa reconhecida;
- leucopenia (< 4.000) ou leucocitose (> 15.000);
- escarro purulento, mudança na característica da secreção, aumento da quantidade de secreção respiratória ou aumento da necessidade de aspiração;
- início ou piora de tosse, taquipnéia, apnéia ou dispnéia;
- ausculta com crepitação ou broncofonia aumentada;
- piora da troca gasosa, aumento da necessidade de O_2 ou aumento da necessidade ventilatória.

D) Pneumonia com achados laboratoriais
- **Radiológico** – pelo menos um raio X com qualquer uma das seguintes alterações.

    Infiltrado novo ou progressivo persistente, consolidação, cavitação ou pneumatocele (em lactentes < 1 ano de idade) e qualquer **um** dos seguintes:
- febre > 38°C sem outra causa reconhecida;
- leucopenia (< 4.000) ou leucocitose (> 12.000);
- > 70 anos com alteração do estado mental sem outra causa reconhecida e pelo menos **um** dos seguintes:
- escarro purulento, mudança na característica da secreção, aumento da quantidade de secreção respiratória ou aumento da necessidade de aspiração;
- início ou piora de tosse, taquipnéia ou dispnéia;
- ausculta com crepitação ou broncofonia aumentada;
- piora da troca gasosa, ex.: $PaO_2/FiO_2 \leq 240$, aumento da necessidade de O_2 ou aumento da necessidade ventilatória e pelo menos **um** dos seguintes:
- hemocultura positiva, não relacionada com infecção em outro sítio;
- cultura de líquido pleural positiva;
- cultura positiva quantitativa de secreção respiratória colhida por lavado ou escovado protegido;
- $\geq 5\%$ das células do lavado com bactéria intracelular visto ao exame direto (Gram);
- achados histopatológicos com pelo menos uma das alterações abaixo:
    – formação de abscesso ou foco de consolidação;
    – cultura positiva de parênquima pulmonar;
    – evidência de insavão parenquimatosa por fungo filamentoso ou pseudo-hifas.

Nota do autor. Os resultados de secreção traqueal podem ser usados como critérios diagnósticos de pneumonia, sendo a contagem mais aceita $\geq 10^6$ para pacientes sem uso concomitante de antibióticos e $\geq 10^5$ para pacientes sob antibioticoterapia.

Infecção do trato urinário (ITU)

1) **ITU sintomática**: deverá apresentar **um** dos seguintes critérios:
    A) Febre (> 38°C), urgência miccional, polaciúria, disúria ou dor suprapúbica e urocultura positiva com $\geq 10^5$ colônias/ml (colhida de maneira asséptica) e não mais que duas espécies de microrganismos.
    B) **Dois** dos seguintes: febre (> 38°C), urgência miccional, polaciúria, disúria ou dor suprapúbica **e** qualquer **um** dos seguintes:
    - teste positivo para nitrito e/ou leucócitos;
    - piúria (≥ 10 leucócitos/ml ou 3 leucócitos/campo);
    - bacterioscopia positiva (coloração de Gram) em urina não-centrifugada;

- duas uroculturas positivas com o mesmo microrganismo (bacilo Gram-negativo ou *Staphylococcus saprophyticus*) com $\geq 10^2$ colônias/ml;
- urocultura positiva para um único uropatógeno mesmo com contagem $\leq 10^5$ colônias/ml em pacientes sob terapia antimicrobiana efetiva;
- diagnóstico realizado pelo médico;
- médico institui tratamento antibiótico adequado para ITU.

C) Pacientes ≤ 1 ano de idade com **um** dos seguintes: febre, hipotermia, bradicardia, disúria, letargia ou vômitos **e** urocultura positiva, ou seja, $\geq 10^5$ colônias/ml de urina e no máximo duas espécies de microrganismos.

D) Pacientes ≤ 1 ano de idade com pelo menos **um** dos seguintes sinais ou sintomas sem outra causa reconhecida: febre, hipotermia, letargia, apnéia, bradicardia, disúria ou vômitos e qualquer **um** dos seguintes:
- piúria (contagem $\geq 10^4$ leucócitos/ml em sedimento urinário);
- teste positivo para leucócito esterase ou nitrito em urina;
- bacterioscopia positiva pelo Gram em urina não-centrifugada;
- pelo menos uma urocultura com isolamento de um patógeno (bacilo Gram-negativo ou *S. saprophyticus*) e contagem $\geq 10^2$ colônias/ml, colhida através de punção suprapúbica ou por cateterismo vesical;
- diagnóstico realizado pelo médico;
- médico institui terapia antibiótica adequada para ITU;
- urocultura com contagem $\leq 10^5$ colônias/ml de um único uropatógeno em pacientes sob terapia antimicrobiana efetiva.

Notas do autor. 1. É incorreto cultivar a ponta do cateter urinário para orientar o diagnóstico de ITU e, se positivo, não se deve notificá-lo como evento infeccioso hospitalar. 2. A cultura de urina deve ser obtida usando-se técnica apropriada, empregando-se antisepsia do local de acordo com a padronizada pela CCIH. 3. Nos RN a urina deve ser coletada por meio de cateterismo vesical ou aspiração suprapúbica. A urocultura positiva, se colhida com saco coletor, deve ser confirmada pela obtenção asséptica de amostra por meio de cateterismo vesical ou de aspiração suprapúbica e, se positiva, só nesse momento deverá haver a notificação de infecção hospitalar. 4. Caso não seja possível a determinação da espécie do estafilococo coagulase-negativa, considerar a coleta de uma segunda amostra.

2) **Bacteriúria assintomática:** deverá apresentar **o** seguinte critério:

Presença de cateter urinário de demora nos últimos 7 dias **e** paciente **NÃO** apresentar febre, urgência miccional, polaciúria, disúria ou dor suprapúbica **e** urocultura com $\geq 10^5$ colônias/ml com no máximo duas espécies de microrganismos.

Infecção do sítio cirúrgico (ISC)

Segundo as novas definições do NHSN – CDC, são considerados procedimentos cirúrgicos aqueles realizados em pacientes internos (data da admissão hospitalar diferente da data da alta hospitalar) ou em pacientes externos (mesma data da admissão e alta) e que tenham sido encaminhados ao centro cirúrgico, ou a algum local onde o cirurgião tenha realizado pelo menos uma incisão da pele e membrana mucosa, incluindo cirurgias laparoscópicas, e que a pele tenha sido fechada antes da saída do paciente da sala cirúrgica. Entende-se por sala cirúrgica: centro cirúrgico, centro obstétrico, sala de procedimentos radiológicos e sala de cateterismo cardíaco.

1) **ISC superficial:** deverá apresentar pelo menos **um** dos critérios abaixo:
   - drenagem purulenta pela incisão superficial;
   - microrganismo isolado de cultura obtida assepticamente da secreção de incisão superficial;
   - presença de pelo menos **um** dos seguintes sinais ou sintomas: dor, sensibilidade, edema, calor ou rubor localizado e incisão superficial deliberadamente aberta pelo cirurgião, exceto se a cultura da incisão resultar negativa; nesta situação, a coleta da cultura de incisão faz-se obrigatória para auxiliar na decisão de notificação;
   - diagnóstico de infecção do sítio cirúrgico feito pelo cirurgião.

Notas do autor. 1. Infecção deve ocorrer até 30 dias após o procedimento cirúrgico, ou até um ano se houver presença de prótese. 2. Deve envolver somente a pele e o tecido celular subcutâneo. 3. Infecções pós-circuncisão não são consideradas infecção do sítio cirúrgico e deverão ser notificadas separadamente. 4. Se ocorrer ISC superficial e profunda, notificar somente a mais grave (ISC profunda). 5. Não considerar como IRAS a drenagem confinada ao redor dos pontos cirúrgicos. 6. Reabordagem cirúrgica para drenagem de hematoma, cujo material não for enviado para cultura, deverá ser considerada ISC.

2) **ISC profunda:** deverá apresentar pelo menos **um** dos critérios abaixo:
   - presença de secreção purulenta na incisão, acometendo fáscia ou tecidos subjacentes;
   - incisão com deiscência espontânea ou deliberadamente aberta pelo cirurgião quando o paciente apresentar **um** dos seguintes sinais ou sintomas: febre (T axilar > 37,8°C), dor ou sensibilidade localizada, a menos que a cultura da incisão resulte negativa;
   - abscesso ou outra evidência de infecção envolvendo a incisão profunda detectada diretamente durante a reoperação, exame radiológico ou histológico;
   - diagnóstico da ISC profunda feito pelo cirurgião.

Notas do autor. 1. Infecção deve ocorrer até 30 dias após o procedimento cirúrgico ou até 1 ano se houver presença de prótese/implante. 2. Define-se como prótese/implante corpos estranhos de origem não-humana: derivação ventrículo-peritoneal, marca-passo, válvula cardíaca, enxertos vasculares, coração mecânico, prótese de quadril etc.

3) **ISC de órgão ou espaço**: pode envolver qualquer parte do organismo, excluindo-se incisão cutânea superficial, fáscia e camadas musculares abertas ou manipuladas durante o procedimento cirúrgico. Essa definição é utilizada para indicação futura da localização da infecção. Por exemplo, uma apendicectomia com subseqüente abscesso subdiafragmático deve ser notificada como ISC de órgão ou espaço, em razão de ter ocorrido na cavidade abdominal (espaço abdominal). Deverá apresentar pelo menos **um** dos seguintes critérios:
   - infecção que ocorra até 30 dias após o procedimento cirúrgico ou até 1 ano caso tenha sido colocado implante no local e infecção que pareça estar relacionada ao procedimento cirúrgico;
   - infecção que envolva qualquer parte do corpo, excluindo-se a incisão da pele, fáscia e camadas musculares, que seja aberta ou manipulada durante o procedimento cirúrgico e pelo menos **um** dos seguintes:
     - drenagem purulenta pelo dreno colocado pela incisão cirúrgica no órgão ou espaço;
     - microrganismo isolado de material obtido de forma asséptica de um órgão ou espaço;
     - abscesso ou outra evidência de infecção que envolva órgão ou espaço, visto em exame direto durante a reoperação ou por meio de exame radiológico ou histopatológico;
     - diagnóstico da ISC de órgão ou espaço feito pelo cirurgião.

   Exemplos de ISC em órgão ou espaço:
   - cirurgia ortopédica – osteomielite;
   - cirurgia cardíaca – endocardite, mediastinite;
   - neurocirurgia – abscesso cerebral, meningite ou ventriculite.

BIBLIOGRAFIA

Garner JS et al. CDC definitions for nosocomial infections, 1988. Am J Infect Control, 1988;16:128-140.

Gaynes RP, Horan TC. Surveillance of nosocomial infections. In: Mayhall CG (ed.). *Infection control and hospital epidemiology*. Baltimore: Williams & Wilkins, 1999. p. 1285-1318

Haley RW et al. The efficacy of infection surveillance and control programs in preventing nosocomial infections in U.S. hospitals. Am J Epidemiol, 1985;212:182-205.

The National Healthcare Safety Network NHSN – Manual CDC 2007 – Atlanta – www.cdc.com.gov.

CAPÍTULO 2

Formação Dinâmica das Comissões de Controle de Infecção Hospitalar

Rosana Richtmann

INTRODUÇÃO

Infecção hospitalar (IH), ou infecção relacionada à assistência à saúde (IRAS), pode contribuir para o aumento da morbidade, da letalidade, do tempo de internação, dos custos, além da ameaça constante da disseminação de bactérias multirresistentes (MR).

↓

Necessidade de implantação de um programa de controle de IH (PCIH), preferencialmente por meio da criação de um órgão específico dentro do serviço de saúde para prevenir e controlar as IH

↓

Serviço de controle de IH (SCIH) = órgão executor

↓

Comissão de controle de infecção hospitalar (CCIH) = órgão consultivo e normativo

HISTÓRICO

Isolar pessoas doentes é um método conhecido e relatado desde a Antiguidade.

Já no século XVIII alguns itens de precauções para evitar a transmissão de doenças, como a higienização das mãos, passaram a ganhar importância por meio da observação dos casos de febre puerperal. Ignaz Philipp Semmelweis, em 1846, passou a trabalhar no Hospital Geral de Viena, onde a mortalidade por febre puerperal atingia taxas alarmantes de até 18%. Pela observação, Semmelweis notou que as gestantes atendidas por médicos eram mais acometidas pela doença do que as atendidas pelas enfermeiras e que estas parturientes eram examinadas por médicos que circulavam livremente entre a sala de autópsia e a enfermaria. Formulou-se a hipótese de que as mãos dos estudantes e médicos poderiam transportar material cadavérico da sala de autópsia para as gestantes; sendo assim, em 1847, propôs-se a higienização das mãos com água clorada. A mortalidade materna foi reduzida a menos de 2%.

O primeiro manual de isolamento foi criado pelo Centro de Controle e Prevenção de Doenças *(Center for Disease Control and Prevention – CDC,* Atlanta), em 1970. Atualmente, o CDC recomenda as precauções baseadas na transmissão das doenças e as precauções-padrão (PP), sendo o modelo utilizado no Brasil.

LEGISLAÇÃO NO BRASIL

- Em 1983, o Ministério da Saúde publicou a Portaria n° 196, exigindo a criação e normatização das CCIH, porém sem sucesso.
- A Portaria n° 196 foi substituída pela n° 930 em 1992, pelo Ministério da Saúde: **"Todos os hospitais do País deverão manter programa de controle de infecção hospitalar, independentemente de entidade mantenedora"**, sendo a CCIH responsável pela normatização e pelo SCIH, que executará as funções. Após esta portaria foram criadas mais de 127 CCIH.
- A mais recente portaria, n° 2.616 de 12 de maio de 1998, mantém a obrigatoriedade da manutenção das CCIH em hospitais com mais de 200 leitos com pelo menos dois profissionais de nível superior da área, sendo que um dos membros executores deve ser preferencialmente um enfermeiro.
- Atualmente este tema tem sido muito discutido entre os profissionais em controle de IRAS e o governo, com proposta deste último em manter um programa de controle de IRAS, porém sem a obrigação de se constituir uma comissão ou mesmo o próprio serviço executor. Acredito que a estrutura já implantada em diversos hospitais e estabelecimentos de saúde em nosso país, com CCIH e SCIH multidisciplinar, seja ainda o melhor modelo.

COMPOSIÇÃO DA COMISSÃO

A CCIH é o órgão que regulamenta as atividades do SCIH e é diretamente ligada à diretoria do hospital, por isso, seus membros, além de aptidão e capacidade, têm que conquistar o apoio do setor administrativo e corpo clínico para que suas políticas de controle sejam aprovadas e seguidas, bem como seu poder deliberativo.

O SCIH deve ter autonomia dentro do hospital para iniciar medidas de controle que vão desde culturas de vigilância até interdição de uma unidade. Todas medidas impactantes sugeridas e efetuadas pelo SCIH devem ser previamente discutidas e apresentadas à diretoria clínica da instituição de saúde. Cada SCIH é estruturado conforme o tipo de hospital e suas tendências.

O número de membros deverá respeitar a Portaria nº 2.616 do Ministério da Saúde de 1998, que exige no mínimo dois técnicos de nível superior da área da saúde para cada 200 leitos ou fração deste número, com carga horária diária mínima de 6 horas para o enfermeiro e de 4 horas para os demais profissionais. Um dos membros executores deve ser, preferencialmente, um enfermeiro. Nessa portaria foram acrescidas ainda mais duas horas de trabalho diárias, para cada 10 leitos destinados aos pacientes de alta gravidade (UTI, berçário de alto risco, queimados, transplantados, pacientes onco-hematológicos e com aids). Entretanto, faz-se importante a participação de representantes interessados de outras áreas do hospital, como clínica médica e cirúrgica, ginecologia-obstetrícia, pediatria, unidade de cuidados intensivos, laboratório de microbiologia, farmácia, nutrição, residentes de medicina e enfermagem, dentre outros, mantendo o caráter multidisciplinar do SCIH, mas apenas os médicos epidemiologistas e enfermeiros treinados farão a vigilância e análise dos dados e tendências.

Preferentemente, um médico infectologista com conhecimento de epidemiologia, bioestatística e informática deve ser o responsável pela organização das atividades do SCIH, consultorias, padronizações, discussões com outros médicos do hospital e com a diretoria para prestação de dados referentes às taxas de IRAS, medidas de controle e gastos com eventuais surtos.

O núcleo executivo do SCIH precisa de tempo e dedicação ao serviço para que as condutas estabelecidas e políticas de controle sejam realizadas. Enquanto uma nova legislação não seja aprovada, deve-se respeitar os critérios acima descritos.

DINÂMICA

Vigilância: cada hospital necessita de um modelo particular de vigilância que forneça dados do perfil da cada unidade, assim como a detecção precoce de eventuais problemas. A vigilância também pode oferecer informações sobre o que é prioridade naquele momento, por exemplo, um surto, permitindo seu manejo imediato.

Reunião: a comissão deve reunir-se no mesmo dia da semana, pelo menos uma vez por mês, no mesmo local, pois esta rotina lembrará os membros da reunião. Wenzel et al. ressaltam a importância de dias específicos na agenda para preparar as reuniões, inclusive para o levantamento de dados de literatura que reforcem as decisões e atualizem a equipe. O médico epidemiologista deve estar bem preparado para mostrar, de forma clara e objetiva, os dados e sugerir possíveis intervenções.

Conhecer o administrador com poder de decisão bem como os outros participantes da reunião proporciona um envolvimento maior da equipe e pode melhorar a adesão às propostas. O manejo para negociar as políticas de controle que mostram o custo-benefício, somado ao embasamento científico e técnico, permite o sucesso na aprovação de uma proposta.

Podem ser convidados para alguma reunião específica especialistas no assunto a ser discutido e chefias de unidades que apresentam algum problema relacionado à CCIH.

Vale a pena evitar confrontos diretos com opositores, pois será mais apreciado se você puder convencê-lo de que sua estratégia oferece um bom custo-benefício e que o tema foi pesquisado. Por isto, faz-se necessário que o comitê organize uma reunião prévia para uniformizar as condutas e evitar os impasses.

Todas as reuniões devem ser registradas em ata, se possível por uma secretária do setor. A ata é um documento legal e deve conter todos os tópicos, propostas discutidas na reunião, o que foi aprovado e as medidas que serão tomadas. Cópias serão distribuídas aos participantes para revisão e posterior aprovação na reunião seguinte, uma vez que esta ata pode ser usada para consulta não só pelos membros da reunião, mas também pela Comissão de Ética e diretoria do hospital.

Outra idéia criativa é distribuir aos componentes da reunião mensal, no seu início, uma folha impressa com a pauta na folha da frente e no verso espaço pautado, denominado "miniata", em que cada componente da CCIH poderá escrever durante a reunião um sumário de cada item discutido e qual a conduta deliberada. Ao término da reunião, cada componente terá em mãos um documento a ser levado para seu setor e divulgado para ciência dos demais profissionais das resoluções da CCIH, com documentação através de assinatura da "miniata".

Agenda: deve ser estruturada com dias para outras atividades como: atualização de itens de interesse (surtos, emergência de germes MR etc.), reuniões para agrupar dados de vigilância e fazer sua interpretação, discutir os protocolos e trabalhos em andamento, renovação das políticas de controle conforme os novos resultados e treinamento, além de normatizar condutas em relação a antimicrobianos, acidentes biológicos e processamento de materiais.

Todas estas atividades precisam de relatórios didáticos para arquivo e divulgação para outros membros da equipe de saúde. Sabemos hoje da importância dos dados organizados da CCIH nos processos de acreditação e para os comitês de qualidade.

BIBLIOGRAFIA

Sgarbi LPS, Conterno LO. Estruturação e dinâmica das comissões de infecção hospitalar. In: Rodrigues EAC, Mendonça JS, Amarante JMB, Filho MBA, Grinbaum R, Richtmann R. *Infecções Hospitalares Prevenção e Controle*. São Paulo: Sarvier, 1997. p.37-41.

Loreen A, Herwaldt MD. A pratical handbook for Hospital for Epidemiologistis. Slack Incorporated: USA, 1998. pp.29-32.

Haley RW, Culver DH, White JW, Morgam WM, Emori TG, Munn VP, Hooton TM. The eficacy of infection surveillance and control programs in US hospitais. Am J Epidemiol, 1985;121:182-205.

Ponce De Leon SR, Frausto SR. Organizing for infection control with limited resources. In: Wenzel RP (ed.). *Prevention and Control of Nosocomial Infectious*. 2nd ed. Baltimore: Md: Williams & Wilkins, 1993. pp.82-88.

www.anvisa.gov.br/servicossaude/controle/programa.htm

CAPÍTULO 3

Epidemiologia e Precauções das Infecções Relacionadas à Assistência à Saúde

Rosana Richtmann

Vias de transmissão das IRAS

Se todos nós conhecêssemos as medidas de prevenção e controle de infecção relacionada à assistência à saúde (IRAS) tão bem quanto as fontes de agentes infecciosos e seus mecanismos de transmissão, o controle das IRAS seria muito mais fácil e eficaz. Portanto, conhecer as vias de transmissão das IRAS poderá muitas vezes auxiliar no raciocínio das medidas de prevenção.

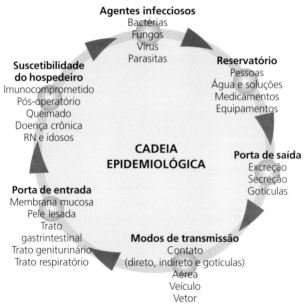

Fluxograma 1. Os seis componentes da cadeia epidemiológica das IRAS.

Tabela 1. Definições e exemplos dos mecanismos de transmissão.

Mecanismo	Definições e exemplos	Agentes infecciosos
Contato	Transferência de microrganismo por toque/manipulação de reservatório	HIV, hepatites A e B, estafilococos etc.
Direto	Pessoa-a-pessoa (toque, beijo, contato sexual etc.)	VSR, hepatite B, CMV, pseudomonas, estafilococos etc.
Indireto	Fômites (instrumentos cirúrgicos, curativos, brinquedos transferidos de boca em boca, bolsas coletoras de urina etc.)	
Gotículas	Partículas grandes e pesadas expelidas por hospedeiro infectado, em contato próximo (< 90cm) (tosse, espirro)	Influenza, caxumba, rubéola, estreptococos, pertussis etc.
Por aerossóis	Partículas pequenas e leves carreadas pelo ar e que podem ficar em suspensão aérea longos períodos	Sarampo, tuberculose, varicela
Veículo	Substância que mantém o microrganismo vivo até inoculação/ingestão do hospedeiro (água, sangue, fezes, alimentos, medicamentos etc.)	Salmonela, HIV, hepatites B, C e A, cólera, legionela etc.
Vetor	Artrópodes que transmitem agentes infecciosos por picadas ou depósito destes sobre a pele ou alimentos (mosquitos, moscas etc.)	Malária, febre amarela etc.

Isolamento e Precauções

PRECAUÇÕES-PADRÃO E TIPOS DE ISOLAMENTO BASEADOS NA TRANSMISSÃO

Vale a pena ressaltar que o isolamento é uma medida dinâmica aplicada a todos os pacientes internados, na qual o tipo do isolamento e o tempo em que o paciente deve permanecer sob estas medidas devem ser avaliados e prescritos diariamente.

Precauções-padrão
- Indicadas a todos os pacientes.
- Higienização das mãos após contato com fluidos corporais ou uso de luvas.

- Uso de luvas (não-estéril), se entrar em contato com fluidos, mucosas ou pele não-íntegra.
- Uso de aventais (não-estéril) para proteger a roupa e a superfície corporal do profissional de saúde se houver possibilidade de contato com fluidos.
- Uso de máscara e óculos se houver possibilidade de respingos em face e mucosa oral.
- Transporte adequado de material perfurocortante, descarte em local próprio, não-reencapeamento de agulhas para evitar acidentes.
- Itens usados nos cuidados dos pacientes (termômetros etc.) devem sofrer adequada desinfecção e/ou limpeza antes do contato com outro paciente.

Nota do autor. Quanto mais individualizados forem os equipamentos de assistência ao paciente (estetoscópios etc.), os anti-sépticos e sabões, menor será a possibilidade de infecções cruzadas e surtos.

Precauções de contato

- Indicadas a pacientes com infecções de pele (escabiose, difteria cutânea etc.), entéricas (colite por *C. difficile*, hepatite A, microrganismos multirresistentes etc.), conjuntivite viral, febres hemorrágicas ou que apresentem sangramentos, dentre outras patologias.
- Quarto privativo ou coorte quando os pacientes apresentarem a mesma doença.
- Uso de avental e luva (não-estéril) ao manipular o paciente.
- Evitar que o paciente saia do quarto e quando se fizer necessário manter as secreções contidas.
- Itens como estetoscópio, termômetro, esfignomanômetro devem ser de uso individual e, se não for possível, realizar desinfecção entre um uso e outro.

Notas do autor. 1. Atualmente, devido à disseminação de germes multirresistentes (MR) entre os hospitais, é aconselhável que, quando houver transferência de um paciente de outro serviço, este permaneça em precaução de contato até que sejam coletados *swabs* de vigilância (de preferência nas primeiras 24h) e verificados os resultados. Esta medida visa detectar quem deverá ou não permanecer em precaução, de acordo com o tipo de agente isolado e sua sensibilidade. 2. No caso de berçários e UTI neonatal, a própria incubadora já funciona como uma barreira mecânica, mesmo assim o ideal é deixar os RN em precaução de contato em alas separadas dos outros, mantendo distância mínima de 1,20-1,80m entre uma incubadora e outra, com funcionário exclusivo para estes casos.

Precauções respiratórias (gotículas)

- Indicadas para pacientes com doenças transmitidas por via aérea, que eliminam partículas maiores que 5μ e que, portanto, atingem até 1 metro e depois se depositam no chão. Não há transmissão por partículas suspensas no ar. Ex.: coqueluche, caxumba, doença meningocócica, rubéola etc.

- Quarto privativo ou coorte quando os pacientes apresentarem a mesma doença.
- Uso de máscara sempre que houver aproximação do paciente numa distância inferior a 1 metro. A máscara adequada é a cirúrgica.
- Evitar que o paciente saia do quarto e, se necessário, ele deve usar máscara cirúrgica.

Precauções respiratórias (aerossóis)
- Diferente dos cuidados com doenças que emitem gotículas, **o sarampo, a varicela, o herpes zóster (em imunossuprimidos ou disseminados) e a tuberculose,** eliminam partículas menores que 5μ (aerossóis) que ficam em suspensão no ar e são carreadas para outros ambientes.
- Quarto privativo ou coorte quando os pacientes apresentarem a mesma doença.
- Idealmente → quarto com pressão negativa em relação ao corredor e filtragem deste ar antes da circulação em outras áreas (pouquíssimos hospitais brasileiros dispõem deste tipo de equipamento).
- **Manter a porta fechada.**
- Uso de máscara N95 sempre que entrar no quarto.
- Evitar o que o paciente saia do quarto e, se necessário, ele deverá usar máscara cirúrgica.

Nota do autor. Ressalto que a máscara cirúrgica não é eficaz para filtrar aerossóis e, portanto, não protege a aquisição destas doenças.

ISOLAMENTO E PRECAUÇÕES EM ÁREAS DE ALTO RISCO (UTI NEONATAL E ADULTOS, SETOR DE IMUNODEPRIMIDOS ETC.)

Sabendo que os veículos mais freqüentes de transmissão de infecção relacionada à assistência à saúde (IRAS) são as **mãos do profissional da saúde**, os equipamentos de assistência aos pacientes e as soluções contaminadas, observe aqui pontos que merecerem a máxima atenção.

Lavagem/higienização das mãos

Como uma das medidas de prevenção básica, sem dúvida nenhuma, a higienização das mãos é a medida mais importante e eficaz para evitar a infecção cruzada. Atualmente, recomenda-se nos setores de alto risco o uso de sabão anti-séptico (degermantes à base de gluconato de clorexidina, PVP-I, igarsan etc.) em vez do sabão comum e dispensadores de solução alcoólica, que apesar de não substituir a higienização das mãos pode representar uma saída para locais que não dispõem de número adequado de pias ou possuem funcionários em número insuficiente (portanto, lavam menos as mãos). Vários estudos demonstram a eficácia da higienização das mãos com produtos à base de álcool (gel ou solução líquida), praticamente em substituição à lavagem das mãos. Esta medida é simples, de baixo custo e deve ser de fácil acesso ao usuário (dispensadores à beira do leito, de parede na entrada da unidade, em cima de incubadoras etc.) Existem hoje dispositivos para medir o consumo da solução alcoólica numa unidade de saúde, por um determinado período. Habitualmente, medimos o consumo mensal das soluções para higienização das mãos com a finalidade de ter um dado numérico sobre a real adesão do profissional da saúde à higienização das mãos.

Uso de aventais

Exceto com indicações específicas (precauções-padrão e contato), já destacadas anteriormente, o uso de aventais é desnecessário, tanto por parte dos funcionários como por parte dos visitantes, pois **não diminui o número de IRAS**. É muito mais eficaz que todos higienizem as mãos ao entrar nas unidades de alto risco.

Tabela 2. Tabela adaptada de Leitão, 1997.

Doença	Tipo de isolamento	Duração do isolamento	Observações
Abscesso com drenagem abundante não contida por curativo	Contato + PP	Até o desaparecimento da secreção	As PP são suficientes para abscessos com drenagem contida pelo curativo
Aids	PP		Apenas pacientes com quadro psiquiátrico, sangramentos ou secreções de grande monta devem seguir o isolamento de contato
Actinomicose	PP		
Adenovirose em lactente e pré-escolar	Respiratória + Contato + PP	Durante toda a duração da doença	
Amebíase	PP		
Ancilostomíase	PP		
Angina de Vincent	PP		
Antrax cutâneo ou pulmonar	PP		

Doença	Tipo de isolamento	Duração do isolamento	Observações
Arboviroses (encefalites, febre amarela etc.)	PP		Em áreas endêmicas instalar telas nas janelas
Ascaridíase	PP		
Aspergilose	PP		
Babesiose	PP		
Blastomicose	PP		
Botulismo	PP		
Brucelose	PP		
Candidíase	PP		
Cancro mole	PP		
Caxumba	Respiratória + PP	Até 9 dias após o início da parotidite	
Celulite extensa com secreção não contida	Contato + PP	Até o desaparecimento da secreção	As precauções-padrão são suficientes para celulites com drenagem contida pelo curativo ou sem secreção
Cisticercose	PP		
Citomegalovirose	PP		
Clostridium perfringens	PP		
Clostridium botulinum	PP		
Clostridium difficile	Contato + PP	Durante toda a internação	
Chlamydia trachomatis	PP		
Coccidioidomicose	PP		
Conjuntivite	PP		
Conjuntivite hemorrágica aguda	Contato + PP	Durante toda a duração da doença	
Coqueluche	Respiratória + PP	Por 5 dias após o início da terapêutica adequada	
Coriomeningite linfocitária	PP		

Doença	Tipo de isolamento	Duração do isolamento	Observações
Criptococose	PP		
Dengue	PP		Em áreas endêmicas instalar telas nas janelas
Dermatomicoses	PP		
Diarréias			
Campylobacter sp.	PP		Precauções de contato devem ser usadas sempre que as fezes forem incontinentes ou em crianças com menos de 6 anos por toda a duração da doença
Cólera	PP		Precauções de contato devem ser usadas sempre que as fezes forem incontinentes ou em crianças com menos de 6 anos por toda a duração da doença
Criptosporidiose	PP		Precauções de contato devem ser usadas sempre que as fezes forem incontinentes ou em crianças com menos de 6 anos por toda a duração da doença
E. coli ênterohemorrágica O157:H7	PP		Precauções de contato devem ser usadas sempre que as fezes forem incontinentes ou em crianças com menos de 6 anos por toda a duração da doença
E. coli com incontinência	Contato + PP	Durante toda a duração da doença	Com fezes contidas – usar apenas PP
Giardíase	PP		Precauções de contato devem ser usadas sempre que as fezes forem incontinentes ou em crianças com menos de 6 anos por toda a duração da doença
Rotavírus	PP		Precauções de contato devem ser usadas sempre que as fezes forem incontinentes ou em crianças com menos de 6 anos por toda a duração da doença
Rotavírus com incontinência	Contato + PP	Durante toda a duração da doença	Com fezes contidas – usar apenas PP
Salmonelose	PP		Precauções de contato devem ser usadas sempre que as fezes forem incontinentes ou em crianças com menos de 6 anos por toda a duração da doença

Doença	Tipo de isolamento	Duração do isolamento	Observações
Shiguelose com incontinência	Contato + PP	Durante toda a duração da doença	Com fezes contidas – usar apenas PP
Yersinia entreocolitica	PP		Precauções de contato devem ser usadas sempre que as fezes forem incontinentes ou em crianças com menos de 6 anos por toda a duração da doença
Difteria cutânea	Contato + PP	Até cultura negativa	São necessárias 2 culturas negativas com intervalo de 24h
Difteria faríngea	Respiratório + PP	Até cultura negativa	São necessárias 2 culturas negativas com intervalo de 24h
Doença da arranhadura do gato	PP		
Doença de Creutzfeldt-Jakob	PP		
Doença de Kawasaki	PP		
Doença de Lyme	PP		
Endometrite	PP		
Enterovirose – adultos	PP		
Enteroviroses – crianças	Contato + PP	Durante toda a duração da doença	
Enterobíase	PP		
Enterocolite necrotizante	PP		
Epiglotite – *H. influenzae*	Respiratória + PP	Durante toda a duração da doença	
Equinococose	PP		
Eritema infeccioso	PP		
Escabiose	Contato + PP	Até 24h de terapêutica eficaz	
Esquistossomose	PP		
Esporotricose	PP		
Estafilococcias			

Doença	Tipo de isolamento	Duração do isolamento	Observações
Diarréia	PP		
Enterocolite	PP		
Furunculose em crianças	Contato + PP	Durante toda a duração da doença	
Pele (ferida ou queimadura extensa)	Contato + PP	Até 24h de terapêutica eficaz	
Pneumonia	PP		
Síndrome do choque tóxico	PP		
Síndrome da pele escaldada	Contato + PP	Durante toda a duração da doença	
Estreptococcias			
Endometrite – febre puerperal	PP		
Furunculose em crianças	Contato + PP	Durante toda a duração da doença	
Pele (ferida ou queimadura extensa)	Contato + PP	Até 24h de terapêutica eficaz	
Pneumonia ou faringite ou escarlatina em crianças	Respiratória + PP	Até 24h de terapêutica eficaz	
Sepse neonatal (*S. agalactiae*)	PP		
Estrongiloidíase	PP		
Exantema súbito	PP		
Febre hemorrágica	Contato + PP	Durante toda a duração da doença	
Febre da mordedura de rato	PP		
Febre recorrente	PP		
Febre reumática	PP		
Gangrena gasosa	PP		

Doença	Tipo de isolamento	Duração do isolamento	Observações
Gonococo	PP		
Granuloma inguinal	PP		
Hanseníase	PP		
Hepatite A	PP		Se fezes incontinentes – usar precauções de contato durante a hospitalização
Hepatites B, C e outras	PP		
Herpes simples mucocutânea ou encefalite	PP		Se disseminado ou neonatal – usar precauções de contato durante a hospitalização
Impetigo	Contato + PP	Até 24h de terapêutica eficaz	Freqüente causador de surtos. Anti-sépticos e equipamentos individualizados, assim como a higiene das mãos podem evitar a disseminação
Infecção respiratória aguda em crianças	Contato + PP	Durante toda a duração da doença	
Infecção urinária	PP		
Influenza	Respiratória + PP	Durante toda a duração da doença	
Intoxicação alimentar	PP		
Legionelose	PP		
Leptospirose	PP		
Listeriose	PP		
Linfogranuloma venéreo	PP		
Malária	PP		
Micoplasma (pneumonia)	Respiratória + PP	Durante toda a duração da doença	
Micobacteriose atípica	PP		
Meningites			
Asséptica	PP		
Gram-negativo	PP		

Doença	Tipo de isolamento	Duração do isolamento	Observações
H. Influenzae	Respiratória + PP	Até 24h de terapêutica eficaz	
Listeriose	PP		
Meningocócica	Respiratória + PP	Até 24h de terapêutica eficaz	
Pneumocócica	PP		
Tuberculosa	PP		
Outras bactérias	PP		
Molusco contagioso	PP		
Mononucleose	PP		
Mucormicose	PP		
Multirresistentes			
Gastrintestinal	Contato + PP	Até culturas negativas	São necessárias 2 culturas negativas com intervalo de 1 semana, não estar mais em uso de antibiótico há 2 semanas e não estar mais com nenhum dispositivo invasivo
Respiratória	Respiratório + PP	Até culturas negativas	São necessárias 2 culturas negativas com intervalo de 1 semana, não estar mais em uso de antibiótico há 2 semanas e não estar mais com nenhum dispositivo invasivo
Pele	Contato + PP	Até culturas negativas	São necessárias 2 culturas negativas com intervalo de 1 semana, não estar mais em uso de antibiótico há 2 semanas e não estar mais com nenhum dispositivo invasivo
Nocardiose	PP		
Parainfluenza em crianças	Contato + PP	Durante toda a duração da doença	
Parvovírus B19	Respiratória + PP	Durante toda a duração da doença	
Pediculose	Contato + PP	Até 24h de terapêutica eficaz	

Doença	Tipo de isolamento	Duração do isolamento	Observações
Peste bubônica	PP		
Peste pneumônica	Respiratória + PP	Até 72h de terapêutica eficaz	
Penumonias			
Adenovírus	Respiratória + Contato + PP	Durante toda a duração da doença	
Burkolderia cepacea (em pacientes com fibrose cística)	Contato + PP	Durante toda a hospitalização	
Clamídia	PP		
Fúngica	PP		
H. influenzae em crianças	Respiratória + PP	Até 24h de terapêutica eficaz	
Legionela	PP		
Meningococo	Respiratória + PP	Até 24h de terapêutica eficaz	
Micoplasma	Respiratória + PP	Até 24h de terapêutica eficaz	
Pneumocócica	PP		
P. carinii	PP		
S. aureus	PP		
Estreptocócica – grupo A em crianças	Respiratória + PP	Até 24h de terapêutica eficaz	
Viral	PP		
Poliomielite	PP		
Psitacose	PP		
Raiva	PP		
Rubéola congênita	Contato + PP	Por até 1 ano	Estas crianças podem eliminar o vírus por até 1 ano de vida. Para suspender o isolamento antes são necessárias culturas de nasofaringe e urina

Doença	Tipo de isolamento	Duração do isolamento	Observações
Rubéola – outras formas	Respiratório + PP	Até 7 dias após o início do exantema	
Sarampo	Aerossóis + PP	Durante toda a duração da doença	
Síndrome de Guillain-Barré	PP		
Síndrome de Reye	PP		
Síndrome respiratória aguda grave (SARS ou pneumonia asiática)	Contato + PP + Aerossóis	Durante a doença e mais 10 dias após a resolução da febre	Infecção grave, altamente contagiosa causada por coronavírus
Sífilis congênita	Contato + PP	Até 24h de terapêutica eficaz	
Tétano	PP		
Tifo	PP		
Tínea	PP		
Toxoplasmose	PP		
Tracoma	PP		
Tricomoníase	PP		
Tuberculose extrapulmonar, com ou sem drenagem	PP		
Tuberculose pulmonar ou laríngea	Aerossóis + PP		Retirar do isolamento somente se houver melhora clínica com terapia eficaz e 3 amostras negativas no escarro em dias diferentes
Tularemia	PP		
Varicela*	Contato aerossóis + PP	Até que a última vesícula vire crosta	Gestantes que desenvolvam varicela no período de 5 dias antes do parto e até 2 dias após, o RN deve receber imunoglobulina específica (VZIG)
Vírus Marbug	Contato + PP	Durante toda a duração da doença	

Doença	Tipo de isolamento	Duração do isolamento	Observações
Vírus sincicial respiratório	Contato + PP	Durante toda a duração da doença	A transmissão ocorre por contato direto ou indireto com as secreções respiratórias. O uso de luvas e aventais reduz comprovadamente a transmissão** É grave em RN com patologias associadas
Zóster	PP		Se disseminado ou localizado em pacientes imunocomprometidos – usar precauções de contato e aerossóis até que todas as vesículas se tornem crostas

* RN que teve contato com vírus varicela-zóster deverá permanecer em isolamento por 21 dias e se recebeu VZIG por até 28 dias.
** Leclair et al. estudaram que o uso adequado de isolamento para o vírus sincicial respiratório (VSR) reduz estatisticamente a transmissão do vírus.
PP = precauções-padrão.

BIBLIOGRAFIA

APECIH – Associação Paulista de Estudos e Controle de Infecção Hospitalar. Monografia: Isolamento e Precauções. São Paulo: APECHI, 1999.

Beltrami EL, Willians IT, Shapiro CN, Chamberland ME. Risk and Management of Blood-Borne Infections in Health Care Workers. Clin Microl Rev, 2000;13(3):385-406.

Cardo DM, Culver DH, Ciesielski CA, Srivastava PU, Marcus R, Abiteboul D, Heptonstall J, Ippolito G, Lot F, Mckibben P, Bell DM and the Centers for Disease Control and Prevention Needlestick Surveillance Group. A case-control study of HIV seroconversion in health care workers after percutaneous exposure. N Engl J Med, 1997;337:1485-1490.

Garner JS. The Hospital Infection Control Pratctices Advisory Committee – Guideline for isolation precautions in hospital. Infect Control Hosp Epidemiol, 1996;17:54-80.

Gaynes RP, Edwards JR, Jarvis RW et al. Nosocomial Infections Among Neonates in High-risk Nurseries in the United States. Pediatrics, 1996;98(3):357.

Leclair JM, Freeman J, Sullivan BF et al. Prevention of Nosocomial Respiratory Syncytial Virus Infections Through Compliance with Glove and Gown Isolation Precautions. N Engl Med, 1987;317:329-334.

Leitão MTC, Grinbaum RS, Amarante JMB, Alves Filho MB, Richtmann R, Mendonça JS. Técnicas de isolamento e precauções. In: Rodrigues EAC, Mendonça JS, Amarante JMB, Filho MBA, Grinbaum R, Richtmann R. *Infecções Hospitalares Prevenção e Controle*. Sarvier; 1997. pp.373-384.

Waggoner-Fountain LA, Donowitz LG. Infection in the Newborn. In: Wenzel RP. *Prevention and Control of Nosocomial Infections*. 2nd ed. Baltimore: Williams & Wilkins, 1997. p. 1019-1038.

Siegel JD et al. CDC – Guideline for isolation precautions: preventing transmission of infectious agents in Healthcare settings 2007. www.cdc.gov.

CAPÍTULO 4

Precauções para os Profissionais da Área da Saúde

Rosana Richtmann

Assim como os pacientes podem transmitir infecções hospitalares para outros pacientes e para a equipe de profissionais da área da saúde (PAS), estes se estiverem doentes ou se forem portadores de alguma doença infecciosa transmissível também podem transmiti-la no ambiente hospitalar.

Veja a seguir algumas destas situações e quais os cuidados que devem ser tomados.

Tabela 1. Recomendações e restrições aos PAS com doenças infecciosas.

Doença	Restrição	Duração	Categoria*
Caxumba – pós-exposição	Trabalhar no hospital	Até 9 dias depois do início da parotidite	IB
Caxumba – doença ativa	Trabalhar no hospital	Até 9 dias depois do início da parotidite	IB
Citomegalovírus	Nenhuma		II
Conjuntivite	Contato com o paciente e seu ambiente	Toda a doença	II
Coqueluche – doença ativa	Trabalhar no hospital	Até 5 dias de antibiótico eficaz	IB
Coqueluche – pós-exposição – profissional assintomático	Nenhuma		II
Coqueluche – pós-exposição – profissional sintomático	Trabalhar no hospital	Até 5 dias de antibiótico eficaz	IB

CONTROLE DE IRAS

Doença	Restrição	Duração	Categoria*
Difteria	Trabalhar no hospital	Até antibiótico ser completado e ter 2 culturas negativas com intervalo de 24h entre elas	IB
Doença diarréica – fase de convalescença	Apenas para pacientes de alto risco – as acima	Até os sintomas se resolverem Obs.: em casos de *Salmonella* spp. – até cultura de fezes negativa	IB
Doença diarréica aguda	Contato com o paciente, seu ambiente e alimentos	Até os sintomas se resolverem	IB
Doença meningocócica	Trabalhar no hospital	Até 24h de antibiótico eficaz	IA
Escabiose	Contato com o paciente	Até terminar a infestação	IB
Estafilococcia	Contato com o paciente, seu ambiente e alimentos	Até resolução das lesões	IB
Estreptococcia – grupo A	Contato com o paciente, seu ambiente e alimentos	Até 24h de antibiótico eficaz	IB
Hepatite A	Contato com o paciente, seu ambiente e alimentos	Até 7 dias depois da resolução do quadro de icterícia	IB
Hepatite B aguda ou crônica (HBeAg) que fazem procedimentos	Procedimentos invasivos	Até que HBeAg fique negativo	II
Hepatite B aguda ou crônica (HBsAg) que não fazem procedimentos	Nenhuma Obs.: sempre usar as precauções-padrão		II
Hepatite C	Nenhuma		Questão não resolvida
Herpes simples nas mãos	Contato com o paciente, seu ambiente e alimentos	Até a lesão cicatrizar	II
Herpes simples genital	Nenhuma		IA

Doença	Restrição	Duração	Categoria*
Herpes simples orofacial	Avaliar a necessidade de restrição em pacientes de alto risco		II
HIV	Cuidados com procedimentos invasivos – consultar legislação do hospital e comissão de controle de infecção hospitalar		II
Infecções enterovirais	Cuidados com crianças, neonatos, imunossuprimidos e todos ambientes deles	Até os sintomas se resolverem	II
Pediculose	Contato com o paciente	Até terminar a infestação	IB
Rubéola – doença ativa	Trabalhar no hospital	Até 5 dias depois do início do rash	IA
Rubéola – pos-exposição	Trabalhar no hospital	De 5 dias após a 1ª exposição até 21 dias depois	IB
S. aureus – portador são	Nenhuma, exceto que esteja ligada epidemiologicamente à transmissão do microrganismo		IB
Sarampo – doente	Trabalhar no hospital	Até 7 dias do aparecimento do rash	IA
Sarampo – pós-exposição (quem teve contato e ainda não sabe se está doente)	Trabalhar no hospital	De 5 dias após a 1ª exposição até 21 dias depois	IB
Tuberculose – conversão de PPD	Nenhuma	Até 3 escarros negativos	IA
Tuberculose – doença ativa	Trabalhar no hospital	Até 3 escarros negativos	IA
Varicela – doença ativa	Trabalhar no hospital	Até todas as lesões se tornarem crostas	IA
Varicela – pos-exposição	Trabalhar no hospital	Do 10º dia depois da 1ª exposição até o 21º após a última exposição (ou 28º dia se a VIZG foi utilizada)	IA
Viral respiratória aguda com febre	Contato com o paciente de alto risco	Até os sintomas agudos se resolverem	IB

Doença	Restrição	Duração	Categoria*
Zóster – generalizado ou localizado – PAS com imunossupressão	Contato com o paciente	Até todas as lesões se tornarem crostas	I
Zóster – localizado – PAS saudável	Contato com pacientes de alto risco Cobrir as lesões	Até todas as lesões se tornarem crostas	II
Zóster – pós-exposição	Contato com o paciente	Do 9º dia depois da 1ª exposição até o 21º após a última exposição (ou 28º dia se a VIZG foi utilizada)	IA

* Categoria:
- IA = fortemente recomendada e a informação está amparada por estudos bem desenhados, com metodologia correta.
- IB = fortemente recomendada por especialistas e por grupos de consensos, porém estudos ainda não foram feitos.
- II = sugerida por muitos grupos, porém não por todos e sem estudos adequados para comprovação.
- Questão não resolvida = evidência insuficiente para ser aplicado ou ainda não existem.

BIBLIOGRAFIA

Center for Disease Control and Prevention. HICPAC guideline for infection control in healthcare personnel. AJIC, 1998;26(3):289-354.

Chamberland M, Bell D. Center for Disease Control and Prevention – HIV transmission from healthcare worker to patient: what is the risk? Ann Intern Med, 1992;116(10):871-873.

Edmond M, Wenzel R. Isolation. In: Mandell G, Bennett J, Dolin R. *Principles and Pratices of Intectious Disease*. 4th ed. New York: Churchill Livingstone, 1995;279:2575-2578.

Siegel JD et al. CDC – Guideline for isolation precautions: preventing transmission of infectious agents in Healthcare setting 2007. www.cdc.gov

Acidente Ocupacional com Material Biológico Envolvendo PAS

Introdução

Ainda hoje, o melhor método para evitar a exposição e a aquisição nosocomial de microrganismos por meio de material biológico é a prevenção.

Existem pelo menos 20 agentes etiológicos diferentes transmitidos desta forma. Apesar das medidas de prevenção e esforços para evitar a ocorrência deste tipo de acidente, este ainda é freqüente e os vírus mais comumente envolvidos nestes acidentes são o vírus da imunodeficiência humana (HIV), o da hepatite B (HBV) e o da hepatite C (HCV).

Cuidados com materiais perfurocortantes

- Atenção durante procedimentos.
- Jamais utilizar os dedos como anteparo durante a realização de procedimentos que envolvam materiais perfurocortantes.
- As agulhas não devem ser reencapadas, entortadas, quebradas ou retiradas da seringa com as mãos.
- Não utilizar agulhas para fixar papéis.
- Todo material perfurocortante (agulhas, *scalp*, lâminas de bisturi, vidrarias, entre outros), mesmo que estéril, deve ser desprezado em recipientes resistentes à perfuração e com tampa.

Cuidados com a área exposta ao material biológico

- Lavar com água e sabão em caso de exposição percutânea.
- O uso de solução anti-séptica degermante (PVP-iodo ou clorexidina) pode também ser recomendado – sem evidência que seja superior ao sabão neutro.
- Exposição em mucosas – lavar de forma exaustiva com água ou solução fisiológica.
- Soluções irritantes como éter, hipoclorito ou glutaraldeído são contra-indicadas.

Vírus da imunodeficiência humana (HIV)

- O risco médio de se adquirir o HIV é de, aproximadamente, 0,3% após exposição percutânea e de 0,09% após exposição mucocutânea.
- A exposição ocupacional ao HIV deve ser tratada como emergência médica.
- A quimioprofilaxia deve ser iniciada o mais rapidamente possível, idealmente até 2h após o acidente e no máximo 72h.
- A duração da quimioprofilaxia é de 4 semanas.
- O PAS exposto deve realizar o teste anti-HIV no momento do acidente; se negativo, repetir com 6 e 12 semanas e após 6 meses.
- Esquema anti-retroviral proposto: **menor risco** → 2 drogas anti-retrovirais análogas de nucleosídeo, preferencialmente a associação AZT + 3TC, **maior risco** → esquemas potentes com IP, usando o AZT e 3TC juntamente com o lopinavir/ritonavir, ou o uso de atazanavir (ver fluxograma, pág. 36).
- Acidentes envolvendo fonte desconhecida ou pacientes com sorologia ignorada, geralmente não se recomenda quimioprofilaxia, exceto em situações epidemiológicas de maior risco.
- Sangue, qualquer fluido orgânico contendo sangue, secreção vaginal, sêmen e tecidos são materiais biológicos envolvidos na transmissão do vírus

HIV. Líquidos de serosas (peritoneal, pleural, pericárdico), líquido amniótico, líquor, líquido articular e saliva (em ambientes odontológicos) são materiais de risco indeterminado para a transmissão do vírus. Exposições a estes outros materiais potencialmente infectantes que não o sangue ou material biológico contaminado com sangue devem ser avaliadas de forma individual. Em geral, estes materiais são considerados de baixo risco para transmissão ocupacional do HIV.
- Líquidos biológicos sem risco de transmissão ocupacional do HIV: suor, lágrima, fezes, urina, saliva.
- A combinação de diversos fatores de gravidade (agulhas de grosso calibre, lesão profunda, elevada carga viral do paciente-fonte) contribui para um risco elevado de transmissão se o paciente-fonte é HIV-positivo.

Vírus da hepatite B (HBV)

- O risco médio de se adquirir o HBV é de, aproximadamente, 30% após a exposição percutânea, se o PAS não for vacinado.
- Em caso de acidente ocupacional em PAS não-vacinados ou com *status* imunológico não-conhecido, a vacina e, dependendo do caso, a gamaglobulina hiperimune específica para o vírus da hepatite B (HBIG) devem ser administradas preferencialmente em 72h e com menor eficácia em até 1 semana.
- O acompanhamento sorológico para PAS vacinados com anti-HBs negativo e para os não-vacinados – solicitar HBsAg e anti-HBc. As sorologias deverão ser repetidas após 3 e 6 meses em exposições com paciente-fonte (HBsAg) positivo ou paciente-fonte desconhecido. Se o PAS utilizou gamaglobulina hiperimune no momento do acidente, a realização da sorologia anti-HBs só deve ser realizada após 12 meses do acidente.
- Conduta: ver Tabela 2.

Vírus da hepatite C (HCV)

- O risco médio de se adquirir o HCV é de aproximadamente 7-10% após exposição percutânea.
- Não existe nenhuma medida específica eficaz para redução do risco de transmissão após exposição ocupacional ao HCV.
- Se o paciente-fonte for positivo para HCV ou o paciente-fonte tenha *status* imunológico desconhecido, está recomendado o acompanhamento do PAS com a realização de sorologia (anti-HCV) no momento, com 3 e 6 meses após o acidente. Recomenda-se o acompanhamento com a dosagem das enzimas hepáticas (AST/ALT) no momento do acidente, com 6 semanas, 3 e 6 meses. Se houver elevação das transaminases, discutir a realização da pesquisa do RNA-HCV qualitativo por técnica de PCR.

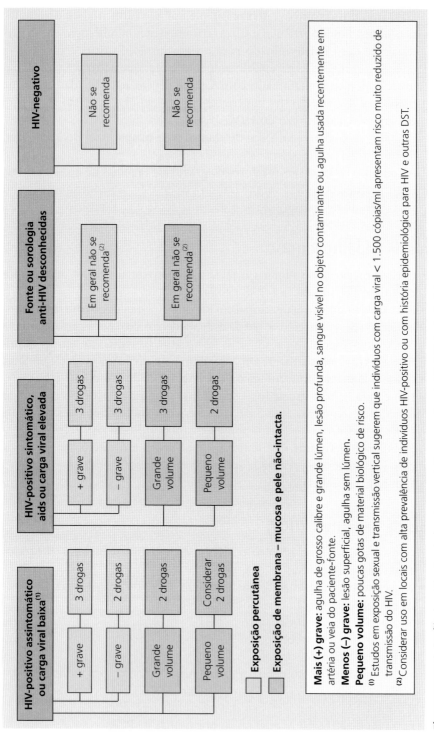

Fluxograma 1. Profilaxia anti-retroviral após exposição ocupacional. Ministério da Saúde.

Tabela 2. Recomendações para profilaxia de hepatite B após exposição ocupacional a material biológico. Fonte: Ministério da Saúde [#].

PAS exposto	Paciente-fonte		
	HBsAg positivo	HBsAg negativo	HBsAg desconhecido ou não-testado[##]
Não-vacinado	HBIG* + iniciar vacinação	Iniciar vacinação	Iniciar vacinação
Previamente vacinado			
Com resposta vacinal conhecida e adequada[1]	Nenhuma medida específica	Nenhuma medida específica	Nenhuma medida específica
Sem resposta vacinal	HBIG* + 1 dose da vacina contra hepatite B[2] ou HBIG (2x)[3]	Nenhuma medida específica	Se fonte de alto risco[4], tratar como se fonte HBsAg positivo
Resposta vacinal desconhecida	Testar PAS: se resposta vacinal adequada[1]: nenhuma medida específica; se resposta vacinal inadequada: HBIG* + 1 dose da vacina contra hepatite B[2] ou HBIG* (2x)[3]	Nenhuma medida específica	Testar o PAS: se resposta vacinal adequada[1]: nenhuma medida específica; se resposta vacinal inadequada: aplicar 1 dose da vacina contra hepatite B[2] ou HBIG* (2x)[3]

[#] Os materiais biológicos com risco de transmissão do vírus da hepatite B são os mesmos descritos anteriormente para o HIV.

[##] Recomenda-se a utilização de testes HBsAg de realização rápida (menor que 30 minutos), quando não há possibilidade de liberação rápida de resultados ELISA, com o objetivo de evitar a administração desnecessária de HBIG.

[1] Resposta vacinal adequada significa ter anticorpos anti-HBs reativos pela técnica sorológica ELISA, que quantitativamente deve ser $\geq$ 10mUI/ml.

[2] Quando não há resposta vacinal adequada após a primeira série de vacinação, grande parte dos profissionais (até 60%) responderá a uma dose de vacina. Caso persista a falta de resposta, não é recomendada uma revacinação. Nessa situação, a conduta a ser indicada é HBIG (2x), a cada exposição ocupacional. Para um profissional de saúde ser considerado não-respondedor, o resultado da pesquisa anti-HBs deve ser negativo dentro de 6 meses após a 3ª dose da vacina.

[3] HBIG (2x) = 2 doses de gamaglobulina hiperimune para hepatite B com intervalo de 1 mês entre as doses.

[4] Alto risco: usuários de drogas injetáveis, pacientes em programas de diálise, contactantes domiciliares e sexuais de portadores de HBsAg positivo, homossexuais e bissexuais masculinos, heterossexuais promíscuos, história prévia de doenças sexualmente transmissíveis, pacientes provenientes de áreas geográficas de alta endemicidade para hepatite B, pacientes provenientes de prisões, instituições de atendimento a pacientes com deficiência mental.

* **A gamaglobulina hiperimune para hepatite B (HBIG) deve ser solicitada aos Centros de Referência para Imunobiológicos Especiais (CRIE), por meio das Secretarias Estaduais de Saúde.**

Imunização do Profissional da Saúde

Tabela 3. Vacinas recomendadas para os PAS.

Vacina	Esquema	Comentários
Hepatite B	3 doses –1ml, IM, deltóide Intervalo: 0, 1 e 6m	Colher anti-HBs entre o 7° e 13° mês para documentar viragem sorológica. Não há necessidade de reforços
Hepatite A (Havrix®, Vaqta®, Avaxim®) Vacina de vírus inativado	2 doses – 1ml, IM, deltóide Intervalo: 0 e 6m	Deve ser considerada em PAS que manipulam alimentos, PAS de unidades neonatais, creches e de pacientes institucionalizados. Indicada na profilaxia pós-exposição
Influenza (gripe) (Vaxgripe®, Fluarix® etc.) Vacina de vírus inativado	Dose única anual – 0,5ml, IM	Especialmente recomendada aos PAS em contato com pacientes com doenças cardiorrespiratórias, imunodeprimidos, que vivem em asilos etc.
Rubéola, sarampo e caxumba – tríplice viral (MMR II®, Priorix® etc.) Vacina de vírus vivo atenuado	Dose única – 0,5ml, SC (recomenda-se uma 2ª dose para atingir melhores índices de proteção, sendo intervalo mínimo de 30 dias)	Contra-indicada na gestação e evitar gestação até 1 mês após receber a vacina. Contra-indicada para alérgicos a ovo e neomicina
Tétano e difteria (dT adulto ou toxóide tetânico)	3 doses – 0,5ml, IM (deltóide) sendo a 2ª dose 4-8 semanas após a 1^a e a 3^a 6-12meses após a 2^a (sem imunização básica) Reforço com 0,5ml, IM a cada 10 anos (com imunização básica)	Vacinar as gestantes a partir do 2° trimestre
Pertussis acelular (Refortrix®, Adacel®)	Vacina tríplice bacteriana para adultos	Diante de surtos de coqueluche recentemente descritos, cujo reservatório identificado foram os PAS, recomenda-se a vacinação especialmente para os profissionais que lidam com recém-nascidos, imunodeprimidos etc.
Meningococo C (Meningitec®, Neisvac®, Menjugate®) Vacina conjugada	Dose única, 0,5ml, IM, deltóide	Devido à falta de dados, é prudente evitar seu uso na gestação. Vacina recomendada no PAS segundo a Sociedade Brasileira de imunizações

Vacina	Esquema	Comentários
Varicela (Varilrix®, Varivax® etc.) Vacina de vírus vivo atenuado (Biken®)	2 doses – 0,5ml, SC, com intervalo entre as doses de 4-8 semanas	Contra-indicado para gestantes e evitar gestação até 1 mês após receber a vacina. Muito recomendado aos PAS suscetíveis à varicela. Realizar primeiro inquérito epidemiológico, seguido de sorologia para aqueles que não tiveram ou ignoram se tiveram a virose e (é custo efetivo) só vacinar os suscetíveis. Em geral, apenas 10% da população adulta e de PAS são realmente suscetíveis

BIBLIOGRAFIA

Coordenação Nacional de DST e AIDS. Manual de Condutas em Exposição Ocupacional a Material Biológico: Hepatites e HIV. Ministério da Saúde, Brasília, 2000.

Collins CH, Kennedy DA. Microbiological hazards of occupacional needlestick and "sharps" injuries. J Appl Bacteriol, 1987;62:385-402.

Beltrami EL, Willians IT, Shapiro CN, Chamberland ME. Risk and Management of Blood-Borne Infections in Health Care Workers. Clin Microl Rev, 2000;13(3):385-406.

CDC and Prevention. Immunization of health-care workers: recommendations of the advisory committee on immunization Practices (ACIP) and the hospital infection control advisory committee (HICPAC). MMWR, 1997;46(RR-18):1-42.

Sociedade Brasileira de Imunizações SBIM – calendário de vacinação ocupacional. www.sbim.org.br/sbim_calendarios2008

CAPÍTULO 5
Antibioticoprofilaxia

Rosana Richtmann

O objetivo da antibioticoprofilaxia (ATB-p) em qualquer cirurgia é a prevenção de infecção superficial e profunda do sítio cirúrgico (ISC). Vários estudos randomizados bem conduzidos provaram seu benefício na prevenção de ISC.

PRINCÍPIOS GERAIS

- Uma dose terapêutica de antimicrobiano deve ser dada 30 minutos antes da incisão cutânea ou simultaneamente com a indução anestésica.

Nota do autor. O objetivo da dose pré-operatória é assegurar níveis teciduais de antimicrobianos adequados durante a invasão bacteriana do sítio cirúrgico.

- O antimicrobiano mais adequado deverá ser escolhido, baseado no tipo de germe que se espera em determinado campo operatório. De maneira geral, uma cefalosporina de primeira geração, como **cefalotina ou cefazolina**, é ideal para a ATB-p de qualquer cirurgia.
- Vantagens da **cefalotina/cefazolina**: largo espectro de ação, meia-vida sérica adequada, baixa toxicidade e custo e fácil de ser administrada.

Notas do autor: 1. As **cefalosporinas de terceira geração** são mais caras e promovem emergência de resistência. De maneira geral, não devem ser usadas na profilaxia cirúrgica. 2. Em pacientes com sobrepeso (peso > 100kg) é recomendado o uso de dose dobrada, para melhor nível tecidual intra-operatório.

- Profilaxia antimicrobiana cirúrgica não deve exceder o período transoperatório. Exceto nas cirurgias com colocação de próteses ou implantes (até 48h), embora não haja consenso na literatura. Desde que os níveis séricos do ATB sejam mantidos **durante** a cirurgia, múltiplas doses de ATB são totalmente desnecessárias.

- Em cirurgias que duram mais que 2-2,5h, outras doses de ATB-p deverão ser repetidas neste intervalo durante a cirurgia, ou em intervalos menores, nos casos de hemorragia maciça.

Tabela 1. Tabela de antibioticoprofilaxia em cirurgia (ATB-p) segundo aprovação do FDA.

Tipo de cirurgia	Profilaxia ideal	Alternativa	Comentários
Cardiovascular	Cefalotina 1g, EV, dose única Cefazolina 1-2g, EV, dose única	Cefuroxima 1,5g, EV, dose única ou a cada 12h (mais indicada em cirurgia arterial abaixo da aorta abdominal) ou vancomicina 1g, EV, dose única (alérgicos a cefalosporinas)	Não há recomendação de ATB-p em cateterismo cardíaco Se colocação de prótese, até 48h
Neurocirurgia Craniotomia sem implantação de corpo estranho (com implantação = manter 48h de ATB-p)	Cefalotina 1g, EV, dose única Cefuroxima 1,5g, EV, dose única (melhor penetração no SNC)	Vancomicina 1g, EV, dose única (alérgicos a cefalosporinas)	Cirurgias contaminadas (sinusites associadas) ou acesso transesfenoidal: Clindamicina 900mg, dose única
Fístula liquórica	Não estabelecido Alguns indicam cefuroxima 5 dias		
Torácica (toracotomia)	Cefalotina 1g, EV, dose única Cefazolina 1-2g, EV, dose única	Clindamicina 600-900mg + gentamicina 1,5mg/kg	
Cabeça e pescoço	Cefazolina 1-2g, EV, dose única ou Cefalotina 1g, EV, dose única ou Clindamicina 600-900mg, EV + gentamicina 1,5mg/kg (dose única)		
Oftalmológica	Gentamicina ou tobra tópico ou cefazolina subconjuntival		
Ortopédica Redução aberta de fratura fechada com fixação interna	Ceftriaxona 2g, EV, dose única		

Tipo de cirurgia	Profilaxia ideal	Alternativa	Comentários
Colocação de prótese total articular	Cefazolina 1-2g, EV, 8/8h ou Vancomicina 1g, EV, 12/12h (alérgicos a cefalosporinas) 48h		
Amputação de membro	Cefazolina 1-2g, EV, dose única		
Trato gastrintestinal			
Gastrectomia Colecistectomia Esôfago	Cefalotina ou cefazolina dose única	Gentamicina + clindamicina	Indicado para paciente de alto risco (idoso, obesidade mórbida, DM ect.)
Apendicectomia	Clindamicina + metronidazol	Clindamicina + gentamicina ou ampi/sulbactam	
Cólon***	Cefazolina + metronidazol	Gentamicina + clindamicina	Realizar preparo pré-operatório***
Ruptura de víscera	Cefoxitina 2g, EV e após 1g, EV, 8/8h ou cefazolina + metronidazol 5-7dias	Gentamicina 1,5mg/kg, EV, 8/8h + clindamicina 600mg, EV, 6/6h por 5-7dias	
Gastroplastia	Cefazolina em dose dobrada (2g, EV, de 8/8h por 24h)		
Geniturinária			
Nefrectomia Prostatectomia Histerectomia	Cefalotina ou cefazolina EV*, dose única		Dose após clampeamento do cordão Parto cesariano
Biópsia prostática transretal	Ciprofloxacino 500mg, VO, 12h antes da Bx e repetir 12h após		Depois manter norfloxacino 400mg, VO, 12/12h até retirada da SVD
Outras Mastectomia Herniorrafia	Cefalotina ou cefazolina, EV, dose única		

* A cefazolina pode ser substituída por cefuroxima.
** O metronidazol pode ser substituído pela clindamicina ou cloranfenicol.
*** Preparo do cólon – iniciar 1 dia antes da cirurgia: neomicina 1g, VO, 8/8h + metronidazol 500mg, VO, 8/8h. Preparo mecânico: laxativos e manitol 1 dia antes.

ANTIBIOTICOPROFILAXIA EM OUTRAS SITUAÇÕES – MENINGITES

Tabela 2. Antibioticoprofilaxia em outras situações – Meningites.

Agente etiológico	Indicações	Droga e dose	Comentário
N. meningitidis	Membros da família, pessoas com contato íntimo (beijo, entubação sem proteção ou contato direto com secreção respiratória) nos últimos 7-10 dias	**Rifampicina** ≤ 1 mês: 5mg/kg, VO, 12/12h – 2 dias ≥ 1 mês: 10mg/kg, VO, 12/12h – 2 dias	Evitar uso em gestantes Pode corar lentes de contato Apresenta interação com drogas anticonvulsivantes, anticoncepcionais
		Ceftriaxona ≤ 12 anos: 125mg, IM, dose única ≥ 12 anos: 250mg, IM, dose única	Uso seguro na gestação
		Ciprofloxacino 500mg, VO, dose única	Não recomendado para crianças
H. influenzae	Crianças < 4 anos, contato íntimo, não-imunizadas; contato domiciliar < 2 anos	**Rifampicina** ≥ 1 mês: 20mg/kg (máx. 600mg/dia) VO, 1x/dia – 4 dias Adultos: 600mg, VO, 1x/dia – 4 dias	Caso-índice deverá ser tratado com rifampicina, mesmo que tratado com ampicilina ou cloranfenicol
S. pneumoniae	Não indicado		
Vírus/fungos	Não indicado		

Obs.: 1. Não se recomenda quimioprofilaxia indiscriminadamente para todos os profissionais que atenderam ao paciente, para evitar desenvolvimento de resistência bacteriana. 2. Está indicada quimioprofilaxia para o paciente, com a finalidade de erradicar seu estado de portador do meningococo/H. influenzae, durante a internação hospitalar ou logo após sua alta, com o esquema acima recomendado. Com exceção dos pacientes que receberam ceftriaxona na terapia antimicrobiana.

BIBLIOGRAFIA

American Academy of Pediatrics. 2006 Reedbook, 27th ed. Elk Grove.

Manrique EI, Mangini C. Manual da APECIH – Melhorando o uso de antimicrobianos em Hospitais, 2002.

Antimicrobial Prophylaxis in surgery. Med Letterm Drugs Ther, 1993;35:91-94.

Bratzler DW, Houck PM. Surgical Infection Prevention Guidelines Writes Worlgroup. Antimicrobial prophylaxis for sugery: an advisory statement from the National Surgical Infection Prevention Project. Clin Infect Dis 2004;38(12):1706-1715.

Bratzler DW, Houck PM. Surgical Infection Prevention Guidelines Writes Worlgroup. Antimicrobial prophylaxis for sugery: an advisory statement from the National Surgical Infection Prevention Project. Am J Surg 2005;189(4):395-404.

CAPÍTULO **6**

Prevenção das Infecções Relacionadas à Assistência à Saúde

Rosana Richtmann

Higienização das Mãos

Definição: entende-se por **higienização das mãos** as seguintes situações:
1. Lavagem com água + sabão líquido ou água + degermante com germicida (solução anti-séptica).
2. Anti-sepsia das mãos sem utilização de água, ou seja, com aplicação de germicida a base de álcool (solução líquida ou gel).

Nota do autor. O preparo das mãos cirúrgicas o os anti-sépticos estão discutidos em outro capítulo.

A lavagem ou higienização das mãos é a medida mais simples, mais importante e econômica para prevenção das infecções hospitalares e não-hospitalares.

Apesar desta afirmação, vários trabalhos observacionais sobre os profissionais da saúde mostram que esta medida é absolutamente necessária e realmente realizada em menos da metade das vezes.

Estratégias para aumentar a adesão à higienização das mãos

1. Campanha de conscientização com os profissionais da saúde sobre a importância da remoção freqüente da flora transitória das mãos com o objetivo de reduzir o risco de transmissão cruzada de microrganismos.
2. Campanha de higienização das mãos por meio de cartazes alusivos ao tema, usando inclusive desenhos claros e simpáticos (bichinhos, fotos dos próprios profissionais do setor, caricaturas etc.).
3. Campanha por meio de aulas explicativas e objetivas.
4. Retorno e divulgação dos índices de IRAS do setor para documentar a importância do envolvimento de todos na sua redução e prevenção.
5. Mensuração do consumo mensal de produtos usados para higienização das mãos nas unidades de alto risco (UTI, transplante etc.) expressa em ml da

solução/1.000 pacientes-dia. Esta medida ajudará dentro da sua própria instituição a documentar aumento ou queda da higienização das mãos. Divulgar periodicamente os resultados para os profissionais da saúde do setor.
6. Aplicar testes de higienização das mãos nos profissionais da saúde, com produtos próprios coloridos ou fluorescentes disponíveis no mercado. Estes testes conscientizam de forma clara a deficiência de cada profissional na sua própria higienização das mãos.

Quando se recomenda a higienização das mãos

1. Após contato com sangue ou secreções (mesmo tendo usado luvas), mucosas, lençóis sujos, resíduos ou qualquer equipamento contaminado.
2. Imediatamente após a remoção das luvas.
3. Antes da colocação das luvas e depois da realização de procedimentos invasivos ditos "limpos ou estéreis".
4. Entre os procedimentos em sítios diferentes num mesmo paciente.
5. Entre o contato de pacientes diferentes.
6. Antes e após manusear o paciente (evitar contaminação ambiental).
7. Antes e após comer, beber, fumar, preparar comidas ou lidar com cosméticos ou usar o sanitário.

Lavar com água ou fazer anti-sepsia sem água?

Esta é uma pergunta muito freqüente.

Estudos europeus dão-nos a liberdade de afirmar o seguinte:
1. Lavar as mãos com água e sabão nas seguintes situações:
   - quando houver sujidade visível nas mãos;
   - ao iniciar sua jornada de trabalho;
   - após usar toalete;
   - após refeições.
2. Anti-sepsia das mãos:
   - se as mãos não estiverem visivelmente sujas, realizar anti-sepsia com produtos à base de álcool.

Quantas vezes posso fazer a anti-sepsia das mãos com álcool + emoliente sem necessitar lavar com água?

Segundo práticas européias, podemos higienizar as mãos com álcool quantas vezes for preciso, desde que não haja sujidade visível. De maneira prática, sabemos que, após 3 a 4 aplicações de soluções à base de álcool sobre as mãos, sentimos a necessidade de lavá-las, hábito que julgo muito saudável.

Notas do autor. 1. Nunca use sabão na forma sólida (pedra). Elevado risco de contaminação com germes hidrofílicos *(Pseudomonas* spp. etc.). 2. Nunca preencha o reservatório com sabão líquido sem sua prévia limpeza (elevado risco de contaminação do próprio sabão). 3. Nunca use toalha de tecido (pano), pois há elevado risco de contaminação da toalha com germes hidrofílicos *(Pseudomonas* spp. etc.). 4. Dar preferência aos sabões degermantes com germicidas nas unidades de alto risco. 5. Incentive o uso de álcool na anti-sepsia das mãos. 6. Não acredite que o profissional da saúde irá efetivamente conseguir lavar as mãos em todas as situações de contaminação de suas mãos (estudo de D. Pittet indica que uma enfermeira de UTI precisará permanecer "lavando suas mãos" cerca de 16h das suas 40h semanais, caso resolva efetivamente lavar as mãos todas as vezes que julgamos necessário...).

Outras medidas importantes relacionadas à higienização das mãos

1. Evite o uso de esmaltes nas unhas pois aumenta a colonização de microrganismos (superfície não-lisa) e diminui a freqüência da aplicação de produtos nas mãos pelo profissional da saúde para preservar a unha esmaltada.
2. Evite o uso de unha postiça na jornada de trabalho. Está relacionada a surtos com bacilos Gram-negativos, inclusive *Pseudomonas* spp.
3. Remova todos os adornos ao iniciar a jornada de trabalho em unidades de risco (anéis, relógios, pulseiras etc.).

Como higienizar as mãos?

- **Higienização das mãos:** aplicar o sabão líquido nas mãos, cerca de 3 a 5ml (com ou sem germicida), com elas previamente umedecidas com água (não-quente) e friccionar pelo menos 15 segundos (cronometrar no início para ter noção do tempo). Enxugue as mãos com papel-toalha descartável.

Acondicionar o sabão líquido em recipientes cuja troca do refil seja fácil e passível de limpeza. Evitar os recipientes (dispensadores) cujo conteúdo entre em contato direto com as mãos.

- **Anti-sepsia das mãos:** aplicar o germicida (álcool) em uma das mãos, quantidade suficiente para higienizá-la toda (cerca de 1-2ml) e friccione toda sua superfície até secar espontaneamente.

Nota do autor. Nos casos de dermatite de contato com o produto usado na higienização das mãos, o profissional da saúde deverá ser avaliado por profissional da CCIH, que orientará a suspensão temporária do uso daquele determinado produto.

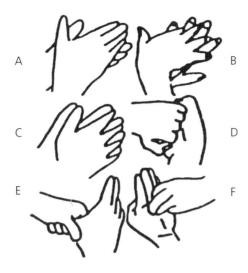

Figura 1. Seqüência da lavagem das mãos.

BIBLIOGRAFIA

Larson EL. APIC guideline for handwashing and hand antisepsis in health care settings. Am J Infect Control, 1995;23(4):251-269.

Pittet D, Hugonnet S, Harbarth S, Mourouga P, Sauvan V, Touveneau S et al. Effectiveness of a hospital-wide programme to improve compliance with hand hygiene. Infection Control Programme. Lancet, 2000;356(9238):1307-1312.

Pittet D. Improving compliance with hand hygiene in hospitals. Infect Control Hosp Epidemiol, 2000;21(6):381-386.

Larson E. Guideline for use of topical antimicrobial agents. Am J Infect Control, 1988;16(6):253-266.

Pittet D, Dharan S, Touveneau S, Sauvan V, Perneger TV. Bacterial contamination of the hands of hospital staff during routine patient care. Arch Intern Med, 1999;159(8):821-826.

Pessoa da Silva CL. Higienização das mãos. In: Richtmann R. *Diagnóstico e Prevenção de Infecção Hospitalar em Neonatologia*. APECIH, 2002.

Pittet D, Allegranzi B, Sax H et al. Evidence-based model for hand transmission during patient care and the role of improved practices. Lancet Infect Dis, 2006;6(10):641-652.

Anti-sepsia

Definição: processo de redução de microrganismos em tecidos vivos (pele e/ou mucosa) por meio do uso de germicidas, denominados anti-sépticos próprios para esta finalidade. As características fundamentais destes produtos são a baixa toxicidade e o fator hipoalergênico.

Usos: a) anti-sepsia cutânea pré-operatória;
b) anti-sepsia pré-operatória das mãos cirúrgicas;
c) lavagem e anti-sepsia das mãos dos profissionais da saúde.

Tipos de formulação

- Degermante: formulação associada a sabão.
- Tópica: formulação cujo veículo é a água.
- Tintura ou alcoólico: formulação cujo veículo é o álcool.

Características desejáveis de um anti-séptico

- Amplo espectro de ação.
- Ação rápida (preferencialmente nos primeiros 15 segundos).
- Efeito residual (ação duradoura).
- Efeito cumulativo (aumento da atividade após sucessivas aplicações).
- Baixa toxicidade.
- Baixa inativação na presença de matéria orgânica.
- Estável.
- Odor agradável.
- Boa aceitabilidade pelos usuários.
- Baixo custo.

Produtos não aprovados para o uso como anti-sépticos

- Hexaclorofeno a 3%: toxicidade neurológica em recém-nascidos, facilmente contaminável no ambiente hospitalar.
- Mercuriais orgânicos (timerosal): fraca ação antimicrobiana, facilmente contaminável no ambiente hospitalar e teratogênico.
- Quaternário de amônia (cloreto de benzalcôneo): fraca ação antimicrobiana, facilmente contaminável no ambiente hospitalar.
- Hipoclorito de sódio a 0,5% (líquido de Dakin): inativado em presença de matéria orgânica, tóxico para tecidos, facilmente contaminável por bacilo gram-negativo no ambiente hospitalar.
- Peróxido de hidrogênio a 3% (água oxigenada): inativado por presença de matéria orgânica, instável, corrosivo, lesa tecido de granulação.
- Éter acetona: sem ação germicida, resseca e lesa a pele.

Tabela 1. Características dos anti-sépticos disponíveis.

Anti-séptico	Bactérias Gram-positivas	Bactérias Gram-negativas	M. tuberculosis	Fungo	Vírus	Rapidez de ação	Efeito residual	Inativação por matéria orgânica	Apresentações	Toxicidade
Álcool	Excelente	Excelente	Boa	Boa	Boa	Excelente	Nenhuma	Mínima	70%	Inflamável, volátil, resseca pele
Clorexidina	Excelente	Boa	Fraca	Regular	Boa	Boa	Excelente (6-8h)	Mínima	Degermante 2% e 4% Alcoólica 0,5% Aquosa 0,2%	Ototoxicidade Tóxico para córnea
Iodóforos	Excelente	Boa	Boa	Boa	Boa	Regular	Boa (2-4h)	Sim	Degermante Alcoólica Aquosa 10%	Absorção pela pele e repercussão tireoidiana Reação alérgica Irritação cutânea física (queimadura) ou química Dispersão ambiental
PCMX	Boa	Fraca	Fraca	Fraca	Fraca	Regular	Boa	Mínima	Degermante 0,5-4%	–
Triclosan	Boa	Boa (exceto pseudomonas)	Boa	Fraca	–	Regular	Excelente	Mínima	Degermante 0,3-2%	–

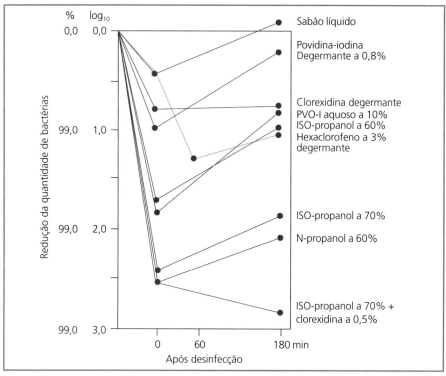

Figura 1. Curva de ação dos anti-sépticos sobre as bactérias cutâneas. Adaptado de Hospital Epidemiology and Infection Control, May hall, 1996.

Tabela 2. Anti-sépticos.

Anti-séptico	Nome químico	Tempo de ação	Utilização
Soluções alcoólicas	Álcool a 70%	30" de fricção até secar	Anti-sepsia
	Álcool glicerinado	30" de fricção até secar	Anti-sepsia de mãos e pele
Iodóforos	PVP-I aquoso (tópico)*	30" 5" no preparo cirúrgico	Anti-sepsia de mucosas
	PVP-I degermante*	30" 5" no preparo cirúrgico	Anti-sepsia das mãos e pele
	PVP-I alcoólico*	30" 5" no preparo cirúrgico	Anti-sepsia de pele (mancha as mãos)
Clorexidina	Aquosa	30"-1'	Anti-sepsia de mucosas
	Degermante	30"-1' 5" no preparo cirúrgico	Anti-sepsia das mãos e pele
	Alcoólica	30" 5" no preparo cirúrgico	Anti-sepsia de pele

* Necessitam de frasco escuro.

Tabela 3. Critérios para o uso de sabão líquido x solução anti-séptica.

Exemplos	Limpeza mecânica	Rápida redução da flora	Ação residual
Banho do paciente	X		
Higienização das mãos em áreas de baixo risco	X		
Higienização das mãos em áreas de alto risco	X	X	X
Preparo das mãos antes de procedimentos invasivos	X	X	
Anti-sepsia do campo operatório	X	X	
Preparo cirúrgico das mãos	X	X	X

BIBLIOGRAFIA

Cerqueira MCM. Princípios gerais de anti-sépticos. In: Rodrigues EAC et al. *Infecções Hospitalares: Prevenção e Controle*. São Paulo: Sarvier, 1997.

Brown CD et al. Choice of wound dressing and ointments. Wound healing for the otolaryngologist-head and neck surgeon, 1995;28:1081-1091.

APECIH – Molina E et al. Limpeza, desinfecção de artigos e áreas hospitalares e anti-sepsia, 1999.

Rotter ML. Hand washing and hand disinfection. In: Mayhall GC. *Hospital Epidemiology and Infection Control*, 2nd ed., 1999.

Favero MS, Bond WW. Chemical disinfection of medical and surgical materials. In: Block SS (ed.). *Disinfection, Sterilization and Preservation*. 4th ed. Philadelphia – 1991.

Garner JS, Favero MS. Guideline for handwashing and hospital environmental control, 1985. Am J Infect Control, 1986;14:110-126.

Archibald LK, Corl A, Shah B, Schulte M, Arduino MJ, Aguero S et al. Serratia marcescens outbreak associated with extrinsic contamination of 1% chlorxylenol soap. Infect Control Hosp Epidemiol, 1997;18(10):704-709.

Recommended practices. Surgical hand scrubs. AORN Recommended Practices Coordinating Committee. AORN J, 1990;52(4):830-836.

Archibald LK, Corl A, Shah B, Schulte M, Arduino MJ, Auero S et al. Serratia marcescens outbreak associated with extinsic contamination of 1% chlorxylenol soap. Infect Control Hosp Edidemiol, 1997;18(10):704-709.

Recommended practices. Surgical hand scrubs. AORN Recommended Practices Coordinating Committee. AORN J, 1990;52(4):830-836.

Prevenção de Infecção da Corrente Sangüínea e Relacionada a Cateteres Vasculares (IPCS)

A definições de infecção primária da corrente sangüínea (IPCS) e infecção relacionada a cateteres (IRC) encontram-se apresentadas no capítulo 1.

A maioria das infecções primárias da corrente sangüínea (IPCS) está relacionada a **cateteres intravasculares**. Portanto, os índices de IPCS estão intimamente relacionados ao uso de dispositivos intravasculares e sua prevenção depende da prevenção e cuidados com este tipo de dispositivo.

A mortalidade geral das IPCS nosocomiais é bastante elevada, variando de 25 a 60%, sendo que a mortalidade atribuída chega a 25%. Tudo isso acarreta um aumento tanto da permanência hospitalar quanto dos custos a ela relacionados. As infecções da corrente sangüínea nosocomiais estão divididas em dois grandes grupos:

1) Infecção primária da corrente sangüínea (não há foco identificado da infecção ou a infecção está relacionada a um dispositivo intravascular).
2) Infecção secundária da corrente sangüínea (há um foco definido e a sepse é subseqüente ao foco primário).

Neste capítulo, abordaremos o tema das infecções primárias da corrente sangüínea.

Fatores de risco

- Extremos etários
- Quimioterapia imunossupressiva
- Doença de base
- Material do dispositivo intravascular
- Número de lumens do CVC
- Tipo de inserção (cirúrgica > percutânea; emergência > eletivo)
- Tempo de permanência do CVC
- Granulocitopenia
- Perda da integridade da pele (queimados etc.)
- Calibre do cateter
- Local de inserção do CVC (central > periférico; femoral > jugular/subclávia)
- Práticas inadequadas de lavagem e higienização das mãos

Agentes etiológicos mais comuns

S. aureus, S. epidermidis, Klebsiella spp., Serratia marcescens, Candida spp., Pseudomonas spp., Enterobacter spp. e Acinetobacter spp.

Diagnóstico das infecções relacionadas a cateteres (IRC)

1) Presença de secreção purulenta no local de inserção do CVC, independente do resultado da cultura.

2) Presença de sinais flogísticos no local de inserção do CVC (dor, calor, rubor ou sensibilidade) e/ou febre de origem indeterminada e cultura positiva da ponta do CVC por técnica semiquantitativa de Maki (técnica de rolamento do CVC), sendo considerada positiva a contagem $\geq$ 15 ufc/placa; ou cultura quantitativa da ponta do CVC positiva ($> 10^3$ ufc).

Notas do autor. 1. Não é admissível a realização de técnica qualitativa da ponta do CVC. Este tipo de cultura mais atrapalha do que ajuda no diagnóstico e conduta. 2. Só enviar ponta do CVC para análise microbiológica (cultura) quando houver a suspeita de infecção relacionada a cateter. Caso contrário, só acarretará aumento de custo, sem objetividade de informação.

Tabela 1. Medidas de prevenção de IPCS e IRC.

O quê?	Quando?	Como?
Educação continuada	Sempre	Treinamento dos PAS em relação à indicação do CVC, sua inserção e manutenção
	Regularmente	Escrever normas de prevenção de IRC e dispor a todos PAS regularmente
Relação enfermagem/paciente	Sempre	Manter proporção adequada nas UTI (1/1 ou 1/2)
Vigilância das IRC	Diária	Palpação do sítio de inserção do CVC sobre o curativo. Se paciente com dor local, abrir o curativo para visualização direta do local
	Nunca	Não fazer cultura de todas as pontas de CVC, sem indicação
	Sempre	Escrever a data, o PAS que manipulou o CVC, na inserção e em todos os curativos
	Mensal	Divulgar os índices de IPCS associadas a CVC usando como denominador o número de CVC-dia
Lavagem/higienização das mãos	Sempre	Lavar as mãos com solução anti-séptica antes e após a manipulação dos CVC ou aplicar álcool gel antes e depois da manipulação dos CVC. O uso de luvas não dispensa a higienização das mãos
Local de inserção	Sempre	Subclávia < risco de IRC. Jugular < risco que femoral (em adultos)
Técnica de inserção do CVC	Cateter periférico	Usar luvas de procedimento e limpas
	Cateter central (*intracath*, PICC, flebotomia etc.)	Usar sempre **técnica de barreira máxima**, compreendendo luvas, avental, máscara, gorro e campo grande e amplo estéril

O quê?	Quando?	Como?
Flebotomia	Nunca	Nunca optar pela flebotomia como método de inserção de CVC, reservando esta modalidade apenas em situações absolutamente indispensáveis (elevado risco de IRC e sepse)
Anti-séptico	Antes da inserção e a toda troca de curativo	Fazer anti-sepsia cutânea antes da inserção dos cateteres preferentemente com solução de clorexidina alcoólica. Pode-se usar solução à base de PVP-I. Nos casos de pacientes de alto risco, fazer primeiro a degermação do local seguida da anti-sepsia com solução alcoólica do mesmo anti-séptico Aguardar 2 minutos para iniciar a inserção do CVC se utilizar solução de PVP-I sem álcool
Curativo	Sempre	Utilizar gaze simples ou curativo transparente semipermeável. Preferir gaze no primeiro curativo devido ao sangramento local Trocar o curativo sempre que estiver sujo, solto ou úmido
	Nunca	Nunca usar antimicrobianos tópicos (pomadas) para prevenção de IRC Risco de seleção de flora
	A cada 48-72h	Trocar o curativos de gaze
	≥ 7 dias	Trocar o curativo transparente semipermeável
Seleção e permanência do cateter	Sempre	Escolher o cateter que apresente menor risco de complicação infecciosa para o paciente Remover o cateter sempre que não for mais necessário
Troca do cateter		
Periférico	A cada 96h	Cateter de inserção periférica, não-central Trocar o local de inserção com nova punção
Central, PICC	Sem data preestabelecida	Cateter venoso central, PICC. Só trocar se suspeita de IRC
CVC inserido na emergência	Trocar em 48h	Trocar qualquer cateter em 48h se inserido sob condições de emergência, não ideais
Febre de origem indeterminada	Trocar o CVC	Temos como opção de troca com fio-guia nos casos de febre de origem indeterminada, sem sinais flogísticos locais do cateter. Enviar sempre a ponta para cultura para definir a conduta
Cateter de longa permanência	Colher hemocultura central e periférica na suspeita de IRC ou febre de origem indeterminada	Se crescimento bacteriano na amostra central, preceder pelo menos 2h o crescimento da amostra periférica = provável infecção relacionada ao CVC. Diferença do tempo de positividade (DTP) > 2h

O quê?	Quando?	Como?
Troca do sistema de infusão	A cada 96h	Trocar sistema de infusão e tudo que estiver acoplado ao sistema (torneirinhas, sistema *needleless* etc.)
	A cada 24h ou logo após o término da infusão	Nos casos de infusão de lípides, sangue e derivados
Infusão de NPP	Sempre que possível	Manter lúmen e/ou cateter exclusivo para infusão de nutrição parenteral
Tempo de infusão de soluções	Máximo 24h	Completar a infusão de NPP em no máximo 24h
	Máximo 4h	Sangue
Port de acesso ao sistema de infusão	Antes de usar para infusão	Limpar com álcool a 70%
Filtro *in line*	Sem recomendação	Não usar estes filtros para prevenção de infecção
Tipo de cateter	Sempre	Optar pelo < número de lumens, < calibre, material menos trombogênico, evitar o uso de agulhas de aço (> risco de necrose)
		Preferir o uso de PICC sempre com previsão de mais de 6 dias de necessidade de cateter central
Cateter impregnado com anti-séptico ou antimicrobiano	Poderá ser usado, desde que todas as medidas preventivas já tenham sido implantadas com sucesso e mesmo assim se mantenham níveis elevados de IRC	Discutir a implantação nos casos de elevado risco de IRC e permanência IRC apesar das demais medidas já implantadas

PICC = cateter de inserção periférica percutânea central.

BIBLIOGRAFIA

CDC Guideline for Prevention of Intravascular Catheter-related infection. MMWR, 2002;51(RR10):1-26.

Prevenção de Infecção de Sítio Cirúrgico (ISC)

As definições de ISC encontram-se descritas no capítulo 1.

Fatores de risco

ASA (*American Society of Anesthesiologists*) escore > II
- Duração da cirurgia > percentil 75 para determinada cirurgia (em geral > 2h).
- Potencial de contaminação da cirurgia.
- Cultura intra-operatória positiva.
- Tabagismo.
- Glicemia não-controlada.
- Obesidade excessiva ou sobrepeso.
- Uso de corticosteróides.
- Hemorragia intra-operatória excessiva.
- Hipotermia no intra-operatório.

Agentes etiológicos mais comuns

S. aureus, *E. coli*, *Enterobacter* spp., anaeróbios.

Potencial de contaminação da cirurgia

- **Limpa:** não há invasão dos tratos gastrintestinal (GI), geniturinário (GU) ou respiratório, ausência de inflamação/infecção, ausência de trauma, não há quebra da técnica anti-séptica, ausência de drenos (ex.: herniorrafias, cirurgia de mama etc.).
- **Potencialmente contaminadas** (ou limpa-contaminada): invasão do trato GI ou respiratório sem contaminação significante, invasão de vias biliares sem infecção aguda presente, manipulação de orofaringe ou trato GU sem infecção presente. Mínima violação da técnica anti-séptica (ex.: colecistectomia, gastrectomia etc.).
- **Contaminada:** contaminação significante dos tratos GI ou respiratório, invasão dos tratos biliares ou GU com infecção aguda, quebra importante de técnica anti-séptica (ex.: cirurgia de cólon sem preparo pré-operatório, prostatectomia com UTI etc.).
- **Suja ou infectada:** infecção aguda com presença de secreção purulenta, perfuração visceral, trauma com tecido desvitalizado, contaminação fecal ou corpo estranho com demora no tratamento (ex.: peritonite aguda bacteriana, drenagem de abscessos etc.).

Tabela 1. Medidas de prevenção de ISC.

Quando?	O quê?	Como?
Pré-operatório	Banho do paciente	Sabão comum ou anti-séptico no pré-operatório ou a noite na véspera
	Tricotomia	Só se necessária (atrapalha a visualização do campo cirúrgico) Econômica e imediatamente antes da cirurgia e com *clipper* elétrico ou cremes depilatórios (risco de dermatites). Não usar lâmina
	Internação pré-operatória	Mínima possível
	Outras infecções presentes	Tratá-las antes da cirurgia (pelo menos 72h de antibiótico (eficaz)
	Glicemia do paciente	Controle adequado no pré-operatório
	Tabagismo	Interromper pelo menos 30 dias antes
Ato cirúrgico	Antibioticoprofilaxia (ver tabela própria)	Usar sempre antes (30min) da cirurgia (exceção parto), padronizar drogas, intervalo de uso, deixar a função de dar e repetir o ATB-p para o anestesista
	Preparo das mãos cirúrgicas	**Clorexidina*** ou PVP-I durante 5 min, 2min nas subseqüentes
	Preparo do campo operatório	**Clorexidina degermante + solução alcoólica** de clorexidina*** ou mesma seqüência com soluções à base de PVP-I. Filmes plásticos não dispensam o preparo adequado
	Temperatura da sala operatória	Evitar hipotermia do paciente, não usando temperaturas muito baixas na sala
	Paramentação cirúrgica	Usar rigorosamente: luvas cirúrgicas novas, avental, gorro e máscara (proteção do cirurgião e paciente). Pró-pés não prioritários. Remover alianças, relógios e pulseiras
	Colonização da equipe cirúrgica	Não entrar em campo se estiver em fase aguda de doença infecciosa transmissível
	Ambiente cirúrgico***	Evitar número elevado de pessoas na sala, manter portas fechadas, falar o estritamente necessário, manter fluxo de ar de cima para baixo, trocar e limpar filtros do sistema de ar condicionado regularmente. Não há necessidade de limpeza diferente da rotina após cirurgias infectadas. Se possível, deixar estas cirurgias para o final da jornada
	Controle ambiental	Não há recomendação de coleta rotineira de amostras do ar das salas cirúrgicas, exceto em situações de investigação epidemiológica

Quando?	O quê?	Como?
	Técnica cirúrgica cuidadosa e adequada	Provavelmente a medida de prevenção mais importante
	Instrumental cirúrgico	Certifique-se de que todo instrumental cirúrgico está devidamente esterilizado por métodos aprovados e monitorizados, segundo legislação vigente
Pós-operatório	Drenos	Usar o mínimo indispensável
	Curativos	Gaze seca, fina e estéril, manter máximo 24h Criar comissão de curativos e seguir sua padronização
	Divulgar ao cirurgião seu índice de ISC	Relatório mensal

* Clorexidina superior quando comparada a outros anti-sépticos e menor risco de lesões físico-químicas nos pacientes.
** Não há dados que contra-indiquem o uso de diferentes produtos anti-sépticos no mesmo paciente.
*** Ver tabela 2.

Tabela 2. Parâmetros de ventilação de sala operatória segundo o *American Institute of Archtects*, 1996.

Temperatura	Entre 20 e 23°C, dependendo da temperatura ambiental
Umidade relativa	30-60%
Direção do ar	Das áreas mais limpas para as "menos limpas"
Trocas de ar	Mínimo de 15 trocas de ar/hora Mínimo de 3 trocas de ar externo/hora

BIBLIOGRAFIA

Classen DC et al. The timing of prophylactic administration of antibiotics and the risk of surgical wound infection. N Engl J Med, 1992;326:281-286.

CDC Guideline for prevention of Surgical Site Infection. Infect Control Hosp Epidemiol, 1999;20:247-280.

American Institute of Architects. Guidelines for design and construction of hospital and health care facilities. Washington (DC): Am Institute of Architects Press, 1996.

Grinbaum RS. Infecções do sítio cirúrgico e antibiótico-profilaxia em cirurgia. In: Rodrigues EAC, Mendonça JS, Amarante JMB, Alves Filho MB.

Grinbaum RS, Richtmann R. *Infecções Hospitalares: Prevenção e Controle*. São Pualo: Sarvier, 1997.

OS 10 MANDAMENTOS DO CENTRO CIRÚRGICO

Segundo F. Daschner*, existem 10 regras básicas a serem obedecidas nos hospitais da Alemanha:

1. A entrada no centro cirúrgico só é permitida se o profissional estiver usando roupa cirúrgica apropriada e tamanco (sapatilha**) cirúrgico próprio para este fim.
2. Todas as pessoas que entrarem na sala cirúrgica deverão trajar máscara que cubra toda a boca e o nariz e gorro que cubra todo o cabelo. Nos casos de barba, os profissionais deverão usar gorros especiais, que cubram toda a superfície da barba. Os profissionais deverão trocar a máscara toda vez que a mesma estiver úmida, ou a cada cirurgia.
3. A anti-sepsia das mãos cirúrgica é obrigatória ao entrar na sala cirúrgica, antes e após o contato com cada paciente, em especial no início e término da anestesia.
4. Todos os profissionais que trabalham dentro da sala cirúrgica deverão remover anéis, relógios e pulseiras. Esmalte colorido ou incolor é proibido.
5. O campo cirúrgico deverá primeiramente ser degermado com solução anti-séptica (PVP-I/clorexidina), seguida da aplicação de anti-séptico à base de álcool (PVP-I/clorexidina) durante 5 minutos. Durante este tempo, a solução anti-séptica deverá ser mecanicamente friccionada sobre a pele do paciente, assim permitindo que o tempo mínimo de 5 minutos para boa ação do anti-séptico seja respeitada. Não permitir que a solução anti-séptica escorra para as costas do paciente. Risco de complicação abrasiva de pele.
6. O cirurgião deverá proceder a anti-sepsia cirúrgica de suas mãos, no lavatório apropriado, segundo a recomendação da CCIH local.
7. Trocar as luvas cirúrgicas toda vez que ocorrer perfuração da mesma, ou após contato com a parte contaminada da cirurgia.
8. Remover as luvas logo após cada cirurgia, ainda dentro da sala cirúrgica. Realizar nova anti-sepsia cirúrgica das mãos (duração de 2 minutos) antes da próxima cirurgia.
9. As portas das salas cirúrgicas deverão permanecer fechadas. Restringir o mínimo de pessoas na sala cirúrgica.
10. Falar apenas o mínimo necessário durante o procedimento cirúrgico. Em todo centro cirúrgico o silêncio deverá ser mantido.

---

* Franz Daschner – Chefe aposentado do Serviço de Epidemiologia e Higiene Hospitalar da Universitäts Klinikum Albert Ludwig Freiburg – Alemanha.
** Não se utiliza pró-pé nos hospitais da Alemanha. Todos profissionais do centro cirúrgico usam um sapato de borracha, lavável, próprio para o centro cirúrgico.

Prevenção de Pneumonia Nosocomial (PN)

As definições de pneumonia nosocomial encontram-se apresentadas no capítulo 1.

A **ventilação mecânica (VM)** é o principal fator de risco para pneumonia nosocomial em pacientes críticos, aumentado o risco de 3 a 21 vezes nestes pacientes.

A pneumonia associada à ventilação mecânica (VAP) é a IRAS mais comum nos pacientes internados em UTI, representando 30-50% de todas as IRAS dos pacientes de UTI. Os pacientes que apresentam VAP têm maior risco de morte, aumento da duração da internação hospitalar, além de representar elevado custo às instituições. Portanto, a melhor arma disponível é a prevenção ativa das PN.

Fatores de risco

→ Pacientes sem VM
- Doença pulmonar crônica
- Cirurgia de abdome superior ou torácica
- Duração da cirurgia
- Desnutrição ou hipoalbuminemia
- Nível de consciência diminuído
- Sonda nasoenteral
- Gravidade do trauma
- Idade
- Terapia imunossupressora
- Duração da cirurgia
- Duração da hospitalização
- Sexo masculino

→ Pacientes com VM
- Duração da VM
- Doença pulmonar grave
- Traumatismo cranioencefálico
- Reentubação
- Cirurgia de abdome superior ou torácica
- Sonda nasoenteral
- Troca de circuito ventilatório com intervalo < 48h
- Posição supina da cabeça
- Úlcera de estresse com sangramento
- Doença pulmonar crônica
- Idade
- Aspiração de conteúdo gástrico
- Antibioticoterapia prévia

Agentes etiológicos mais comuns

Pseudomonas aeruginosa, Enterobacter spp., *Klebsiella* spp., *Acinetobacter* spp., *Staphylococcus aureus.*

Diagnóstico

O dignóstico de VAP é muito subjetivo e controverso. Sintomas como febre, leucocitose e consolidação podem aparecer em pacientes sob VM com outras patologias não-infecciosas, como edema agudo, atelectasias, derrame pleural e síndrome do desconforto respiratório agudo. Técnicas diagnósticas invasivas como lavado broncoalveolar (protegido ou não), escovado protegido, entre outros, devem ser fortemente incentivadas com o objetivo de especificar mais o diagnóstico de PN.

Descontaminação digestiva seletiva

Muito estudada há anos, sem demonstração clara e sustentada de seu benefício na prevenção de PN. Ainda necessita de mais estudos para podermos estruturar opinião segura.

Tabela 1. Medidas de prevenção de pneumonia hospitalar.

O quê?	Quando?	Como?
Treinamento dos PAS	Periódico	Cursos e palestras sobre prevenção das PN
Higienizar as mãos	Antes e após manipular o sistema ventilatório, traqueostomias ou cânulas, mesmo tendo usado luvas	Com produtos anti-sépticos
Usar luvas	Sempre que manipular secreções respiratórias ou equipamentos contaminados de qualquer paciente	Higienizar as mãos e trocar as luvas após esta tarefa
Usar avental	Sempre que prever possibilidade de sujidade ou respingos	
Evitar posição supina da cabeça do paciente	Sempre que possível	Manter cabeceira elevada em 30-40°
Aspiração do paciente	Sempre	Não definido se é ideal o uso de luva estéril ou limpa para esta tarefa
	A cada aspiração	Trocar o cateter de aspiração a cada paciente se usar sistema aberto. Usar cateter estéril e novo a cada aspiração Usar fluido estéril para remoção de secreção do cateter durante aspiração de locais diferentes Não definido se sistema fechado múltiplo uso ou sistema aberto de uso único é o melhor para prevenção de PN. Trocar a borracha de aspiração a cada paciente

O quê?	Quando?	Como?
Tipo de entubação	Antes de extubar o paciente	Não definido qual melhor tipo de entubação (naso ou orotraqueal) na prevenção de PN Certificar de que não há secreção acumulada acima do *cuff* antes de desinsuflá-lo
Preservar acidez gástrica	Sempre que possível	Uso de protetores gástricos não-alcalinizantes
Uso de antimicrobiano mínimo e racional	Sempre que possível	Instituir programa de racionalização de antimicrobianos e guia terapêutico discutido e aprovado pelo corpo clínico junto com a CCIH
Diminuir o tempo de imunossupressão	Sempre que possível	Usar fator estimulador de colônias de granulócitos
Remoção precoce da sonda nasoenteral Administração de dieta enteral	Sempre que possível	Não definida a vantagem de administração intermitente ou contínua da dieta enteral
Vigilância de PN	Sempre nas UTI e outras áreas de alto risco	Seguir as normas do CDC e divulgar os dados ao corpo clínico. Expressar os índices usando densidade de incidência usando 1.000 VM-dia como denominador Não fazer de rotina cultura de vigilância de secreção respiratória ou de equipamentos respiratórios
Prevenção de PN pós-operatória	Pós-operatório	Incentivar o paciente a tossir, inspirar profundamente e deambular precocemente Ensinar o paciente a tossir comprimindo o travesseiro contra a cicatriz abdominal Controlar a dor para propiciar mais conforto para tossir Realizar fisioterapia respiratória com espirômetro ou respiração com pressão positiva intermitente
Outras medidas preventivas	Pré-operatório	Vacinar contra pneumococo pacientes de risco
Equipamento ventilatório		
Circuito respiratório	Trocar se estiver visivelmente sujo ou com mau funcionamento, em geral tempo mínimo de 72h e máximo de 7 dias ou a cada paciente	Esterilização ou desinfecção de alto nível (dar preferência a métodos físicos como as pasteurizadoras)

O quê?	Quando?	Como?
	Nunca trocar com intervalo ≤ 48h (aumenta risco de PN)	Usar água estéril (não apenas destilada) para enxágüe dos equipamentos semicríticos, após a desinfecção química
	Sempre proceder o reprocessamento dos circuitos respiratórios entre diferentes pacientes	Não reprocessar artigos de uso único
Evitar a drenagem do condensado do circuito para o paciente (líquido altamente contaminado)	Sempre	Esvaziar periodicamente com técnica asséptica e higienizar as mãos após esta tarefa
Filtro bacteriano	Sempre	Não colocar filtro bacteriano entre o umidificador e o tubo inspiratório do circuito. A vantagem do uso de filtros bacterianos é a diminuição da contaminação dos circuitos e a contaminação ambiental
Aparelho de ventilação mecânica	Sempre	Não desinfetar ou esterilizar a parte interna dos ventiladores mecânicos de rotina
Umidificadores	Sempre	Usar água estéril no preenchimento dos reservatórios dos umidificadores
Umidificadores higroscópicos ou nariz artificial (*heat and moisture exchangers*)	Trocar se sujidade ou mau funcionamento, não < 48h, pode-se trocar a cada 72h com segurança	Não definida vantagem entre uso de nariz artificial ou umidificador aquecido na prevenção de PN
Nebulizadores, ambus	Trocar entre o uso no mesmo paciente ou a qualquer momento entre pacientes diferentes	Esterilização ou desinfecção de alto nível. Enxágüe com água estéril. Uso de água de torneira é questionável
Outros dispositivos (respirômetros portáteis, sensor de oxigênio e outros de uso em múltiplos pacientes)	Trocar a cada 24h no mesmo paciente ou a qualquer momento entre pacientes diferentes	Esterilização ou desinfecção de alto nível
Uso profilático de antibióticos	Nunca	Não indicado para profilaxia

O quê?	Quando?	Como?
Equipamento de anestesia	Nunca	Não esterilizar ou desinfetar o maquinário interno do equipamento de antestesia
Descontaminação/ higiene oral	Pré-operatório de cirurgia cardíaca e pacientes sob VM	Uso de solução oral de clorexidina (0,12%) Recentes estudos apontam vantagem nesta prática. Pode-se usar solução com ou sem anti-séptico

BIBLIOGRAFIA

Centers for Disease Control and Prevention – Hospital Infection Control Practices Advisory Committee (HICPAC) – Guidelines for prevention of nosocomial pneumonia. MMWR, 1997;46:1-80.

APECIH – Prevenção das Infecções Hospitalares do Trato Respiratório, 1997.

Nosocomial Pneumonia. In: Mayhall G. *Hospital Epidemiology and Infection Control.* 1999.

Amarante JMB. Infecções do trato respiratório. In: Rodrigues EAC, Mendonça JS, Amarante JMB, Alves Filho MB, Grinbaum RS, Richtmann R. *Infecções Hospitalares: Prevenção e Controle.* São Paulo: Sarvier, 1997.

Tablan OC, Besser R, Bridges C et al. Guidelines for preventing health-care-associated pneumonia, 2003: recommendations of CDC and the health-care infection control practices advisory committee. MMWR 2004;53(RR-3):1-36.

Tablan OC, Besser R, Bridges C et al. Gudelines for preventing health-care-associated peneumonia, 2003: recommendations of CDC and the health-care infection control practices advisory committee. MMWR, 2004;53(RR-3):1-36.

Prevenção de Infecção do Trato Urinário (ITU)

As definições de infecção do trato urinário (ITU) encontram-se apresentadas no capítulo 1.

A ITU é a IRAS mais comum em qualquer hospital do mundo, contando com cerca de 40% do total das IRAS de determinado hospital. Aproximadamente 80% das ITU são associadas ao uso de **cateteres ou sondas urinárias**. Podemos prevenir esta modalidade de IRAS por meio de medidas de prevenção com a cateterização das vias urinárias.

Fatores de risco

- Presença de sonda vesical de demora (SVD).
- Instrumentação do trato urinário.
- Idade avançada.
- Sexo feminino.
- Doença de base grave.

Agentes etiológicos mais comuns

E. coli, *Klebsiella* spp., *Proteus* spp., *Enterococcus* spp., *Enterobacter* spp. (relacionada à aquisição de ITU a partir de flora endógena). Nos casos de *Serratia marcescens* e *Burkholderia cepacia* existe um significado epidemiológico de aquisição a partir de flora exógena.

Tabela 1. Medidas de prevenção de ITU.

O quê?	Quando?	Como?
Evitar cateterização do trato urinário ou abreviar seu uso	Sempre que possível	Questionar sempre a real necessidade da permanência da SVD e de sua indicação
Cateterização intermitente	Sempre que possível	Sondagem de alívio com técnica asséptica, quando houver necessidade de esvaziamento vesical
Inserção da SVD	Sempre	Escrever rotina sobre a técnica correta e implantar no hospital
		Treinar todos PAS sobre a técnica asséptica*
Sistema de drenagem de urina	Sempre	Usar sistema fechado
		Pacientes do sexo masculino e cooperativos poderão usar sistema tipo "condon" para drenagem urinária (< risco de ITU quando comparado à SVD)
		Manter a drenagem gravitacional, não elevando o sistema de drenagem acima do nível do paciente
		Usar sistema de drenagem fechado e com válvula anti-refluxo
	Nunca	Não desconectar o sistema de drenagem fechado
		Só desconectar em situações especiais, como para irrigação, usando sempre técnica asséptica e material estéril

O quê?	Quando?	Como?
Fixação do sistema fechado	Sempre	Fixar de modo que não haja tração e conseqüente lesão do trato urinário do paciente Sexo masculino: fixar no hipogástrio Sexo feminino: fixar na raiz da coxa Manter o fluxo urinário contínuo, sempre abaixo do nível da bexiga Cuidado especial ao transportar o paciente, evitando refluxo da urina do sistema coletor em direção à uretra
Manutenção da sonda vesical		
Higienização das mãos	Sempre antes de manipular a sonda, antes de calçar luva de procedimento	Água e sabão Luva de procedimento
Higiene local	Pelo menos 1 vez/dia	Água e sabão Não usar pomadas com antibióticos (podem causar irritação local)
Bolsa coletora	Com freqüência, sempre que necessário	Esvaziar bolsa sempre que estiver cheia, para manter fluxo contínuo e evitar refluxo de urina A ponta do dispositivo de saída de urina não deve tocar superfícies como chão, recipiente de drenagem etc. Não esvaziar a bolsa de vários pacientes ao mesmo tempo com o mesmo recipiente, sem limpeza entre eles
Troca da sonda vesical	Não há necessidade de troca de rotina Trocar nas seguintes situações: grande quantidade de resíduo no sistema, problemas mecânicos como obstrução da sonda, incrustações na ponta da sonda, violação ou contaminação do sistema, presença de febre sem outra causa estabelecida	Nos casos de troca, trocar tanto a sonda vesical, quanto o sistema de drenagem simultaneamente
Coleta de amostra de urina	Sempre que necessário (indicação clínica)	Colher por meio de dispositivo próprio de látex do tubo coletor do sistema de drenagem, aplicando álcool a 70% antes da punção com agulha

O quê?	Quando?	Como?
		Colher com material estéril, colocar em tubo próprio e enviar rapidamente ao laboratório
		Não desconectar o sistema de drenagem para coleta de urina
Alternativas à SVD	Sempre que possível e indicado	Optar por sistemas como cateterização suprapúbica, "condon" ou cateterização intermitente (< risco de ITU)
Sistema "condon" (Uripen®)	Utilizado em homens com incontinência urinária Troca diária Parecem estar relacionado a menor risco de colonização e bacteriúria	< índice de ITU e bacteriúria assintomática
Cateterização intermitente	A cada 3-6h	O próprio paciente ou familiar ou PAS introduz sonda de alívio estéril ou limpa, para drenagem momentânea urinária Indicada nos pacientes com problemas crônicos de retenção urinária (bexiga neurogênica)
Nova tecnologia em cateteres vesicais		
Cateter impregnado com antimicrobiano (prata ou nitrofurazona)	Ainda não podemos indicá-lo devido à falta de estudos clínicos bem conduzidos que mostrem eficácia na prevenção de ITU	
Uso profilático de antibiótico	Antes ou durante a inserção da SVD	Existe a prevenção transitória, porém muito associado à seleção de flora bacteriana resistente. Deve ser desencorajado

* **Técnica asséptica da inserção de sonda vesical**
  - Usar material estéril: luvas, campo estéril, solução anti-séptica de PVP-I ou clorexidina aquosa, gel lubrificante de uso único, sonda vesical de calibre adequado à paciente em questão.
  - Higienizar as mãos com solução anti-séptica antes de iniciar o procedimento.
  - Higienização da região perineal com água e sabão.
  - Realizar a anti-sepsia do paciente usando PVP-I ou clorexidina aquosa, com luvas estéreis.
  - Utilizar sonda de menor calibre para minimizar trauma uretral.
  - Injetar gel lubrificante (com ou sem anestésico) na uretra, em cateterismos masculinos.
  - Aplicar gel lubrificante na ponta da sonda, antes de sua introdução (uso único).
  - Utilizar coletor de urina, sistema fechado.

A melhor forma de prevenção de ITU é a não-utilização de sondagem vesical

Tabela 2. Métodos para evitar o uso de sondagem vesical de demora (SVD).

População	Método
Pós-operatório	Não hiper-hidratar o paciente Evitar drogas anticolinérgicas Dispor de coletores (comadres e papagaios) à beira do leito Observar a privacidade do paciente Fazer uma pressão suprapúbica delicada Considerar uso de drogas que relaxem o esfíncter e estimular o músculo detrusor Considerar sondagem de alívio se o paciente não conseguir urinar em 4-6h
UTI	Remover a SVD precocemente Usar cateterização intermitente ou sistema "condon"
Paciente oligúrico	Evitar sondagem desnecessária. Considerar a realização de ultra-sonografia
Idoso incontinente	Usar fraldas absorventes ou sistema "condon"
Bexiga neurogênica	Cateterização intermitente Esfincteretomia + sistema "condon", se necessário Cateterização suprapúbica para evitar epididimite

BIBLIOGRAFIA

Wong ES. Guideline for prevention of catheter-associated urinary tract infections. Am J Med, 1983;11:28-36.

Waren JW. Urinary tract infections. In: Wenzel RP (ed.). *Prevention and Control of Nosocomial Infections*. 3rd ed. Baltimore: Williams & Wilkins, 1997.

Burke JP, Zavasky DM. Nosocomial urinary tract infections. In: Mayhall CG. *Hospital Epidemiology and Infection Control*. 2nd ed. Williams and Wilkins, 1999.

Mangini C et al. APECIH – *Prevenção de Infecção do Trato Urinário Hospitalar*, 2000.

Campos Rodrigues EA. Infecções do trato urinário. In: Rodrigues EAC, Mendonça JS, Amarante JMB, Alves Filho MB, Grinbaum RS, Richtmann R. *Infecções Hospitalares: Prevenção e Controle*. São Paulo: Sarvier, 1997.

Manual APECIH 2008.

Recomendações e Precauções com Germes Multirresistentes

COCOS GRAM-POSITIVOS

Introdução

- Atualmente, dispomos de diversas classes de antibióticos, o que freqüentemente nos possibilita tratar o mesmo agente infeccioso com vários esquemas terapêuticos.
- Os antimicrobianos podem induzir a resistência bacteriana.
- Tal ocorrência, certamente conhecida por todos os médicos, já começou a ser reportada com a penicilina, que foi o primeiro antibiótico de uso clínico em 1942, no mesmo ano em que foi introduzido. No início da década de 1950, 64-80% dos *S. aureus* já apresentavam resistência à penicilina. No entanto, na década de 1960, a meticilina surge como uma alternativa para o tratamento de infecções por *S. aureus* resistentes à penicilina e para nossa surpresa no mesmo ano do início de seu uso clínico já foram reportados casos de *S. aureus* resistentes à meticilina (MRSA). Novamente, em 1957, uma alternativa para tratar esta cepa resistente surge para uso clínico: a vancomicina, da classe dos glicopeptídeos. A teicoplanina, antimicrobiano da mesma classe, é descoberta em 1978. Porém, em 1992 foi relatado o primeiro caso de *S. epidermidis*, resistente à vancomicina e, no final da década de 1990, os primeiros casos de *S. aureus* resistentes à vancomicina (GISA – *glycopeptide-intermediate S. aureus*), um no Japão e outros três casos nos Estados Unidos da América. Atualmente, a resistência aos glicopeptídeos não fica restrita aos estafilococos, abrange também outras bactérias Gram-positivas, os enterococos que já apresentam resistência à vancomicina desde o final da década de 1980 nos hospitais dos Estados Unidos da América.
- A resistência a estas bactérias é de grande preocupação no meio médico, uma vez que o *S. aureus* é o principal agente de infecção de sítio cirúrgico e o *S. epidermidis* é o mais comum agente causador de infecção da corrente sangüínea.

Recomendações e medidas de prevenção

Uso restrito da vancomicina

A vancomicina tem indicações precisas e **deve ser usada** em:

- Infecções por bactérias Gram-positivas resistentes à meticilina.
- Em casos de alergias graves aos beta-lactâmicos.

- Para tratamento de colite pseudomembranosa por *C. difficile* que não respondeu ao metronidazol, sua primeira escolha.
- Profilaxia cirúrgica de implante de próteses vasculares em instituições em que há altas taxas de MRSA.

A vancomicina **deve ser desencorajada** em:
- Profilaxias de rotina em pacientes sem alergia documentada aos beta-lactâmicos, crianças de baixo peso, pacientes em diálise ou neutropênicos ou com cateter venoso central.
- Terapia empírica para neutropênicos febris, a menos que exista evidência de Gram-positivo com resistência à meticilina.
- Descontaminação de trato digestório.
- Pacientes com uma única hemocultura positiva para estafilococo coagulase-negativa.
- Pacientes colonizados com MRSA.
- Primeira opção para tratar *C. difficile*.
- Tratamento de infecções por Gram-positivos sensíveis à meticilina em pacientes com insuficiência renal crônica.
- Como solução tópica ou para irrigação de cavidades.
- Em *lock* em cateteres venosos centrais como profilaxia.

> Vale a pena ressaltar que os estafilococos respondem muito melhor à oxacilina do que à vancomicina, por isso a vancomicina deve ser prescrita apenas baseada nas observações citadas anteriormente.

Isolamento e precauções
(para bactérias Gram-positivas multi-R – GISA/GRSA/VRE etc.)
- Manter estes pacientes em quarto privativo ou com pacientes que compartilhem a mesma situação.
- Instituir isolamento de contato, ou seja, uso de luvas e avental toda vez que houver contato com o paciente. Tanto as luvas como o avental devem ser desprezados dentro do próprio quarto do paciente, seguida da higienização das mãos com sabão anti-séptico de preferência.
- O uso de luvas não substitui a higienização das mãos antes e depois dos cuidados com o paciente.
- Se não for possível o quarto privativo, manter este leito mais próximo da parede e pode-se até colocar no chão uma fita delimitando o leito. Isto tem apenas efeito de alertar o profissional da área da saúde que for manipular o paciente, que são necessárias precauções de contato neste caso.
- Colocar sinalização por meio de placas, indicando que equipamentos de proteção devem ser usados: luvas, aventais etc.

- Usar termômetro, estetoscópio, esfigmomanômetro individualizados para estes pacientes ou promover a desinfecção antes e após seu uso, friccionando com álcool a 70%.
- Se possível deixar um funcionário exclusivo para os cuidados deste paciente.
- Evitar o transporte desnecessário pelo hospital e, se for preciso, fazê-lo seguindo as precauções.

Investigação e controle
- O laboratório de microbiologia deverá avisar imediatamente o controle de infecção hospitalar e o médico que assiste o paciente do crescimento de uma cepa multirresistente.
- O controle de infecção hospitalar deverá rastrear os contatos, possíveis casos novos e portadores.
- Propor culturas de vigilância em todos os pacientes encaminhados de hospitais com suspeita de microrganismos multirresistentes, de preferência nas primeiras horas de internação.
- Marcar os prontuários médicos com algum sinal que identifique que o paciente teve infecção ou colonização por agentes multirresistentes para facilitar a identificação em casos de reinternação.
- Portadores de bactérias multirresistentes deverão permanecer em isolamento de contato até a alta hospitalar.
- Tratar a infecção quando ela existir com os antibióticos sensíveis.

Obs.: existe no mercado nacional classes de antimicrobianos que atuam sobre estas cepas resistentes: as oxazolidinonas, sendo a linezolida seu principal representante e a tigeciclina.

Programas de educação
Para que as medidas implementadas sejam seguidas, é necessário promover a educação de todos os profissionais que trabalham direta ou indiretamente com estes pacientes.

A maioria destas medidas é de fácil aplicação prática e a higienização das mãos é a mais simples de todas, a menos dispendiosa e uma das mais importantes.

> **Todas estas medidas de precaução e isolamento podem ser usadas para outros microrganismos multirresistentes.**

BACILOS GRAM-NEGATIVOS

Podemos afirmar que esta classe de microrganismos e sua conseqüente resistência é o principal problema dentro das UTI em nosso meio. Este problema está intimamente ligado ao uso abusivo de antimicrobianos nos pacientes internados em UTI. Sabe-se que o uso abusivo e desnecessário de antimicrobianos irá promover a seleção das bactérias e fungos resistentes e a disseminação destes na UTI é causada por transmissão cruzada dos germes pelos profissionais da saúde, equipamentos etc.

Bacilos Gram-negativos não-fermentadores

Principais germes envolvidos em multirresistência: *Pseudomonas aeruginosa* e *Acinetobacter* spp., resistentes aos carbapenêmicos (imipenem e meropenem). A resistência está relacionada a vários mecanismos, sendo os principais a produção de enzimas, as beta-lactamases, em especial as metalo-beta-lactamases, a perda de porinas da parede bacteriana, efluxo do intracelular e alterações nos sítios de ligação das antibióticos.

Nas UTI brasileiras, têm-se usado cada vez mais freqüentemente as polimixinas, drogas estas ainda efetivas contra estas bactérias.

Bacilos Gram-negativos fermentadores

As chamadas enterobactérias, cujos principais germes encontrados em nossos hospitais e intimamente relacionados à resistência são: *Klebsiella* spp., *E. coli* (produtoras de beta-lactamase de espectro estendido – ESBL do inglês) e as enterobactérias pertencentes ao grupo "CESP", ou seja, *Citrobacter* spp., *Enterobacter* spp., *Serratia* spp., *Proteus* spp., que são produtoras da enzima amp-C, que é desreprimida (induzido seu aparecimento diante da exposição de cefalosporinas de terceira e quarta geração e tornando-se resistente durante seu uso).

Medidas de prevenção

Pacientes colonizados/infectados: precaução de contato até a alta (se fora da UTI, até a remoção dos dispositivos invasivos e ausência de infecção vigente).

Contactantes de casos: colher culturas de vigilância específica para o germe MR que se quer encontrar (dispositivos, feridas etc.).

Transferência de outro hospital: manter em precaução de contato até resultado das culturas de vigilância (incluir *swab* anal).

Manter precaução de contato da seguinte forma:
- Quarto privativo ou com mesmo microrganismo.
- Se possível, coorte do profissional da saúde (mesmo PAS cuida do paciente e não cuida de outros não-infectados).
- Avental e luvas não-estéreis.

- Higienização das mãos com água e sabão anti-séptico ou com solução de álcool.
- Artigos de uso exclusivo e desinfetados antes e após cada uso (álcool a 70% sempre que possível).

Nota do autor: Quanto tempo devemos manter os pacientes em precaução de contato quando colonizados/infectados com microrganismo MR?
Não existe resposta clara a este questionamento, embora seja superimportante, por questões inclusive administrativas dos serviços. Num hospital universitário da Filadélfia – EUA, é utilizada a seguinte regra:
Paciente sem uso de antimicrobianos há pelo menos 2 semanas e duas amostras de cultura de vigilância negativas com intervalo de 1 semana entre as amostras = liberado o isolamento. A idéia é boa e sensata, mas há necessidade de validação de tal rotina.

BIBLIOGRAFIA

Smith TL, Pearson ML, Wilcox KR et al. Emergence of vancomycin resistance in *Staphylococcus aureus*. N Engl J Med, 1999;340:493-501.

Roghmann MC, Perdue BE, Polish L. Vancomycin use in a hospital with vancomycin restriction. Infect Control Hosp Epidemiol, 1999;20:60-63.

Hierholzer WJ, Garner JS, Adams AB et al. Recommendations for preventing the spread of vancomycin resistance. Hospital Infection Control Pratices Advisory Committee (HICPAC). Infect Control Hosp Epidemiol, 1995;16:105-113.

Jarvis WR. Preventing the emergence of multidrug resistant microorganisms through antimicrobial use controls: the complexity of the problem. Infect Control Hosp Epidemiol, 1996;17:490-495.

Murray BE. Can antibiotic resistance be controlled? N Engl J Med, 1994;330:1229-1230.

Garrett DO, Jochimsen E, Murfitt K et al. The impeding apocalypse, the emergence of vancomycin resistance in *Staphylococcus* spp. Infect Control Hosp Epidemiol, 1997;18:(Suppl):32.

Paciente Imunodeprimido

Pacientes imunodeprimidos são habitualmente infectados por microrganismos de sua própria flora (flora endógena). As infecções exógenas podem ocorrer por meio da transmissão cruzada de microrganismos, a partir do ambiente inanimado ou a partir dos profissionais da saúde que lhes dão assistência.

Estratégias fundamentais nestes pacientes incluem: higienização das mãos, uso de precauções de barreira, eliminação de reservatórios ambientais e aderência às técnicas assépticas.

Fatores de risco

- Neutrófilos < 500 células/mm^3.
- Pacientes com aids.
- Transplante de medula óssea.
- Malignidades hematológicas.
- Neoplasia.
- Quimioterapia.
- Radioterapia.
- Idade avançada.
- Prematuridade.
- Queimados.

Agentes etiológicos mais comuns

- Microrganismos multirresistentes (MRSA, VRE, bacilos Gram-negativos).
- *Acinetobacter* spp. e *Pseudomonas* spp. (relacionados à pneumonia).
- *Clostridium difficile* (relacionado com infecções do trato GI).
- *Candida* spp. e outros fungos (*Aspergillus* spp.).

Prevenção de IH em imunodeprimidos

- Atenção com o estado nutricional.
- Evitar ingestão de alimentos crus (ovo), não-pasteurizados (leite e queijos).
- Usar água estéril para terapia respiratória ou irrigação de feridas.
- Parentes e comunicantes domiciliares devem ser treinados com boa higiene (higienização das mãos etc.).
- Evitar contato com pessoas com doença infecciosa (em especial IVAS).
- Evitar limpeza de recipientes com dejetos de animais (aquário, gaiolas etc.).
- Usar equipamento individualizado, como termômetros, aparelho de pressão, estetoscópios etc. próprios.
- Isolamento e precauções deverão seguir as mesmas recomendações para os outros pacientes. Não há comprovação de benefício de "isolamento reverso".
- Abrir as torneiras quentes do quarto do paciente durante 10 minutos, antes do próximo paciente, caso o quarto hospitalar tenha ficado sem uso por mais de 24h.
- Em pacientes com imunodepressão grave (transplante de medula óssea, grandes queimados ou granulocitopenia prolongada), usar, se possível, filtro HEPA (*high-efficiency particulate air*).
- Manter atualizada a vacinação dos profissionais da saúde que cuidam de pacientes imunodeprimidos (vacina contra varicela, *Influensae*, pólio, *Pertussis* etc.).

Medidas preventivas específicas para pacientes com transplante de medula óssea

- Ambiente inanimado:
  - quarto privativo;
  - desinfecção do ambiente na limpeza;
  - roupas de cama limpas;
  - quartos equipados com filtro HEPA;
  - alimentos cozidos.
- Profissionais da saúde:
  - higienização das mãos freqüente;
  - uso de máscara, gorro e capote para entrar no quarto;
  - uso de luvas de procedimento, não-estéreis para contato direto com o paciente.

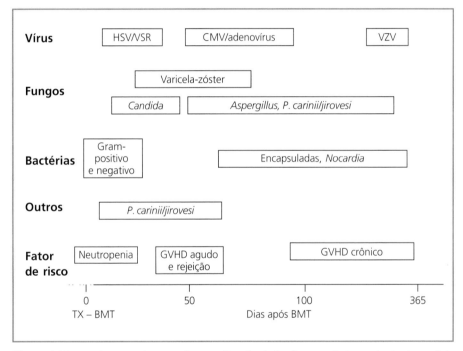

Figura 1. Tempo de aparecimento de complicações infecciosas após transplante de medula óssea.

GVHD = *graft-versus-host disease* (doença enxerto *versus* hospedeiro).
HSV = herpes simples vírus.
VSR = vírus sincicial respiratório.
BMT = *bone marrow transplantation*.
Adaptado de Perl TM et al. Infection control and prevention in bone marrow transplant patients. In: Mayhall CG. *Hospital epidemiology and infection control*, 2nd ed.

- Uso de antimicrobianos profiláticos:
  - SMT-TMP ou quinolona, VO;
  - fluconazol oral ou baixa dose de anfotericina B, EV;
  - ganciclovir.
- Outros:
  - produtos derivados de sangue deleucotizados, de doadores soronegativos;
  - fator estimulador de colônias de granulócitos.

BIBLIOGRAFIA

USPHS/ISDA guidelines for prevention of opportunistic infections in person infected with HIV: disease-specific recommendations. Clin Infect Dis, 1995;21(Suppl):32-43.

Perl TM et al. Infection control and prevention in bone marrow transplant patients. In: Mayhall CG. *Hospital Epidemiology and Infection Control*. 2nd ed., 1999.

Wey S. Bone Marrow transplantat patients. In: Wenzel RP. *Prevention and Control of Nosocomial infections*. 3rd ed., 1997.

Pediatria e Neonatologia

Em um artigo muito feliz publicado pela **Jo-Ann S. Harris – Infection Control Hospital Epidemiology,** 1997, cujo título é *Pediatric Nosocomial Infections: Children Are Not Little Adults,* as seguintes reflexões devem ser observadas em relação ao controle de IRAS em neonatologia e pediatria:

- IRAS com taxas em UTI neonatal = 7-25%.
- IRAS em pediatria: desde 1980, mais elevadas devido à inclusão de infecções virais como nosocomiais.
- Fatores do hospedeiro: prematuridade, diminuição da barreira anatômica de proteção.
- Associação com infecções de origem materna.
- \> contato pessoa-pessoa, > dependência (troca de fraldas, alimentação).
- Vigilância NISS não completamente adaptada e adequada para neo/pediatria.
- Definição de infecção primária da corrente sangüínea em UTI neonatal pouco específica.
- Falta de sistema uniforme para estratificação de risco (peso de nascimento e uso de dispositivos).
- *Guidelines* não-específicos para Neo/Pediatria (ex.: cateter vascular central e freqüência de troca).
- Racionalização do uso de antimicrobianos! Há necessidade de orientações específicas para população pediátrica (uso inadequado de vancomicina em pediatria = 54%!).

- Uso de antibioticoprofilaxia em neonatologia é bastante realizado sem critério!
- Controle de germes multirresistentes emergentes (VRE, pneumococo etc.).

Neste capítulo abordaremos alguns destes aspectos.

INFECÇÃO HOSPITALAR EM PEDIATRIA

Nota do autor. As definições de IH nas diversas topografias estão apresentadas em outro capítulo.

Fatores de risco para IH em pediatria

- O risco varia conforme a idade.
- O comportamento próprio das crianças, como sujar as mãos sem critério de higiene, colocar objetos na boca etc., contribuem para o aumento do risco de aquisição de IH.
- A transmissão das IH é facilitada pelo contato íntimo e dependente com os profissionais da saúde e entre as próprias crianças na convivência social dentro do hospital.
- As crianças com enfermidades crônicas necessitam de intenso contato com os profissionais da saúde intra e extra-hospitalar (ambulatórios), aumentando seu risco de aquisição de IH.

Agentes etiológicos mais comuns

- Bactérias (70% das IH em pediatria):
  – *S. aureus* e estafilococo coagulase-negativa (40%);
  – *E. coli, Pseudonomas* spp. etc. (15%).
- Vírus (25%):
  – rotavírus (10%);
  – outros enterovírus (10%);
  – vírus sincicial respiratório (5%).
- Fungos (5%).

IH mais comum em pediatria segundo topografia (NNISS)

- Infecção do trato respiratório (23%).
- Infecção primária da corrente sangüínea (13%).

- Infecção do trato urinário (15%).
- Infecção do sítio cirúrgico (10%).
- Infecção de pele (7%).
- Outras (30%).

Programas de controle e prevenção de IH em pediatria

1. Os profissionais da saúde devem ser bem treinados para identificar crianças potencialmente contagiosas já na entrada do hospital (pronto-socorro) ou na enfermaria, para instituir precocemente medidas de isolamento e precauções.
2. As crianças devem ser triadas em relação a possíveis períodos de incubação de viroses comuns e contagiosas (ex.: varicela).
3. Anamnese inicial deve incluir histórico de vacinação (com checagem da carteira de vacinação) e histórico de exposição recente a agentes infecciosos.
4. Se a criança for internada para procedimento eletivo e houver suspeita de período de incubação de doença infecciosa, deverá ser re-encaminhada para casa e só retornar após o término do risco.
5. Durante a época do vírus sincicial respiratório (VSR), instituir teste rápido para pesquisa de VSR e segregar as crianças positivas das negativas (esta medida é especialmente importante nas regiões do país em que a temporada do VSR é bem estabelecida).
6. Às salas de espera dos centros de pediatria deve-se estar atento para separar as crianças com enfermidades agudas das crianças imunodeprimidas.
7. A circulação das crianças dentro do hospital e da sala de recreação deve ser bem monitorada, especialmente nos primeiros dias de internação.
8. As visitas de outras crianças (irmãos) devem passar por triagem para verificar a possibilidade de introdução de novos agentes no ambiente hospitalar.
9. Apesar do número reduzido de vacinas disponíveis contra doenças imunopreveníveis, devemos enfatizar e oferecer a oportunidade de atualização de vacinação, tanto para as crianças quanto para os profissionais da saúde. Com o desenvolvimento de novas formas de imunoprofilaxia, como o uso de anticorpo monoclonal contra VSR e a vacina contra o rotavírus, ficará cada vez mais eficiente a prevenção deste tipo de infecção nosocomial.
10. Orientar os pais e os profissionais da saúde sobre a importância da higiene hospitalar, em relação à higienização das mãos etc.
11. Manter os brinquedos da sala de recreação sempre limpos (devem ser de material lavável) com rotina apropriada.

INFECÇÃO HOSPITALAR EM NEONATOLOGIA

Modos de aquisição de infecção neonatal

- Transplacentária (CMV, toxoplasmose etc.) – **não considerada infecção hospitalar (IH)**.
- Canal de parto (estreptococo do grupo B (EGB) etc.) – considerada IH **precoce**, ou seja, manifesta-se até 48h de vida.
- Hospitalar propriamente dita (*S. aureus*, estafilococo coagulase-negativa etc.) – considerada IH **tardia**, ou seja, início de quadro com mais de 48h de vida.

Fatores de risco para IH

- Precoce:
  - baixo peso ao nascimento e prematuridade;
  - ruptura prematura de membranas (> 18h);
  - infecção materna não-tratada (especialmente ITU);
  - trabalho de parto prematuro sem causa (< 34 semanas de IG);
  - cerclagem;
  - febre materna;
  - parto cesariano (> incidência de desconforto respiratório e conseqüente aumento do risco de infecção);
  - corioamnionite.
- Tardia:
  - prematuridade (IG < 34 semanas);
  - baixo peso de nascimento (< 1.500g);
  - anomalia congênita;
  - anoxia perinatal;
  - período de internação prolongado;
  - uso de dispositivos invasivos (cateteres centrais, ventilação mecânica etc.);
  - imaturidade do sistema imunológico;
  - imaturidade da barreira cutânea;
  - uso de antimicrobianos;
  - nutrição parenteral prolongada;
  - excesso de manipulação pelos profissionais da saúde.

Agentes etiológicos e tipos de IH

- Infecção precoce (50% das IH): estreptococo do grupo B (**agente número 1**), *Listeria* spp., *E. coli*).

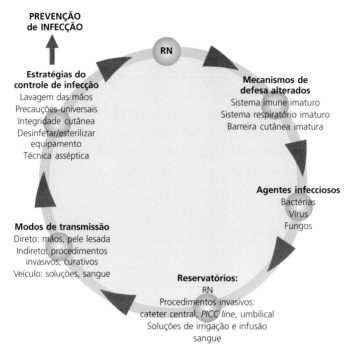

Fluxograma 1. Características da cadeia epidemiológica de infecções em neonatologia.
RN = recém-nascido.
PICC line = peripherical percutaneous intravascular central catheter.

- **Infecção tardia (50% das IH):** estafilococo coagulase-negativa, *S. aureus*, bacilos gram-negativos, fungos (*Candida* spp.).
- **Berçário de normais:** infecção superficial de pele, mucosa ou olhos (impetigo, onfalite e conjuntivite).
- **UTI neonatal:**
  – Infecção primária da corrente sangüínea (sepse clínica ou com confirmação laboratorial). Freqüentemente relacionada a cateter vascular central. Germes mais freqüentes → estafilococo coagulase-negativa (ECN) e *S. aureus*.
  – Pneumonia → freqüentemente associada à ventilação mecânica (bacilos Gram-negativos).
  – Infecção do trato gastrintestinal (incluindo enterite necrosante). Etiologia multifatorial, em especial anoxia neonatal e isquemia tecidual, translocação bacteriana a partir do TGI e alimentação enteral. Germes mais freqüentes → bacilos Gram-negativos, anaeróbios, enterococo.
  – Meningite: 25% das sepses neonatais cursam com meningite, daí a importância do seu diagnóstico e coleta de líquor.

Prevenção das IH em neonatologia

Infecção precoce

Como prevenir este tipo de infecção dentro do hospital, visto que se trata de infecção periparto em que as comissões de controle de infecção hospitalar (CCIH) pouco podem atuar?

Para responder este questionamento, devemos lembrar que cerca de 50% destas infecções precoces maternas são causadas pelo EGB oriundo do canal de parto materno. Como diminuir a colonização e migração destes microrganismos? Podemos atuar de duas maneiras:

1. Anti-sepsia de canal de parto com solução aquosa de clorexidina.
2. Antibiótico intraparto nas pacientes colonizadas ou de risco para EGB.

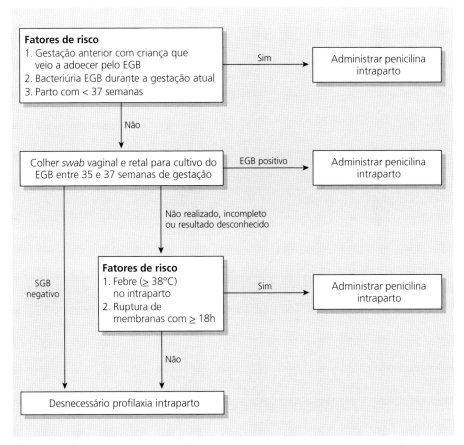

Figura 1. Algoritmo para prevenção da sepse pelo estreptococo do grupo B (EGB) de início precoce em recém-nascidos, usando triagem microbiológica no pré-natal (entre 35 e 37 semanas de gestação).

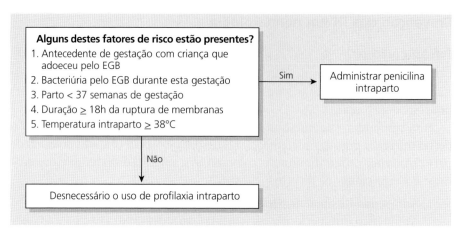

Figura 2. Algoritmo para a prevenção da sepse pelo EGB de início precoce em recém-nascidos, usando identificação de fatores de risco.

Antibiótico recomendado	
Escolha ideal (recomendado)	Penicilina G, 5 milhões UI, EV, como dose de ataque e 2,5 milhões UI, EV, a cada 4h até o nascimento do RN
Alternativa	Ampicilina, 2g, EV, como dose de ataque e 1g, EV, a cada 4h até o nascimento
Alergia à penicilina (recomendado)	Clindamicina, 900mg, EV, a cada 8h até o nascimento do RN
Alergia à penicilina (alternativa)	Eritromicina, 500mg, EV, a cada 6h até o nascimento do RN (não disponível no mercado brasileiro)
* A profilaxia deve ser considerada realizada quando a mãe utilizou pelo menos 2 doses do antibiótico indicado, antes do nascimento do RN.	

Figura 3. Esquema recomendado para a profilaxia intraparto visando à prevenção da doença invasiva perinatal pelo EGB.

Infecção tardia

Nota do autor. A prevenção de sítios específicos de IH (IPCS, pneumonia) encontra-se nos capítulos específicos.

Partindo-se do princípio de que a sepse primária associada a cateter vascular central é a IH tardia mais comum em RN, abordaremos neste capítulo a prevenção específica desta infecção.

Resumo das principais recomendações do CDC, de acordo com as categorias próprias do CDC, adaptado pela autora: Draft Guideline for Prevention of Intravascular Catheter-Related Infections – HICPAC – CDC – veiculado apenas na Internet – www.cdc.gov, Outubro, 2001.

1. Assegure adequada relação enfermagem/RN (IB).
2. Não realize cultura da ponta de cateter de rotina (IA).
3. O uso de luvas não dispensa a adequada higienização das mãos, antes e após a manipulação do acesso vascular (IA).
4. Use luvas estéreis para inserção de cateter vascular central (IA).
5. Use luvas estéreis ou limpas nas trocas de curativos (IC).
6. Não use a inserção por flebotomia de rotina (IA).
7. Use solução anti-séptica para inserção do CVC (dar preferência às soluções de clorexidina) (IA).
8. Antes da inserção do cateter, aguarde a ação e permanência mínima do anti-séptico, ou até que tenha secado por completo (tempo mínimo de 2 minutos) (IB).
9. Use curativo estéril de gaze ou transparente para cobrir o local de inserção (IA).
10. Se o paciente apresentar sangramento, dar preferência ao curativo com gaze (II).
11. Troque o curativo sempre que o local estiver sujo ou úmido (IB).
12. Troca do curativo sem recomendação específica, porém não mais que 1 semana (II).
13. Não usar pomadas ou cremes de antimicrobianos no local de inserção. Aumenta o risco de colonização e infecção fúngica e resistência (IA).
14. Não troque o CVC de rotina, somente com o objetivo de reduzir risco de infecção (IA).
15. Manter cateter periférico o tempo que for possível, sem troca programada, exceto se ocorrer alguma complicação (IB).
16. Trocar o *set* de infusão, incluindo os outros dispositivos acoplados ao sistema, não mais freqüente do que o intervalo de 96h, exceto se houver suspeita ou comprovação de bacteremia relacionada à CVC (IA).
17. Trocar o sistema de infusão em 24h, se houver infusão de sangue ou derivados ou solução lipídica (II).
18. Trocar o dispositivo tipo *needleless* no mínimo com a mesma freqüência do resto do sistema de infusão (II).
19. Não usar de rotina filtros intravasculares com o objetivo de minimizar o risco de infecção (IA).
20. Constituir grupo específico de cateter para inserção e manutenção dos CVC (IB).

21. Evitar uso de agulhas de metal (aço) para inserção periférica, pelo risco maior de necrose se ocorrer extravasamento de fluidos e medicamentos (IA).
22. Use cateter *midline* ou PICC sempre que estiver programada infusão endovenosa maior que 6 dias (IB).
23. Não existe recomendação sobre o uso de cateter impregnado com antiséptico em crianças (problema não-resolvido).
24. Use precaução de barreira máxima, com luva, máscara, avental e campos grandes estéreis, tanto na inserção do cateter, quanto nas trocas com fio-guia (IA).
25. Não remova o PICC apenas por causa de febre. Use o julgamento clínico, para descartar a possibilidade de infecção em outro sítio (II).
26. Designar um lúmen exclusivo para nutrição parenteral (II).
27. Trocar o curativo a cada 2 dias para gaze e ≥ 7 dias para curativo transparente (IB).
28. Não há recomendação sobre o uso de curativo impregnado com clorexidina com o objetivo de reduzir infecção (problema não-resolvido).
29. Adicione baixas doses de heparina (0,5-1,0U/ml TPN, 5.000U a cada 6h ou 12h) ao fluido infundido por meio do cateter umbilical arterial (IB).
30. Remover o cateter umbilical arterial assim que não for necessário ou a qualquer sinal ou sintoma de insuficiência vascular de membros inferiores. Idealmente, evitar manter o cateter umbilical arterial por mais de 5 dias (II).
31. Remover o cateter umbilical venoso assim que possível, podendo ser mantido no local até o máximo de 14 dias, desde que mantido de forma asséptica (II).

BIBLIOGRAFIA

Richtmann R et al. *Diagnóstico e Prevenção das Infecções Hospitalares em Neonatologia.* APECIH, 2002.

Levy J. The pediatric patient. In: Wenzel RP. *Prevention and Control of Nosocomial Infections.* 3rd ed., 1997.

Pearson ML. Guideline For Prevention fo Intravascular Device Related Infections – CDC Centers for Disease Control and Prevention. Am J Infect Control, 1996;24:262-293.

Draft Guideline for Prevention of Intravascular Catheter-Related Infections – HICPAC – CDC – veiculado apenas na Internet –www.cdc.gov, Outubro, 2001.

Harris JA. Pediatric Nosocomial Infections: Children Are Not Little Adults. Infection Control Hospital Epidemiology, 1997.

CAPÍTULO 7
Desinfecção e Esterilização

Rosana Richtmann

Muitos fatores são importantes para viabilizar artigos hospitalares livres de microrganismos e serem seguros para o uso em nossos pacientes. Se compreendermos tais fatores, saberemos escolher o melhor e o mais adequado método para os diferentes artigos hospitalares já existentes e mesmo aqueles que ainda estão por vir. Todos os processos de redução e/ou diminuição do número de microrganismos de um equipamento deverá passar por 3 etapas: limpeza, desinfecção e/ou esterilização.

Vários tipos de microrganismos comportam-se de forma diferente diante dos processos de desinfecção e esterilização. Alguns apresentam-se mais resistentes que outros.

Apresentamos na figura 1 uma escala decrescente de resistência dos microrganismos à morte.

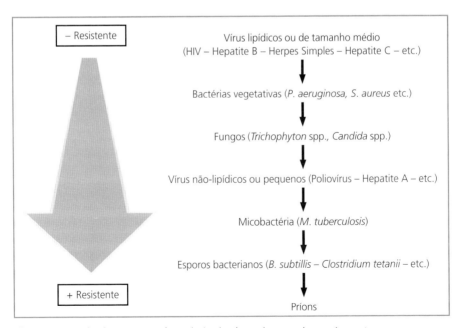

Figura 1. Escala decrescente de resistência dos microrganismos à morte.

DEFINIÇÃO DOS PROCESSOS DE REDUÇÃO DE MICRORGANISMOS

Descontaminação: é o processo de remoção de microrganismos patogênicos de objetos, tornando-os seguros para o manuseio.

Limpeza: remoção mecânica de sujidade (poeira, fluidos corpóreos, lubrificantes etc.) de objetos usando água e sabão ou detergentes, lavando ou esfregando. **A limpeza é a etapa mais importante em qualquer processo de desinfecção ou esterilização,** pois se um artigo estiver com resíduo de matéria orgânica não conseguirá ficar livre de microrganismos por melhor que seja o processo de desinfecção/esterilização.

Desinfecção: processo de eliminação de todos os microrganismos, exceto os esporos bacterianos. Este processo poderá ser realizado por meio de métodos químicos (soluções desinfetantes) ou métodos físicos (pasteurização pelo calor).

- **Desinfecção de alto nível:** destruição de todos os microrganismos, com exceção de grande número de esporos bacterianos.
- **Desinfecção intermediária:** inativação de *M. tuberculosis*, bactérias vegetativas, maioria dos vírus, maioria dos fungos, mas não necessariamente mata os esporos bacterianos.
- **Desinfecção de baixo nível:** elimina a maioria das bactérias, alguns vírus e fungos, mas não inativa micobactérias ou esporos bacterianos.

CLASSIFICAÇÃO DOS ARTIGOS

Spaulding, em 1968, classificou os artigos hospitalares em 3 categorias, com o objetivo de auxiliar, de forma clara, o grau de risco de aquisição de infecção a partir destes artigos e, portanto, definir qual o melhor processo de desinfecção deverá ser adotado.

1. Artigos críticos: estão envolvidos com alto risco de aquisição de infecção, se contaminados com qualquer microrganismo, incluindo os esporos bacterianos. Este tipo de artigo inclui aqueles que penetram tecidos estéreis ou corrente sangüínea e devem sempre ser esterilizados. Ex.: agulhas, instrumental cirúrgico, cateteres vasculares, urinários etc.

2. Artigos semicríticos: entram em contato com membranas mucosas íntegras ou pele não-intacta. Devem ser livres de todos os microrganismos, com exceção dos esporos bacterianos. Estes artigos deverão sofrer desinfecção de alto nível, seja com produtos químicos, seja pela ação do calor através da pasteurização. Ex.: endoscópios, broncoscópios, equipamentos respiratório e de anestesia, inaloterapia etc.

Nota do autor. Nos endoscópios, considerar as pinças que entram em contato direto com mucosa lesada e sistema vascular como artigos críticos e que, portanto, deverão ser processados como tal.

3. **Artigos não-críticos:** entram em contato com pele íntegra, mas não com mucosas. Estes artigos apresentam baixo risco de aquisição de infecção com seu uso. Estes artigos estão mais envolvidos na disseminação de microrganismos no ambiente hospitalar, servindo como fômites ou reservatórios. A partir do manuseio destes artigos, o profissional da saúde poderá carrear microrganismos de pacientes para outro por meio das mãos. Ex.: aparelho de pressão, comadres, termômetros. A maioria destes artigos requer limpeza mecânica com ou sem produtos germicidas.

Tabela 1. Classificação de artigos, tipo de processo sugerido e quais opções de germicidas químicos (adaptado por Favero et al.).

Classificação dos artigos	Processo	Germicida (tempo de exposição)
Crítico	Esterilização	Glutaraldeído*, peróxido de hidrogênio (6 a 10h)
Semicrítico	Desinfecção de alto nível	Glutaraldeído, peróxido de hidrogênio (20min)
Não-crítico	Desinfecção de nível intermediário	Compostos clorados, ácido peracético, álcool, fenólicos (20min)
	Desinfecção de baixo nível	Quaternário de amônio, alguns fenólicos, compostos iodados (20min)

* Com o recente surto de micobacteriose de crescimento rápido relatado no Brasil, o uso do glutaraldeído como esterilizante de artigos críticos é desaconselhável.

Fatores que afetam a eficácia de um germicida

- Inóculo (número) e localização dos microrganismos (quanto maior o inóculo de microrganismos e maior a dificuldade de limpeza de um artigo hospitalar, maior será o tempo necessário do processo e maior atenção à limpeza).

Nota do autor. Sempre que possível, usar um detergente enzimático para auxiliar na limpeza mais eficaz do artigo.

- Resistência intrínseca dos microrganismos.
- Resistência adquirida dos microrganismos (característica ainda muito rara).
- Concentração e potência dos desinfetantes.
- Fatores físicos e químicos (pH, temperatura, umidade relativa e dureza da água).
- Presença de matéria orgânica (pode afetar a ação do desinfetante).
- Tempo de exposição.

Características do germicida ideal

- Amplo espectro.
- Ação rápida.
- Resistência à matéria orgânica.
- Não-tóxico.
- Não-corrosivo.
- Efeito residual.
- Facilidade de uso.
- Baixo custo.
- Inodoro.
- Solúvel em água.
- Estável.
- Boa ação de limpeza.

Tabela 2. Métodos de esterilização e desinfecção para diversos tipos de artigos e superfícies hospitalares.

Classificação do artigo	Exemplos	Tipo de processo	Exemplos de processos
Crítico Entra em tecido estéril, sistema vascular (inclui artigos odontológicos)	Agulhas, *scalps*, implantes, próteses, instrumental cirúrgico	Esterilização	Autoclave – RF ETO Calor seco Gás esterilizante químico Plasma
		Esterilizantes químicos (tempo = RF)	Glutaraldeído* a 2% Peróxido de hidrogênio a 6% Ácido peracético (concentrações variáveis)
Semicrítico Contato com mucosas e pele lesada	Endoscópios, laringoscópios, tubo endotraqueal, equipamentos de anestesia etc.	Desinfecção de alto nível (tempo de exposição ≥ 20min)	Glutaraldeído* a 2% Peróxido de hidrogênio Ácido peracético Pasteurização 75° 30min Hipoclorito de sódio
	Outras superfícies rígidas, lisas que são semicríticas (ex.: tanque de hidroterapia etc.)	Desinfecção de nível intermediário (exposição ≤ 10min)	Hipoclorito de sódio Álcool etílico ou isopropílico (70-90%) Detergentes fenólicos Detergentes iodóforos
	Termômetro (retal ou oral)		Álcool etílico ou isopropílico (70-90%)

Classificação do artigo	Exemplos	Tipo de processo	Exemplos de processos
Não-crítico Entra em contato com pele íntegra	Estetoscópio, mesa auxiliar, roupa de cama, mobília, utensílios para nutrição etc.	Desinfecção de nível baixo (tempo de exposição ≤ 10min)	Álcool etílico ou isopropílico (70-90%) Hipoclorito de sódio Detergentes fenólicos Detergentes iodóforos Quaternário de amônio

* Com o recente surto de micobacteriose de crescimento rápido relatado no Brasil, o uso do glutaraldeído como esterilizante de artigos críticos é desaconselhável.

RF = recomendação do fabricante.

ETO = óxido de etileno.

Notas do autor. 1. Nunca utilize quaternário de amônio ou outros desinfetantes de nível baixo para materiais críticos ou semicríticos. 2. Dar preferência a métodos ecologicamente corretos, ou seja, menos química e mais métodos que utilizem calor, como pasteurizadoras. 3. Nunca utilize glutaraldeído ou outro desinfetante de alto nível para limpeza do ambiente, superfícies fixas ou outros artigos não-críticos (germicida nocivo para o ambiente e para o profissional da saúde). 4. Endoscópios e outros artigos semicríticos deverão sofrer processo de desinfecção da mesma maneira, independente de o paciente ser infectado pelo HIV, vírus da hepatite B, *Mycobacterium tuberculosis* etc. 5. Não usar detergentes fenólicos em ambiente de recém-nascidos, devido a sua elevada toxicidade. 6. Evitar o uso de glutaraldeído devido aos recentes casos de micobacteriose de crescimento rápido relacionados com o reprocessamento de artigos médico-hospitalares com este produto em âmbito nacional.

Creutzfeldt-Jacob *disease* (CJD) – considerações especiais

Distúrbio neurológico degenerativo causado por agente infeccioso proteináceo ou príon. Recentemente uma nova forma variante de CJD foi reconhecida e é adquirida através do gado contaminado com a encefalopatia espongiforme bovina, ou doença da vaca louca. Considerar a indicação de procedimento especial para prevenção de CJD:

1) Paciente de alto risco
   - paciente com doença por príon diagnosticada ou possível;
   - demência progressiva rápida;
   - história de transplante de dura-máter;
   - história de injeção de hormônio de crescimento.

2) Tecido de alto risco
   - cérebro;
   - olho;
   - medula espinhal.

   Obs.: todos os outros tecidos são considerados de baixo ou nenhum risco.

3) Dispositivos críticos ou semicríticos – apenas se houver a ocorrência simultânea de pacientes de alto risco + tecido de alto risco + dispositivo crítico ou semicrítico deverá ser indicado o procedimento especial, como abaixo:
   - esterilização em autoclave gravitacional, por 60min, com temperatura de 132°C (121°C é ineficiente). Se for utilizada autoclave com pré-vácuo, o tempo é de 18min a 134°C;
   - não utilizar esterilização *flash*.

Germe especial (príon), extremamente resistente aos métodos convencionais de esterilização. As seguintes recomendações devem ser seguidas nestes casos:
- Esterilização dos materiais contaminados em autoclave gravitacional, com tempo mínimo de 30min, com temperatura de 132°C (121°C é ineficiente). Se for utilizada autoclave com pré-vácuo, o tempo de 18min a 134-138°C também é suficiente.

BIBLIOGRAFIA

Favero MS, Bond WW et al. Sterilization, disinfection and anti-sepsis in the hospital. In: *Manual of Clinic*. Microbiology, 1991.

Favero MS. Chemical disinfection of medical and surgical materials. In: Block SS. *Disinfection, Sterilization and Preservation*. 4th ed. Philadelphia: Lea & Febiger, 1991.

Rutala WA. APIC guideline for selection and use of disinfectants. Am J Infect Control, 1996;24:313-342.

Rutala WA. Selection and use of disinfectants in healthcare. In: Mayhall CG. *Hospital Epidemiology and Infection Control*. 1999, p. 1161.

APECIH. Padoveze MC, Del Monte MCC et al. Esterilização de artigos em unidades de saúde, 1998.

APECIH. Molina E et al. Limpeza, desinfecção de artigos e áreas hospitalares e anti-sepsia, 1999.

Scarpita CRM. Limpeza e desinfecção de artigos hospitalares. In: Rodrigues EAC, Mendonça JS et al. *Infecções Hospitalares: Prevenção e Controle*, 1997.

CAPÍTULO 8

Limpeza e Desinfecção de Áreas Hospitalares

Rosana Richtmann

A limpeza hospitalar visa ao bem-estar físico e psicológico dos usuários do ambiente hospitalar (pacientes e profissionais da saúde), assim como reduz o risco de infecção hospitalar.

A **limpeza** é a remoção, por meios mecânicos e físicos, da sujidade das superfícies inanimadas. O agente químico utilizado nesta tarefa é denominado detergente.

A **desinfecção** consiste em destruir os microrganismos patogênicos de superfícies inanimadas. O agente químico utilizado é denominado desinfetante.

Tabela 1. Sobrevivência de microrganismos em matéria orgânica ressecada, na temperatura ambiente (adaptado de Molina E et al.).

Microrganismo	Tempo de sobrevivência
HIV	Até 3 dias
Vírus da hepatite B	Até 7 dias
Enterococcus spp.	Até 7 dias
Acinetobacter baumanii	Até 2 dias

Tabela 2. Desinfetantes disponíveis para limpeza ambiental.

Produtos	Características	Indicações	Problemas	Concentrações
Álcool	Amplo espectro, fácil aplicação e ação imediata	Mobília em geral	Inflamável, volátil, opacifica acrílico, resseca plásticos e borrachas	70%
Fenólicos	Amplo espectro, tem ação residual, pode ser associado com detergentes	Superfícies fixas e mobília em geral	Tóxico (para pele e para RN), poluente ambiental. Deve ser evitado	Usar conforme recomendação do fabricante

Produtos	Características	Indicações	Problemas	Concentrações
Cloro inorgânico	Líquido, amplo espectro, ação rápida e baixo custo	Desinfecção de superfícies fixas Pode ser usado como descontaminante	Instável, afetado pela luz solar, temperatura > 25°C e pH básico Inativo em presença de matéria orgânica, corrosivo para metais, odor desagradável e pode causar irritabilidade nos olhos e mucosas	Desinfecção: 0,02-1% Tempo de ação: 10min Descontaminação:1% Tempo de ação: 10min
Cloro orgânico	Amplo espectro, apresentação em pó, mais estável, age mesmo com matéria orgânica	Descontaminação de superfícies	Idem acima	Descontaminação: 1,8-6% Tempo de ação: 10min
Quaternário de amônia	Baixa atividade e espectro, pouco corrosivo, baixa toxicidade	Superfícies fixas incluindo ambiente de nutrição e neonatologia	Inativado em presença de matéria orgânica	2 a 3% Tempo de ação: 10min

BIBLIOGRAFIA

APECIH. Molina E et al. Limpeza, desinfecção de artigos e áreas hospitalares e anti-sepsia, 1999.

CAPÍTULO 9

Investigação de Surtos Hospitalares

Rosana Richtmann

Introdução e definições

Surto ou epidemia é definido como o aumento do número de casos de uma doença, ou síndrome clínica, numa mesma população específica e num determinado período de tempo. No caso das infecções relacionadas à assistência à Saúde (IRAS), estas já estão presentes nos hospitais e quando o número de casos excede o esperado na curva endêmica, ou ocorrem casos de um novo agente infeccioso, podemos estar diante de um surto hospitalar. Vale a pena ressaltar que se não existiam casos de infecção por determinado agente, e isto passou a ocorrer, podemos também estar diante de um surto, mesmo que sejam apenas 2 casos.

Para podermos diagnosticar um surto temos que conhecer as taxas basais do agente etiológico que estamos avaliando, e isto nada mais é do que saber qual o nível endêmico dele dentro daquela unidade ou do hospital. O nível endêmico de uma determinada doença, ou agente infeccioso, em uma população específica, como um hospital, por exemplo, é o número de casos que já existem e suas variações já esperadas. Para inferir que estamos diante de um surto temos então que conhecer o nosso *baseline* e afastar os pseudo-surtos que são o aumento do número de casos devido a melhora na notificação, contaminação no laboratório etc.

É esperado 1 surto para cada 10.000 admissões, o que pode nos orientar quanto à subnotificação deles.

Classificação – tipos de surtos

Os surtos podem ser classificados como sendo de fonte comum ou progressiva.
- **Fonte comum**: são aqueles surtos em que a população é exposta a uma mesma fonte comum de um agente, simultaneamente. Isso faz com que os casos apareçam rapidamente, em um curto período de tempo. Ex.: dieta parenteral contaminada.

- **Fonte progressiva ou propagada:** aqui os casos surgem lentamente e a transmissão do agente deve ser interpessoal ou por meio de fômites. Geralmente o agente etiológico multiplica-se no hospedeiro antes de infectar outra pessoa. Ex.: varicela.

Investigação de surtos

- **Objetivo:** evitar o surgimento de novos casos, conhecendo os mecanismos que levaram a eles, bloqueando-os e desta forma controlar a epidemia.
- **Definição de caso:** isto significa criar critérios para estabelecer quais pacientes são casos. Geralmente são usados critérios laboratoriais, clínicos, epidemiológicos, tempo, local, idade, cirurgia etc. Aqui o investigador define quais elementos servem de critério para este fim. Exemplo: aumento do número de casos de conjuntivite na UTI neonatal. Serão casos os presentes nesta unidade, portanto, os RN com conjuntivite, a partir de uma determinada data, com cultura de secreção ocular positiva para determinado agente etc. Podem existir casos confirmados, compatíveis e possíveis, isto é utilizado pois é preferível que tenhamos o maior número de casos no início para desenvolvermos o raciocínio epidemiológico, do que subestimar o número de casos. Aqui vale a pena demonstrar que a taxa do período epidêmico é maior do que a do período endêmico, com significância estatística.
- **Revisão de literatura:** após definir qual é o caso, por exemplo, conjuntivite em RN por *Serratia marcescens*, devemos fazer um levantamento bibliográfico sobre o assunto para poder obter dicas de quais fatores de risco podem estar envolvidos neste caso.
- **Implantar medidas de controle:** estas medidas devem ser imediatas ao reconhecimento do surto. São medidas gerais como intensificar a higienização das mãos e outras que podem estar relacionadas ao caso.
- **Selecionar os que realmente são casos** e estar atento aos próximos.
- **Montar uma tabela** com todos os fatores em comum que estes pacientes envolvidos têm (dados vindos do prontuário ou história coletada com outros profissionais envolvidos): idade, sexo, enfermaria onde está internado, medicações em uso, diagnóstico, equipe médica e de enfermagem em comum, procedimentos invasivos, dieta, uso de hemoderivados, data de notificação da doença em questão, data da internação etc.
- **Desenhar uma curva epidêmica** com o provável caso-índice e os casos secundários. Descobrir o possível período de exposição.
- **Comparar dados e formular hipóteses** da provável fonte causadora do surto e readaptar suas medidas de controle. Por exemplo, no surto de conjuntivite citado acima, todos os RN com conjuntivite usaram o mesmo colírio.

A hipótese é de contaminação do colírio a partir de um caso-índice e disseminação posterior por uso do mesmo colírio com técnica errada (encostar o colírio nos olhos). Pode ser feita cultura do colírio e verificar se é o mesmo agente e, se possível, confirmá-lo com biologia molecular para saber se é a mesma cepa em questão. A medida de controle agora pode ser direcionada para este foco, melhorando a técnica de administração do colírio ou permitindo seu uso apenas como individual.

- **Provar ou conhecer estatisticamente a hipótese,** fazendo um estudo de caso controle, com a finalidade de verificar doença *versus* fator de risco, por meio das razões de probabilidades ou *odds ratio*.
- **Manter a vigilância** nestas áreas para documentar que o surto terminou.
- **Fazer um relatório descritivo** com o fato ocorrido, medidas de controle e distribuir às chefias de unidades e diretoria.

Aspectos gerais

- As medidas de prevenção devem ser imediatamente implantadas.
- Uma das mais importantes é a higienização das mãos.
- Realizar vigilância ativa ou estar atento junto ao laboratório de microbiologia para casos repetidos dos mesmos agentes, com freqüência superior à esperada ou aparecimento de um novo agente epidemiológico.
- Quais medidas poderão evitar surtos futuros.

BIBLIOGRAFIA

Checko PJ. Outbreak investigation. In: Olmsted RN. *Infection Control and Applied Epidemiology*. St Luis: Mosby, 1996.

Medeiros EAS. Investigação e controle de epidemias hospitalares. In: Rodrigues EAC, Mendonça JS, Amarante JMB, Filho MBA, Grinbaum R, Richtmann R. *Infecções Hospitalares Prevenção e Controle*. São Paulo: Sarvier, 1997. p.77-85.

Doebbeling BN. Epidemics: Identification and management. In: Wenzel, RP (ed.). *Prevention and Control of Nosocomial Infectious*. 2nd ed. Baltimore: Md: Williams & Wilkins, 1993. p.177-206.

Beaglehole R, Bonita R, Kjellstrom T. Basic Epidemiology. Ed. World Health Organization, Washington, DC, 1993, p. 184.

Reingold AL. Outbreak Investigation – A Perspective. Emerg Infect Dis, 1998;4:1-9.

CAPÍTULO **10**

Principais Microrganismos Associados à Infecção Relacionada à Assistência à Saúde

Rosana Richtmann

S. Aureus

Introdução

- São cocos Gram-positivos.
- É o patógeno mais comumente relacionado a IRAS, altamente virulento e apresenta elevada resistência aos antibióticos.
- 30% das pessoas carreiam o S. aureus nas narinas anteriores e na pele.
- O S. aureus causa 12% de todas as IRAS nos EUA, sendo o pulmão, as feridas cirúrgicas e a corrente sangüínea os locais mais acometidos por este agente.
- Deve ser dividido em S. aureus meticilinossensível (MSSA) e em S. aureus meticilinorresistente (MRSA), este último mais freqüente em hospitais.
- Fatores de risco para colonização ou infecção pelo S. aureus são: pacientes com doenças de base (diabéticos, renais crônicos submetidos à diálise, queimados etc.), hospitalização prolongada, usuários de droga endovenosa, antibioticoterapia prévia, cateter venoso ou arterial prolongado.
- Transmissão mais importante é por contato.

Precauções

- Todo hospital deve determinar qual a taxa de MRSA presente em seu ambiente para saber se deve ou não fazer isolamento de contato para estes pacientes. Por exemplo, hospitais com mais de 60% de MRSA têm este agente como endêmico e o isolamento não faz sentido.
- Se o isolamento for necessário, deve ser o de contato.
- Reforçar a higienização das mãos (meio mais importante da transmissão do agente), se possível com sabão anti-séptico.

- Usar equipamento de atenção ao paciente individualizado como estetoscópio, termômetro etc.
- Oferecer descolonização nasal com mupirocina para profissionais da área da saúde envolvidos em surtos, pacientes de risco com infecções por *S. aureus* recorrentes. Hoje, discute-se a descolonização oral dos carreadores de MRSA, por meio de higiene oral com soluções de cloxeridina.

Tratamento

- Para MRSA temos como drogas úteis: vancomicina, teicoplamina, linezolida, ceftobiprole, daptomicina, tigeciclina.

BIBLIOGRAFIA

Gilbert DN, Moellering RC, Sande MA. *Guide to Antimicrobial Therapy*. The Sanford, 2000.

Marangoni DV. *S. aureus*. In: Rodrigues EAC, Mendonça JS, Amarante JMB, Filho MBA, Grinbaum R, Richtmann R. *Infecções Hospitalares Prevenção e Controle*. São Paulo: Sarvier, 1997. p.573-591.

Center for Disease Control and Prevention. Guideline for prevention of nosocomial pneumonia. MMWR, 1997;46(RR-1):1-79.

Boyce JM et al. Methicillin-resistent *S. aureus* (MRSA): a briefing for acute care hospitals and nursing facilities. Infect Control Hospital Epidemiol, 1994;15:105-115.

Pittet D. Nosocomial Bloodstream. In: Wenzel RP (ed.). *Prevention and Control of Nosocomial Infectious*. 2nd ed. Baltimore: Md: Williams and Wilkins, 1993. p.711-770.

Mangram AJ, Horan TC, Pearson ML, Silver LC, Jarvis WR. Guideline for prevention of surgical site infection, 1999. Infect Control Hosp Epidemiol, 1999;20:247-80.

Estafilococos Coagulase-Negativas (ECN)

Introdução

- São cocos Gram-positivos em pares.
- Antigamente eram considerados microrganismos não-patogênicos, é o maior componente da nossa microbiota normal cutânea.
- Desde a década de 1980 passaram a ser os vilões de uma variedade de IRAS como: bacteriemias, infecções relacionadas a cateter, osteomielites, pioartrites, infecção de feridas cirúrgicas, infecções urinárias, dentre outras.
- Na década de 1990 foi considerado um dos agentes mais relatados de IRAS segundo o *National Nosocomial Inections Surveillance System* (NNISS).
- Pacientes que apresentam bacteremia por ECN têm letalidade atribuída de 13% e aumenta em 19 dias o período de internação hospitalar.

- Fatores de risco mais comuns são: antibiótico de amplo espectro, internação prolongada, doença de base, uso de dispositivos vasculares.
- O ECN é o principal causador de IRAS relacionada a cateter, uma vez que ele é colonizador da pele humana.
- Principais espécies: *S. epidermidis, S. saprophyticus, S. haemolyticus, S. hominis, S. captis, S. auriculares* e *S. simulans*.

Prevenção

- As principais medidas de prevenção são relacionadas aos fatores de risco.
- Evitar uso de dispositivos intravasculares por períodos prolongados.
- Atenção à higienização das mãos ao manipular cateteres e curativos, principalmente de ferida operatória.
- Todo hospital deve determinar qual a taxa de ECN multirresistente dentro do seu ambiente para saber se deve ou não fazer isolamento de contato para estes pacientes. Por exemplo, hospitais com mais de 70% de ECN resistentes à oxacilina tem este agente como endêmico e o isolamento não faz sentido.
- Se o isolamento for necessário deve ser o de contato:
  - quarto privativo ou coorte quando os pacientes apresentarem a mesma doença;
  - uso de avental e luva (não-estéril) ao manipular o paciente;
  - evitar que o paciente saia do quarto e, quando se fizer necessário, manter as secreções contidas;
  - itens como estetoscópio, termômetro, esfigmomanômetro devem ser de uso individual e se, não for possível, realizar desinfecção entre um uso e outro com álcool a 70%.

Tratamento

- Para ECCONA-R, temos como opções terapêuticas: vancomicina, daptomicina, teicoplamina, linezolida, tigeciclina, ceftobiprole.

BIBLIOGRAFIA

Pittet D. Nosocomial Bloodstream. In: Wenzel RP (ed.). *Prevention and Control of Nosocomial Infectious*. 2nd ed. Baltimore: Md: Williams & Wilkins, 1993. p.711-770.

Mangram AJ, Horan TC, Pearson ML, Silver LC, Jarvis WR. Guideline for prevention of surgical site infection, 1999. Infect Control Hosp Epidemiol, 1999;20:247-280.

Gilbert DN, Moellering RC, Sande MA. *Guide to Antimicrobial Therapy*. The Sanford, 2000.

Kusano EJU, Grinbaum RS. Estafilococo coagulase negativa. In: Rodrigues EAC, Mendonça JS, Amarante JMB, Filho MBA, Grinbaum R, Richtmann R. *Infecções Hospitalares Prevenção e Controle*. São Paulo: Sarvier, 1997. p.559- 608.

Enterococos

Introdução

- São cocos Gram-positivos e fazem parte da flora normal de nosso trato gastrintestinal.
- Presentes em 16% das infecções hospitalares (IH) de trato urinário, 12% das infecções de sítio cirúrgico e 9% das infecções da corrente sangüínea.
- Têm crescido em importância na IH pelo aumento da incidência e pelo desenvolvimento de resistência a este agente.
- Dois agentes merecem destaque: *E. faecalis* e *E. faecium* (este tem apresentado taxas de resistência à vancomicina de até 50%).
- Fatores de risco para IH por enterococo resistente à vancomicina (VRE) são: uso de antibiótico prévio (vancomicina, cefalosporinas de terceira geração, clindamicina e cloranfenicol), doença de base grave e hospitalização prolongada.
- Fatores de risco para bacteremia por VRE são: neutropenia, colonização gastrintestinal e doença hematológica maligna.

Precauções

- Isolamento de contato e, de preferência, quarto privativo.
- Reforçar a higienização das mãos (meio mais importante da transmissão do agente), se possível com sabão líquido anti-séptico.
- Usar equipamento de atenção ao paciente individualizado como estetoscópio, termômetro etc.
- Isolamento deve ser usado tanto em portadores como em pacientes infectados.

Tratamento das IH por VRE

- Vale a pena ressaltar que o VRE (resistente a penicilina, ampicilina, vancomicina e alto nível de resistência a estreptomicina/gentamicina = MIC > 500µg/l), deve ser tratado com linezolida e daptomicina.

BIBLIOGRAFIA

Gilbert DN, Moellering RC, Sande MA. *Guide to Antimicrobial Therapy*. The Sanford, 2000.

Murray BE. Vancomycin-resistent enterococci. *Am J Med*, 1997;101:284.

Edmond MB. Multidrug resistant enterococci and the threat of vancomycin-resistant S. aureus. Nosocomial Bloodstream. In: Wenzel RP ed. *Prevention and Control of Nosocomial Infectious*. 2nd ed. Baltimore, Md: Williams and Wilkins; 1997. pp. 339-555.

Enterobactérias

Introdução

- São bactérias Gram-negativas, também chamadas de bacilos entéricos.
- A orofaringe e o trato gastrintestinal são os principais reservatórios destes microrganismos.
- Algumas bactérias desta classe colonizam trato gastrintestinal como *E. coli, Enterobacter, Klebsiella*.
- Principais agentes da família Enterobacteriaceae: *E. coli, Shigella, Salmonella, Citrobacter, Klebsiella, Enterobacter, Serratia, Proteus, Yersinia, Providencia, Vibio cholerae* e *Morganella*.
- As bactérias Gram-negativas vêm aumentado a casuística das IRAS e causando receio, pois já existem bactérias desta classe resistentes a muitos antibióticos, principalmente pelo aparecimento das beta-lactamases de espectro estendido (ESBL).
- Em alguns hospitais, as enterobactérias atingem cifras de 30% de todas as bacteremias hospitalares.
- O uso de antibiótico prévio, antiácidos, bloqueadores H_2, internação e jejum prolongados, não-higienização das mãos por parte dos profissionais da área da saúde, equipamentos e instrumentos médicos contaminados são algumas das fontes mais freqüentes de transmissão das enterobactérias.

Prevenção da transmissão intra-hospitalar

- A higienização das mãos antes e após os cuidados com os pacientes deve ser prática rotineira no hospital e ser uma das medidas mais simples e eficazes para evitar a transmissão de microrganismos.
- Evitar o uso desnecessário de antibiótico e diminuir o espectro de ação.
- Indicar isolamento de contato em casos de diarréia incoersível ou de multirresistência:
  – quarto privativo ou coorte quando os pacientes apresentarem a mesma doença;
  – uso de avental e luva (não-estéril) ao manipular o paciente;
  – evitar o que o paciente saia do quarto e, quando se fizer necessário, manter as secreções contidas;
  – itens como estetoscópio, termômetro, esfigmomanômetro devem ser de uso individual e, se não for possível, realizar desinfecção entre um uso e outro com álcool a 70%.

BIBLIOGRAFIA

Gilbert DN, Moellering RC, Sande MA. *Guide to Antimicrobial Therapy.* The Sanford, 2000.

Biancalana MLN, Bortoletto ML. Enterobactérias. In: Rodrigues EAC, Mendonça JS, Amarante JMB, Filho MBA, Grinbaum R, Richtmann R. *Infecções Hospitalares Prevenção e Controle.* São Paulo: Sarvier, 1997. p.609- 613.

Martin MA. Nosocomial infections related to patient care support services. In: Wenzel RP (ed.). *Prevention and Control of Nosocomial Infectious.* 2nd ed., Baltimore: Md: Williams & Wilkins, 1993. p.93-108.

Bacilos Gram-Negativos Não-Fermentadores

PSEUDOMONAS AERUGINOSA

Introdução

- Bacilo Gram-negativo, não-esporulado, aeróbio e é capaz de produzir pigmentos como piocianina, pioverdina, piomelanina.
- Presente no meio ambiente, tem preferência por locais úmidos e, no homem, coloniza o períneo, as axilas e as orelhas. Dentro do hospital, pode colonizar instrumentos cirúrgicos, equipamentos de assistência respiratória, sabão líquido e de pedra, anti-sépticos, medicamentos, pias etc.
- É um microrganismo freqüentemente envolvido em IRAS e com aumento da sua prevalência nas últimas 4 décadas.
- Entre 1975 e 1984 as IRAS por este agente cresceram de 6,3% para 11,4%.
- Em alguns hospitais apresenta-se como o agente etiológico mais comum de pneumonias e o terceiro de todas as IRAS.
- Unidade oncológica de queimados e berçário de alto risco apresentam maior prevalência deste agente.

Infecção hospitalar – sítios mais freqüentes

Pneumonia

- Dos bacilos Gram-negativos encontrados nas pneumonias hospitalares (quase 60%), a *P. aeruginosa* é a mais isolada (17%).
- Portadores de imunodeficiência, doença pulmonar obstrutiva crônica, neoplásicos, com insuficiência cardíaca, idosos, com doença renal crônica ou

com fibrose cística são mais acometidos pela *P. aeruginosa* em pneumonias do que outros pacientes.
- Geralmente é grave e apresenta elevada letalidade, mesmo com tratamento adequado.

Infecção do trato urinário (ITU)
- É a IRAS mais comum e em mais de 80% dos casos está associada ao cateterismo vesical.
- A *P. aeruginosa* é responsável por 11,7% de todas as ITU, sendo o terceiro agente mais freqüente de ITU.

Bacteremia
- Presente em pacientes em uso de antibiótico prévio, procedimentos invasivos como cateter venoso central, cateter vesical, entubação orotraqueal e neutropenia grave.

Infecção em queimados
- Primeiramente a pele queimada é colonizada por gram-positivos e depois, em 2 semanas, por agentes gram-negativos, em particular a *P. aeruginosa*.
- É o segundo agente mais presente nas IRAS em pacientes queimados.
- Está associada a alta mortalidade.

Tratamento
- Com o uso indiscriminado de antibióticos, a *P. aeruginosa* desenvolve mecanismos de resistência aos antibióticos, sendo que, atualmente, algumas cepas só podem ser tratadas com polimixina.
- Para o sucesso no tratamento alguns pontos devem ser observados:
  - retirar ou diminuir a exposição ao fator que está causando ou prolongando a IRAS, como cateter vesical, por exemplo;
  - colher cultura para realização de antibiograma antes da introdução da antibioticoterapia;
  - introduzir imediatamente o antibiótico mais adequado ao antibiograma, ou se este não estiver disponível, de acordo com a flora hospitalar.
- Antibióticos com espectro para *P. aeruginosa* são os aminoglicosídeos, carbapenêmicos (exceto Ertapenem), ciprofloxacino, cefalosporinas de quarta geração, piperaciclina/tazobactam, polimixina, entre outros.

ACINETOBACTER SPP.

Introdução
- Bacilo Gram-negativo, não-fermentador, aeróbio.
- Amplamente distribuído na natureza (solo, água etc.), também pode ser encontrado dentro do hospital na superfície de pias, equipamentos médicos, sabão, desinfetantes etc.
- Coloniza pessoas saudáveis na pele e no intestino.
- Considerado um patógeno emergente nas IRAS.
- Representa 1% de todas as IRAS.
- Em alguns hospitais é o primeiro agente causador de IRAS nas unidades de terapia intensiva.

Infecção hospitalar
- *A. baumannii* é o mais freqüente.
- Fatores predisponentes: doença de base grave, imunossupressão, queimadura extensa, cirurgias e procedimentos invasivos.
- Infecções mais presentes: pneumonia, ITU, bacteremia, infecção relacionada a cateter.

Tratamento
- Para o sucesso no tratamento alguns pontos devem ser observados:
  – retirar ou diminuir a exposição ao fator que está causando ou prolongando a IRAS, como cateter vesical, por exemplo;
  – colher cultura para realização de antibiograma antes da introdução da antibioticoterapia;
  – introduzir imediatamente o antibiótico mais adequado ao antibiograma ou, se este não estiver disponível, de acordo com a flora hospitalar.
  – antibióticos com melhor ação sobre *Acinetobacter* spp.: carbapenêmicos (exceto Ertapenem), ampicilina/sulbactam, polimixina, piparelicina/tazobactam, entre outros.

BIBLIOGRAFIA

Centers for Disease Control. Nosocomial infection surveillance, 1980-82. In: CDC Surveillance Sumaries 1983;32:155.

Gilbert DN, Moellering RC, Sande MA. *Guide to Antimicrobial Therapy*. The Sanford, 2000.

Levin AS, Marinho IS, Arruda EAG. Bacilos gram-negativos não fermentadores In: Rodrigues EAC, Mendonça JS, Amarante JMB, Filho MBA, Grinbaum R, Richtmann R. *Infecções Hospitalares Prevenção e Controle*. São Paulo: Sarvier, 1997. p.615-624.

Center for disease control and prevention. Guideline for prevention of nosocomial pneumonia. MMWR, 1997;46(RR-1):1-79.

Infecções Causadas por Fungos

Introdução

- Os fungos oportunistas podem ser divididos em filamentosos e leveduriformes.
- Os filamentosos crescem em substância orgânica, em forma de micélio, e podem ser inalados, deglutidos e implantados de forma traumática.
- Os leveduriformes podem fazer parte da flora normal de pessoas hígidas, colonizando o trato gastrintestinal, vagina, pele etc.
- Estes fungos, ditos oportunistas, acometem pacientes com procedimentos invasivos como cirurgias extensas, cateter venoso central, cateter vesical ou então imunossuprimidos ou pacientes com doença de base grave, como neoplasias, desnutrição avançada, grandes queimados, transplantados, dependentes de nutrição parenteral, dentre outras.

INFECÇÕES FÚNGICAS NOSOCOMIAIS

Fungo filamentoso

a) Aspergiloses
- Espécies mais comuns: *A. fumigatus, A. flavus, A. niger* e *A. terreus*.
- Forma invasiva → hifas.
- O ar é a principal via de aquisição.
- Condição predisponente mais comum → neutropenia (doenças ou drogas).
- Através da árvore brônquica chega aos pulmões causando infecção no local e disseminando-se por via hematogênica.
- Causam pneumonia necrotizante aguda e podem-se depositar na pele durante procedimentos e invadir tecidos.
- Alta letalidade.

b) Feo-hifomicoses
- Espécies mais comuns: *Fusarium, Alternaria, Bipolaris, Cladosporium, Sarcinomyces, Xylohypha, Stenella, Ulocladium* etc.
- São introduzidos no organismo do hospedeiro imunocomprometido por meio de implantação na pele, cirurgias, curativos contaminados, diálises, próteses ou podem ser inalados.
- Podem-se disseminar por via hematogênica ou por contigüidade.

c) Hialo-hifomicoses
- Espécies mais comuns: *Pseudallescheria boydii* e *Scedosporium prolificans*.
- Causam infecções em humanos por implantação traumática ou por inalação.

- Semelhantes à doença clínica por *Aspergillus* spp.
- Podem ocasionar sinusite, abscesso cerebral, micetoma, pneumonia, artrite, osteomielite, endocardite.

d) Mucormicoses (zigomicoses)
- Espécies mais comuns: *Rhizopus oryzae, R. microsporus, A. elegans* etc.
- Encontradas em alimentos deteriorados podem contaminar gaze, cateteres e mais comumente ser inaladas.
- Causam úlcera necrótica de rápida evolução quando inoculadas por cateter.
- Se inaladas podem causar infecção já nas vias aéreas superiores, invadindo rapidamente tecidos vizinhos e necrosando todas as estruturas. Assim como o *Aspergillus* spp., podem causar pneumonias e infecções sistêmicas.
- São mais freqüentes em pacientes diabéticos e neutropênicos.

Fungo leveduriforme

a) Candidoses
- A espécie mais comumente associada ao homem é a *C. albicans*. Outras de importância são: *C. krusei, C. parapsiloses, C. lusitaniae, C. glabrata, C. tropicalis*.
- Podem causar doença localizada em pele, mucosa e órgãos: meningite, endocardite, trato urinário etc.; ou doenças sistêmicas: hepatoesplênica e disseminada.
- Fatores de risco: prematuridade, imunossupressão, gravidez, uso de antibiótico de amplo espectro, nutrição parenteral, cirurgia abdominal, cateterismos venoso e vesical, entre outros.
- Alta mortalidade.

Tratamento

- Devemos retirar ou minimizar todos os fatores de risco.
- Buscar um diagnóstico rápido, um dia perdido no tratamento de uma doença sistêmica por um destes fungos pode comprometer permanentemente o estado clínico do paciente.
- Analise atenciosamente o resultado dos seus exames, pois pode haver contaminação.
- Com o que tratar – veja a Tabela 1.

Tabela 1. Espectro de ação dos antifúngicos aos fungos mais comuns em ambiente hospitalar.

	Anfote-ricina B	Fluco-nazol	Itraco-nazol	Caspo-fungina	Vorico-nazol	Anidula fungina	Posa-cona	Mica-fungina
C. albicans	+	+	+/−	+	+	+	+	+
C. kruzei	+	0	0	+	+	+	+	+
C. parapsilosis	+	+	0	+	+	+	+	+
C. glabrata	+	+/−*	0	+	+	+	+	+
C. lusitaniae	0	+	0	+	+	+	+	+
C. tropicalis	+	+	+/−	+	+	+	+	+
Aspergillus	+	0	+	+	+	+	+	0
Mucormicose	+++	0	0	0	0	0	+	0
Scedosporium	0	0	+	0	+/−	0	+/−	0
Feo-hifomicoses	+/−++	0	+	0	+/−	0	+/−	0

0 = não-efetivo.
+/− = não é a droga de escolha.
+ = efetivo.
++ = anfotericina B em formulação lipídica com ação sobre *Fusarium* sp./zigomiceto.
* *C. glabrata* nos EUA relatada com > resistência a fluconazol que no Brasil, fenômeno menos freqüente em nosso meio.

BIBLIOGRAFIA

Teles Filho, FQ, Severo LC. Infecções causadas por fungos. In: Rodrigues EAC, Mendonça JS, Amarante JMB, Filho MBA, Grinbaum R, Richtmann R. *Infecções Hospitalares Prevenção e Controle.* São Paulo: Sarvier, 1997. p.639- 647.

Gilbert DN, Moellering RC, Sande MA. *Guide to Antimicrobial Therapy.* The Sanford, 2000.

Beck-Sague C, Jarvis WR. Secular trends in the epidemiology of nosocomial fungal infections in the US, 1980-1990. National Nosocomial Infections Surveillance System. J Infect Dis, 1993;167(5):1247-1251.

Parallelo SF, Parry RL, MacGillivray DC et al. Hospital-acquired would mucormycosis. Clin Infect Dis, 1992;14(1):350-352.

Infecções Virais Hospitalares

Introdução
- As IRAS virais podem ser transmitidas a profissionais da área da saúde, bem como para os pacientes e vice-versa.
- A faixa pediátrica é a mais acometida e estima-se 14-22% de incidência das viroses como causa de IRAS.
- Freqüentemente estes dados são subestimados, uma vez que o diagnóstico das doenças causadas por vírus são muito difíceis e abrangem detecção de antígeno ou anticorpos, PCR (*polymerase chain reaction*), isolamento e/ou cultura viral.

Classificação – baseada na transmissão
- **Infecções gastrintestinais: vômitos e diarréias**
  - Infecções por vírus que podem ser encontrados nas fezes: echovírus, coxsackievírus, adenovírus, rotavírus, hepatites A e E. Alguns também podem ser encontrados no trato respiratório: enterovírus, adenovírus.
  - Surtos são comuns em casas de repouso e em berçários.
  - Transmissão é fecal-oral, geralmente pelas mãos.
  - Estratégias de controle – vide Tabela 2, pág 110.
  - A maioria é autolimitada e não requer terapêutica específica.
- **Infecções do trato respiratório: pneumonias, faringites etc.**
  - Podem ser graves e até fatais em imunodeprimidos.
  - Os mais comuns são influenza, parainfluenza, vírus sincicial respiratório, enterovírus, adenovírus, rinovírus. Outros menos freqüentes: citomegalovírus, Epstein-Barr vírus (EBV), herpes simples vírus (HSV), parvovirose, rubéola, varicela-zóster vírus (VZV), vírus da raiva.
  - Transmissão é por via aérea, gotículas ou aerossóis (varicela e sarampo, apenas) e também pode ser transmitido pelas mãos e contato direto.
  - Estratégias de controle – vide Tabela 2, pág 110.
  - Considerar vacinação contra influenza para pacientes de risco. Amantadina ou oseltamivir antivirais podem ser usados contra influenza, se administrados precocemente, até 48h após a exposição.
  - HSV disseminado e vírus da varicela-zóster (VZV) em imunocomprometidos devem ser tratados com medicamentos antivirais.
  - Recém-nascidos expostos à varicela e adultos imunocomprometidos devem receber imunoglobulina específica (VZIG) em até 3 dias após a exposição. O uso desta medida pode não prevenir, porém pode amenizar os sintomas.

- Em caso de exposição ao vírus da raiva, a imunoglobulina (HIRG) específica deve ser administrada em até 24h pós-exposição.

- **Doenças exantemáticas: vesículas ou lesões de pele**
  - As mais comuns são: enteroviroses, HSV, VZV, coxsackievírus A, rubéola, parvovirose, sarampo.
  - Transmissão é aérea por gotículas, aerossol (varicela e sarampo) e contato (HSV e VZV).
  - Antivirais são disponíveis para HSV e VZV. Ver Tabela 2, pág. 110.

- **Vacina contra varicela**
  - Vacina não deve ser administrada em pacientes com imunodeficiências, pois é uma vacina composta de vírus vivo atenuado.
  - Estratégias de controle – vide Tabela 2, pág 110.

- **Infecções sangüíneas: hepatites**
  - As mais freqüentes são: hepatite B (HBV), hepatite C (HCV), HIV, HTLV-I e II, febres hemorrágicas (Ebola, Marbug, por exemplo), CMV.

- **Hepatite B**
  - Vacina e imunoglobulina específica (HBIG) devem ser consideradas para exposição ocupacional – consultar item de acidente ocupacional com material biológico envolvendo profissionais da área da saúde (PAS) no capítulo 4.

Tipos de precauções

a) Precauções-padrão:
- Indicadas a todos os pacientes.
- Higienização das mãos após contato com fluidos corporais ou uso de luvas.
- Uso de luvas (não-estéril) se houver contato com fluidos, mucosas ou pele não-íntegra.
- Uso de aventais (não-estéril) para proteger a roupa e superfície corporal do profissional de saúde se houver possibilidade de contato com fluidos.
- Uso de máscara e óculos se houver possibilidade de respingos na face.
- Transporte adequado de material perfurocortante evitando acidentes.
- Itens usados nos cuidados dos pacientes (comadres, papagaios etc.) devem sofrer adequada desinfecção e/ou limpeza evitando a disseminação de doenças.

b) Precauções de contato:
- Indicadas a pacientes com infecções de pele (escabiose, difteria cutânea etc.), entéricas (colite por *C. difficile*, hepatite A, microrganismos multirresistentes etc.), conjuntivite viral, febres hemorrágicas, dentre outras patologias.
- Quarto privativo ou coorte quando os pacientes apresentarem a mesma doença.
- Uso de avental e luva(não-estéril) ao manipular o paciente.
- Evitar o que o paciente saia do quarto e quando se fizer necessário manter as secreções contidas.
- Itens como estetoscópio, termômetro, esfigmomanômetro devem ser de uso individual e, se não for possível, realizar desinfecção entre um uso e outro.

c) Precauções respiratórias (gotículas):
- Indicada para pacientes com doenças transmitidas por via aérea, que eliminam partículas maiores que 5µ e que, portanto, atingem até 1 metro e depois se depositam no chão. Não há transmissão por partículas suspensas no ar. Ex.: coqueluche, caxumba, doença meningocócica, rubéola etc.
- Quarto privativo ou coorte quando os pacientes apresentarem a mesma doença.
- Uso de máscara sempre que houver aproximação do paciente numa distância inferior a 1 metro. A máscara adequada é a cirúrgica.
- Evitar que o paciente saia do quarto e, se necessário, ele deve usar máscara.

d) Precauções respiratórias (aerossóis):
- Diferente dos cuidados com doenças que emitem gotículas, o sarampo, a varicela, o herpes zóster (em imunossuprimidos, ou disseminados) e a tuberculose eliminam partículas menores que 5µ (aerossóis) que ficam suspensas no ar e são carreadas para outros ambientes.
- Quarto privativo ou coorte quando os pacientes apresentarem a mesma doença. Ideal → quarto com pressão negativa em relação ao corredor e filtragem deste ar antes da circulação em outras áreas.
- Manter a porta fechada.
- Uso de máscara N95 sempre que entrar no quarto. Ressalto que a máscara cirúrgica não é eficaz para filtrar aerossóis e, portanto, não protege a aquisição destas doenças.
- Evitar que o paciente saia do quarto e, se necessário, ele deve usar máscara cirúrgica.

Tabela 2. Infecções virais – medidas de controle.

Vírus/Infecção	Material infectante	Tipos de precauções	Avental	Luvas	Máscara	Prevenção/profilaxia pós-exposição
Adenovírus	Gotículas, fezes	Contato e respiratória	+	+	+	
Aids/HIV	Sangue e fluidos	Padrão	–	+	–	Esquema anti-retroviral por 28 dias
Coxsackie	Gotículas, fezes, secreções	Contato	+	+	+	
Citomegalovírus	Gotículas, urina, leite materno	Contato	+	+	+	
Dengue	Sangue	Padrão	–	+	–	Usar repelentes
Enterovírus	Gotículas e fezes	Contato	+	+	–	
Hepatites A e E	Fezes	Contato	+	+	–	Vacinação e imunoglobulina para HAV
Hepatites B e C	Sangue e fluidos	Padrão	–	+	–	Vacinação e imunoglobulina para HBV
HSV disseminado	Gotículas e secreções	Contato	+	+	–	Aciclovir
HZV disseminado	Aerossol e secreções	Contato e respiratória aerossol	+	+	+ máscara N95	Vacinação e imunoglobulina para VZV
HTLV	Sangue e secreções	Padrão	–	+	–	
Influenza	Gotículas	Respiratória	–	–	+	Vacinação e amantadina/oseltamivir
Sarampo	Aerossol	Contato e respiratória aerossol	–	–	+ máscara N95	Vacinação
Caxumba	Gotículas	Respiratória	–	–	+	Vacinação
Parvovirose	Gotículas	Contato e respiratória	–	+	+	
Raiva	Gotículas	Respiratória e contato	+	+	+	HIRG e vacinação
Rubéola	Gotículas	Respiratória	–	–	+	Vacinação

BIBLIOGRAFIA

Guideline for Isolation Precautions in Hospital. Infect Control Hosp Epidemiol, 1996;17: 54-80.

Centers for disease control. Guideline for preventing the transmission of Mycobacterium tuberculosis in Health Care Facilities. MMWR, 43(No RR-13):1-132.

APECHI. Associação Paulista de Estudos e Controle de Infecção Hospitalar. Monografia: Isolamento e Precauções. São Paulo: APECHI, 1999.

Carvalho ES, Marques SR. Infecções causadas por vírus. In: Rodrigues EAC, Mendonça JS, Amarante JMB, Filho MBA, Grinbaum R, Richtmann R. *Infecções Hospitalares Prevenção e Controle*. São Paulo: Sarvier, 1997. p.649-654.

Benenson AS (ed.). *Control of Communicable Disease Manual.* 5th ed. Washington: American Public Health Association, 1995.

Siegel J. Guideline for isolation precautions: preventiny transmission of infectious agents in Healthcare Le Hings, 2007. CDC – www.cdc.gov

Anexos

1. Cálculos Estatísticos para Vigilância Epidemiológica

Tabela 2 x 2

Resultado do teste	Presença da doença Presente	Ausente
Positivo	Verdadeiro + (a)	Falso + (b)
Negativo	Falso – (c)	Verdadeiro – (d)

Sensibilidade: porcentagem de casos com doença que têm um teste + para a mesma:

$$\frac{a}{a+c} \times 100\%$$

Especificidade: porcentagem de pessoas sem doença que têm um teste negativo:

$$\frac{d}{b+d} \times 100\%$$

Valor preditivo positivo: probabilidade de doença em um paciente com o resultado de um teste positivo (anormal):

$$\frac{a}{a+b} \times 100\%$$

Valor preditivo negativo: probabilidade de ausência de doença quando o teste é negativo (normal):

$$\frac{d}{c+d} \times 100\%$$

$$\text{Taxa de IH/alta hospitalar} = \frac{n^\circ \text{ de total de IH}}{n^\circ \text{ total de altas}} \times 100$$

$$\text{Taxa de IH/paciente-dia} = \frac{n^\circ \text{ de total de IH}}{n^\circ \text{ de paciente-dia}} \times 1.000$$

$$\text{Taxa de infecção relacionada a dispositivos}^* = \frac{n^{\underline{o}} \text{ de IH relacionada ao dispositivo}}{n^{\underline{o}} \text{ dispositivo-dia}} \times 1.000$$

*Esta taxa pode ser usada para cateter vascular central associada à IPCS, ventilação mecânica associada a pneumonia etc.

$$\text{Índice de utilização de dispositivo} = \frac{n^{\underline{o}} \text{ de dispositivo-dia}}{n^{\underline{o}} \text{ de paciente-dia}} \times 1.000$$

Resumo dos dados do "NHSN report" (National Healthcare Safety Network) de 2006

Am J Infect Control 2007;35:290-301.

Tabela 1. Taxas de infecção do trato urinário (ITU) associada a cateter urinário, infecção primária da corrente sangüínea (IPCS) associada a CVC e pneumonia associada a VM.

Tipo de UTI	ITU Percentil 50%	ITU Percentil 90%	IPCS Percentil 50%	IPCS Percentil 90%	Penumonia Percentil 50%	Penumonia Percentil 90%
Coronária	4,0	8,1	2,0	6,5	1,3	6,6
Clínica médica	3,8	8,3	2,2	6,2	2,8	7,2
Pediatria	2,8	9,3	3,5	9,4	1,0	6,1
Cirúrgica	3,0	9,9	2,0	7,4	4,1	10,0
Trauma	–	–	3,3	8,5	–	–

Tabela 2. Índice de utilização de dispositivos específicos.

Tipo de UTI	Cateter urinário Percentil 50%	Cateter urinário Percentil 90%	CVC Percentil 50%	CVC Percentil 90%	VM Percentil 50%	VM Percentil 90%
Coronária	0,65	0,79	0,42	0,60	0,26	0,43
Clínica médica	0,77	0,89	0,57	0,77	0,45	0,66
Pediatria	0,28	0,39	0,44	0,64	0,38	0,57
Cirúrgica	0,83	0,93	0,63	0,77	0,39	0,60
Trauma	–	–	0,61	0,78	0,53	0,69

Tabela 3. Taxa de IH em UTI neonatal, IPCS e penumonia associadas aos respectivos dispositivos, CVC (exceto cateter umbilical) e VM, distribuída por peso de nascimento (PN).

PN (g)	IPCS accociada a CVC Percentil 50%	90%	Penumonia com VM Percentil 50%	90%
≤ 750	5,2	15,6	1,7	9,5
751-1.000	3,8	10,2	0,0	17,5
1.000-1.500	3,6	14,0	0,0	3,5
1.501-2.500	0,0	8,5	0,0	3,8
> 2.500	0,0	5,3	0,0	0,1

Tabela 4. Índice de utilização dos dispositivos específicos em UTI neonatal, CVC (exceto cateter umbilical) e VM, distribuída por peso de nascimento (PN).

PN (g)	CVC Percentil 50%	90%	VM Percentil 50%	90%
≤ 750	0,32	0,52	0,51	0,80
751- 1.000	0,34	0,53	0,29	0,62
1.000-1.500	0,24	0,49	0,14	0,40
1.501-2.500	0,11	0,47	0,06	0,31
> 2.500	0,13	0,37	0,10	0,36

2. Endereços Eletrônicos Úteis para o Profissional que Trabalha com o Controle e Prevenção de IRAS

www.cdc.gov = Center for Diseases Control and Prevention

www.fda.gov = Food and Drug Admnistration

www.aids.gov.br = CN-DST/Aids

www.apic.org = Association for Professionals in Infection Control and Epidemiology

www.bireme.br = Biblioteca Virtual de Saúde

www.ins1.org = Intravenous Nurses Society

hbuk.co.uk/wbs/jhi/mainmenu.htm = Journal of Hospital Infection

www.cdc.org = AORN Association of Perioperative Registered Nurses

www.apecih.org.br = APECIH

www.cdc.gov/ncidod/EID/eid-htm = CDC Emerging Infectious Diseases Journal

www.MCW.EDU = Travel Health WWW Information Server

www.funasa.gov.br = Fundação Nacional de Saúde

www.anvisa.gov.br = Agência Nacional de Vigilância Sanitária

PARTE II
ÁREAS DE APOIO E INTERFACE COM O CONTROLE DE INFECÇÃO RELACIONADA À ASSISTÊNCIA À SAÚDE

Edwal Ap. Campos Rodrigues
Noil Amorim de Menezes Cussiol
Silvana Torres
Teresinha Covas Lisboa

CAPÍTULO 1

Gerenciamento de Resíduos de Serviços de Saúde

Definições e Histórico

Edwal Ap. Campos Rodrigues

> *"Seja você as mudanças que quer ver no mundo".*
>
> M. Gandhi

ASPECTOS ATUAIS

Introdução – considerações gerais

Uma das maiores máximas, praticamente irreversível decorrente da atividade humana, por si só, ou em sociedade, é a geração contínua, persistente, por vezes exagerada, e inesgotável de resíduos. Tal situação remete-nos a soluções técnicas, ambientalmente seguras, e viáveis de coleta, acondicionamento, armazenamento, tratamento e disposição final. Em decorrência de sua composição orgânica com elevada umidade, constituem verdadeiros manjares para a criação, sobrevivência e multiplicação de microrganismos, parasitas e vetores – e como conseqüência, fator de fundamental importância de agressão ao meio ambiente, advinda da capacidade de sobrevivência dos patógenos potenciais causadores de doenças.

O quadro 1, a seguir, cita exemplos, facilitando a compreensão de epidemias em grandes centro urbanos.

Quadro 1

Doença	Agente etiológico	Tempo de sobrevivência (dias)
Ascaridíase	*Ascaris lumbricoides*	2.000 a 2.500
Diarréia amebiana	*Entamoeba hystolitica*	8 a 12
Febre tifóide	*Salmonella typhi*	29 a 70
Leptospirose	*Leptospira interrogans*	15 a 43
Poliomielite	Poliovírus	20 a 170
Tuberculose	*M. tuberculosis*	150 a 180
Verminose	Larvas de vermes	25 a 40

Os resíduos sólidos, quando inadequadamente gerenciados em quaisquer de suas fases de manipulação, principalmente quando depositados a céu aberto ou em corpos d'água, aterros não controlados com rigores indispensáveis de drenagem de líquidos e gases, compactação e cobertura diária, podem e causam verdadeiras catástrofes, poluindo água, solo e ar, alterando fatores químicos, físicos e microbiológicos ambientais.

Quanto a suas características e fontes geradoras, os resíduos sólidos são classificados em:

a) Resíduos domiciliares: residências, estabelecimentos comerciais com geração de volumes até 100 litros (dependendo da região).
b) Resíduos industriais: provenientes das atividades industriais de acordo com as características específicas a cada segmento que os produz.
c) Resíduos de poda, capina e varrição: provenientes, respectivamente, das atividades de conservação de áreas verdes, margens de rios e vias públicas.
d) Resíduos inertes/entulhos: restos de construção, areia e assemelhados.
e) Resíduos de serviços de saúde (RSS): gerados por estabelecimentos de assistência à saúde e/ou ensino e pesquisa, voltados à saúde humana e à veterinária.

LEGISLAÇÃO DOS RSS

Histórico – situação atual

Até a década de 1970, tratava-se do problema com "bom senso" e conveniência.

- Legislação contraditória (Portaria do Min. Interior 53/1978).
- Coleta e incineração em São Paulo (1978).
- Epidemia de Aids e crescimento dos conhecimentos de Controle de Infecções Hospitalares (1983).
- Publicações da OMS e EPA, normas da ABNT (Associação Brasileira de Normas Técnicas) (1987).
- Intensa discussão nos meios técnicos (década de 1990).
- Estruturação do gerenciamento dos RSS nos serviços de assistência à saúde (década de 1990).
- Infra-estrutura e mercado de coleta e destinação dos RSS (década de 1990 em diante).
- Resolução Conama 05/1993 e 283/2002.
- Mobilização do Setor de Saúde – Técnico/Econômico.
- Resolução Anvisa 33/03 e 306/04.
- Resolução Conama 358/05.

Como pode-se observar, até a década de 1980, os resíduos considerados perigosos incluíam aqueles provenientes de hospitais. A denominação "lixo hospitalar" tornou-se comumente utilizada, mesmo quando os resíduos não eram gerados em unidades hospitalares.

Atualmente, esse termo foi substituído por Resíduos Sólidos de Serviços de Saúde, e engloba os resíduos produzidos por todos os tipos de estabelecimentos prestadores de serviços de saúde: hospitais, ambulatórios, consultórios médicos e odontológicos, laboratórios, farmácias, clínicas veterinárias, entre outros, como veremos mais à frente no conceito segundo a Anvisa-Conama.

Mais do que mera adequação de termos, essa mudança reflete uma nova postura diante da questão da geração e manejo dos resíduos sólidos, em geral, e dos resíduos de serviços de saúde, em particular.

Portanto, a legislação vigente é aquela regida pelas Resoluções Anvisa 306/04 e Conama 358/05, para os RSS, em toda sua abrangência, conceitos, classificação, transporte, acondicionamento, tratamento prévio, coleta, tratamento e disposição final.

Convém lembrar que essas resoluções, apesar de serem baseadas em outras anteriores, contavam com as atualizações do conhecimento científico atual, extensa discussão por profissionais de várias áreas da ciência, ficando por longo período em processo de consulta pública, o que garante isenção de interesses de poderes públicos e privados, garantindo um texto que reflete o que há de melhor neste momento em relação aos RSS. Obviamente, estar aberto às mudanças que se façam necessárias, pois a verdade científica é dinâmica.

Os hospitais, assim como todas as instituições de assistência à saúde, pesquisas, ensino, que gerem produtos que possam alterar ou causar danos ao meio ambiente, aos animais ou humanos, têm de ter um compromisso com a saúde e não funcionar como fontes de doença e/ou agressão ambiental.

As estatísticas de produção e repercussão dos RSS mantêm-se em constante crescimento. Vide, a seguir, estatísticas curiosas sobre o "lixo".

ESTATÍSTICAS DO LIXO

- 100.000 a 150.000 toneladas constituem o volume de lixo produzido no Brasil diariamente.
- De 70 a 80% dessa montanha de lixo, praticamente 80 a 100 mil toneladas diárias de detritos, é jogada em lixões, sem qualquer espécie de tratamento ou cuidados sanitários.
- De 500 a 1.500 gramas por dia é a produção por habitante.
- 90% do lixo não-orgânico é composto por embalagens. Desse total, 20% a 25% são plásticos.
- A coleta seletiva reduz o volume de resíduos em até 20%.

Diante de tal cenário, é importante comentarmos sobre o procedimento de licenciamento ambiental e as repercussões intra e extra-instituições de assistência de saúde, em especial as hospitalares.

O não adequado gerenciamento pode ter como manifestação alterações na ecologia hospitalar, com aumento e dispersão de microrganismos multirresistentes. Pode funcionar aumentando os índices de infecções hospitalares, levando a um maior tempo de internação, elevação dos custos das internações, diretos, indiretos e intangíveis. Convém lembrar que a mortalidade por infecção hospitalar pode chegar a 10%, não sendo desprezíveis as seqüelas decorrentes das infecções hospitalares.

No que tange a doença ocupacional e acidentes de trabalhos dos profissionais da assistência à saúde, os RSS constituem um agente de enorme importância, em especial nos acidentes perfurocortantes, por mau acondicionamento de agulhas, seringas, frascos de vidros quebrados etc.

Ansiedade, perda de horas de trabalho, afastamentos e privações afetivas são os quadros dos acidentes com materiais perfurocortantes, com fonte nos RSS, sendo geralmente os mais prevalentes. Não bastasse os danos intangíveis, temos os custos diretos, com exames sorológicos para vírus B e C da hepatite, anti-HIV, drogas antimicrobianas, imunobiológicos, vacinas etc.

Em relação às repercussões extra-hospitalares, recaem principalmente à poluição ambiental, em todos os sentidos, águas, solo, ar, animais, humanos – esses últimos, especialmente, nos casos de "catadores", uma realidade a parte que nos envergonha – principalmente quando envolve crianças, exploradas por adultos que "vivem" do lixo.

Finalmente, devemos lembrar da "sobrevida" dos microrganismos no ambiente (Quadro 1). Como exemplo representativo, há a associação *Leptospira interrogans* – agente da leptospirose, com capacidade de "sobrevivência" de 15 a 43 dias em solo úmido, transmitida principalmente em períodos de chuvas-enchentes. Sabe-se que o principal reservatório desses microrganismos é o rato. Em São Paulo, capital, estima-se que haja em torno de 10 ratos para cada habitante! Assim o ciclo se fecha – chuvas-enchentes – 10.000.000 de habitantes expostos, 100.000.000 de ratos – surtos de leptospirose todos os anos de dezembro a março, período das chuvas de verão no Sudeste/Sul.

Quanto aos problemas legais referentes ao meio ambiente, ressaltamos a questão do Licenciamento Ambiental. A Lei nº 6.938 introduziu o princípio do "poluidor-pagador" (Verursacherprinzp) no Direito brasileiro, qualificando como poluidor aquele que diretamente provoca, pode provocar ou contribuir para degradação ambiental. Determinou, também, a criação do Conama. Foram definidos, portanto, alguns conceitos ambientais para fins de aplicabilidade legal, como:

- **Meio ambiente**: o conjunto de condições, leis, influência e interações de ordens física, química e biológica, que permite, abriga e rege a vida em todas as suas formas.

- **Degradação da qualidade ambiental:** a alteração adversa das características do meio ambiente.
- **Poluição:** a degradação da qualidade ambiental resultante de atividades direta ou indiretamente:
  - prejudiquem a saúde, a segurança e o bem-estar da população;
  - criem condições adversas às atividades econômicas e sociais;
  - afetem desfavoravelmente a biota;
  - afetem as condições estéticas ou sanitárias do meio ambiente;
  - lancem matérias ou energia em desacordo com os padrões ambientais estabelecidos.
- **Poluidor:** a pessoa física ou jurídica, de direito público ou privado, responsável direta ou indiretamente por atividade causadora de degradação ambiental.
- **Recursos ambientais:** a atmosfera, as águas interiores, superficiais e subterrâneas, os estuários, o mar territorial, o solo, o subsolo, os elementos da biosfera, a fauna e a flora.

No final da década de 1980, mais precisamente em 1987, surgiu o princípio denominado "desenvolvimento sustentável", que se traduz na garantia da manutenção da qualidade dos recursos naturais para uso das futuras gerações, princípio este que passou a ser promovido e discutido em fóruns ambientais por todo o planeta. Também nessa época surgiu o princípio conhecido como 3R, pautado na redução, reutilização e reciclagem dos resíduos, devendo ser obedecida essa hierarquia nos planos de gerenciamento de resíduos sólidos. Tal abordagem teve reconhecimento internacional após a Conferência das Nações Unidas sobre o Meio Ambiente e Desenvolvimento (ECO 92), realizada no Rio de Janeiro.

A Resolução Conama nº 5/93 (1999) levanta alguns aspectos importantes, como:

- Define resíduos sólidos.
- Classifica os resíduos sólidos em: biológicos, químicos, radioativos e comuns.
- Obriga os estabelecimentos de saúde à elaboração do Plano de Gerenciamento dos Resíduos Sólidos (PGRS), que deve ser submetido à aprovação pelos órgãos de meio ambiente e de saúde, dentro de suas respectivas esferas de competência.
- Atribui responsabilidade ao gerador, pelo gerenciamento de todas as etapas do ciclo de vida dos resíduos, devendo o estabelecimento contar com um responsável técnico, devidamente registrado no Conselho Profissional. Essa responsabilidade não cessa mesmo após a transferência dos resíduos a terceiros para o transporte, tratamento e disposição final, o que é conhecido como princípio da co-responsabilidade.
- Exige licenciamento ambiental para a implantação de sistemas de tratamento e destinação final dos resíduos.

Até meados da década de 1990, toda essa legislação era considerada pelos gestores públicos e empresários brasileiros como mais um conjunto de legislações "para inglês ver". Havia uma cultura bastante enraizada de que os resíduos sólidos, comumente denominados "lixo", podiam ser dispostos em áreas alagadas, nos mangues, encostas, beiras de rios e estradas, porém bem distantes das áreas residenciais mais nobres. Hoje, sabe-se dos danos causados pela má disposição desses resíduos demandando-se grandes avanços no âmbito legal e técnico.

As administrações públicas procuram mudar suas atitudes e buscam continuamente alternativas tecnológicas para o adequado manejo dos resíduos, principalmente no tratamento e disposição final. Tal posicionamento na estrutura legal deu uma grande guinada, com o encontro de quatro fatores que proporcionam à questão ambiental uma abordagem legal e institucional mais efetiva.

O primeiro fator que podemos considerar é a proliferação e a profissionalização das chamadas Organizações Não-Governamentais (ONGs), que levaram, por meio de campanhas de esclarecimento à população e de inserções maciças na mídia, a importância do meio ambiente e as conseqüências de sua destruição para a sociedade atual. As ONGs atuam como interlocutores eficientes entre a sociedade e o Poder Público.

O segundo fator foi a criação do Ministério Público, determinada pela Constituição Federal de 1988 e que tem atuado como um instrumento legal eficiente para a garantia dos direitos do cidadão brasileiro e da sociedade civil organizada nos poderes constituídos. O artigo 129 da Constituição Federal de 1988 determina, entre as funções institucionais do Ministério Público:

I – Promover, privativamente, a ação penal pública, na forma da lei.
II – Zelar pelo efetivo respeito dos Poderes Públicos e dos serviços de relevância pública aos direitos assegurados nesta Constituição, promovendo as medidas necessárias à sua garantia.
III – Promover o inquérito civil e a ação civil pública, para a proteção do patrimônio público e social, do meio ambiente e de outros interesses difusos e coletivos.

O terceiro fator foi a promulgação do Código do Consumidor (11 de setembro de 1990), que introduziu a possibilidade da inversão do ônus da prova, fundamentada no capítulo II do título I da referida Lei.

Finalmente, o quarto fator que contribui para uma nova abordagem da questão ambiental foi a promulgação da Lei de Ação Civil Pública (24 de julho de 1985), que criou uma espécie de mecanismo de vasos comunicantes entre as regras procedimentais desta Lei, o Código de Defesa do Consumidor e outras legislações.

Com a união dessas legislações e a profissionalização das ONGs, aliada a uma sociedade mais esclarecida, que se reorganizou, a questão passou a ter importância singular nas administrações privadas e, cada vez mais, nas gestões públicas.

Mais recentemente, foi promulgada a Lei n° 9.605/98 – Crimes Ambientais, que prevê punições administrativas, civis e penais para as pessoas físicas ou jurídicas que de alguma forma concorrem para a prática de atividades lesivas ao meio ambiente. Os responsáveis pelos estabelecimentos de saúde devem estar atentos para o efetivo cumprimento da legislação aplicável, pois como são muitos os órgãos responsáveis pela liberação e licenciamento dessa atividade, e estes funcionam independentemente, verifica-se, na prática, que muitos estabelecimentos de saúde operam sem deter todas as licenças legalmente exigíveis, estando, portanto, sujeitos a penalidades em várias instâncias de Poder.

Com relação à obrigatoriedade do Licenciamento Ambiental, destacamos o Art. 60 da referida Lei de Crimes Ambientais, transcrito na íntegra:

"Art. 60. Construir, reformar, ampliar, instalar ou fazer funcionar, em qualquer parte do território nacional, estabelecimentos, obras ou serviços efetiva ou potencialmente poluidores, sem licença ou autorização dos órgãos ambientais competentes, ou contrariando as normas legais e regulamentares pertinentes".

Penas: multa de R$ 500,00 (quinhentos reais) a R$ 10.000.000,00 (dez milhões de reais) e detenção de um a seis meses. Essas penas podem ser aplicadas cumulativamente.

Tal procedimento faz com que, em caso de ações ou omissões que representem degradação ou poluição ambiental, o agente causador passa a ser enquadrado não só no âmbito do direito administrativo, mas também nos âmbitos civil e criminal. No âmbito civil, podemos citar o artigo 554 do Código Civil antigo e o artigo 942 do Novo Código Civil, que determinam que *"o proprietário ou inquilino de um prédio tem o direito de impedir que o mau uso da propriedade vizinha possa prejudicar a segurança, o sossego e a saúde dos que o habitam"*. No âmbito criminal, o artigo 132 do Código Penal determina que *"expor a vida ou a saúde de outrem a perigo direto e iminente"* é motivo de detenção.

Outra questão que tem fortalecido a aplicabilidade efetiva de proteção ao meio ambiente é a prática cada vez mais difundida no Brasil do chamado Passivo Ambiental que as empresas, sejam estas públicas, sejam privadas, assumem como ônus real de sua atividade econômica.

Em 12 de julho de 2001, foi aprovada a Resolução Conama n° 283, a qual *"dispõe sobre o tratamento e disposição final dos resíduos de serviços de saúde, aprimorando e complementando os procedimentos contidos na Resolução Conama n° 5/93"*.

Passivo Ambiental é o valor monetário, composto basicamente de três conjuntos de itens:

1) Referente a multas, dívidas, ações jurídicas (existentes ou possíveis), taxas e impostos pagos devido à inobservância de requisitos legais.
2) Referente a custos de implantação de procedimentos e tecnologias que possibilitam o atendimento às não-conformidades.

3) Referente a dispêndios necessários à recuperação de área degradada e indenização à população afetada. Importante notar que esse conceito embute os custos citados anteriormente, mesmo que eles não sejam ainda conhecidos. Pesquisadores estudam como incluir no passivo os riscos existentes.

Vale a pena lembrar que tais normas servem de norteadores para a elaboração de um programa de gerenciamento de resíduos sólidos, mas que, por serem feitas por uma instituição privada, só têm valor legal se forem amparadas por alguma legislação, pois em caso de discordância entre a norma e a lei, vale sempre a lei.

LICENCIAMENTO AMBIENTAL

Licenciamento Ambiental é o procedimento administrativo pelo qual a administração pública, por intermédio do órgão ambiental competente, analisa a proposta apresentada para o empreendimento e o legitima, considerando as disposições legais e regulamentares aplicáveis e sua interdependência com o meio ambiente, emitindo a respectiva licença.

Segundo o Art. 10 da Lei Federal n$^{\circ}$ 6.938/81, que dispõe sobre a Política Nacional do Meio Ambiente, a localização, construção, instalação, ampliação, modificação e operação de empreendimentos e atividades utilizadoras de recursos ambientais consideradas efetivas ou potencialmente poluidoras, capazes, sob qualquer forma, de causar degradação ambiental, dependerão de prévio licenciamento do órgão ambiental competente, sem prejuízo de outras licenças legalmente exigíveis (BRASIL, 1981).

Definem-se como atividades e empreendimentos efetivos ou potencialmente poluidores, de acordo com a legislação ambiental, aqueles que direta e/ou indiretamente possam:

- Prejudicar a saúde, a segurança e o bem-estar da população.
- Afetar desfavoravelmente o conjunto de seres animais e vegetais de uma região.
- Afetar as condições estéticas ou sanitárias do meio ambiente.
- Causar prejuízo às atividades sociais e econômicas.
- Lançar matérias ou energia no ambiente em desacordo com os padrões ambientais estabelecidos.

O Conama, por meio da Resolução n$^{\circ}$ 237/97, delega a competência para emitir a Licença Ambiental tanto ao órgão federal, que no caso é o Ibama, como aos órgãos estaduais e municipais, a depender da complexidade e localização do empreendimento (BRASIL, 1977). Entretanto, o licenciamento deve-se dar em um único nível de competência.

A maioria dos estabelecimentos de saúde fica enquadrada como de impacto ambiental local, ou seja, o impacto resultante dessa atividade, em geral, está restrito ao território do município onde está localizado.

Assim sendo, o licenciamento ambiental deverá ocorrer por meio do órgão ambiental municipal, ou na inexistência deste, por meio do órgão ambiental estadual. O responsável pela implantação do empreendimento deverá manter-se informado e requerer a licença ambiental previamente. São três as modalidades de licenças: licença prévia, licença de instalação e licença de operação, que têm validade fixada de acordo com a complexidade do empreendimento. Antes do vencimento da licença de operação, deverá ser requerida a sua renovação.

A existência de alvarás de localização e operação requeridos nas prefeituras municipais, bem como a liberação sanitária expedida pelas Secretarias Estaduais e Municipais de Saúde, não desobriga o estabelecimento de saúde da licença ambiental.

No processo de licenciamento ambiental, entre outros aspectos, são analisados os resíduos sólidos e os impactos decorrentes das atividades desenvolvidas pelo estabelecimento. Para tanto, o empreendedor é obrigado a elaborar e apresentar ao órgão ambiental, para a devida aprovação, o Plano de Gerenciamento dos Resíduos de Serviços da Saúde (PGRSS), que integrará o processo de licenciamento ambiental.

Não só os estabelecimentos de saúde são passíveis de licenciamento ambiental, mas também as instalações externas de tratamento e de disposição final de resíduos e as empresas transportadoras de resíduos perigosos, conforme estabelecido em algumas normas e legislações federais, estaduais e municipais.

Pense, discuta, divulgue: este é o nosso dia-a-dia.

Quadro 2. Decomposição do lixo na natureza.

Chiclete	5 anos
Restos orgânicos	2 a 12 meses
Lata de aço	10 anos
Embalagem longa vida	> 100 anos
Vidro	> 10 mil anos
Madeira	6 meses
Papel	3 meses a vários anos
Plástico	> 100 anos
Cigarro	3 meses a vários anos
Lata de alumínio	> 1.000 anos

BIBLIOGRAFIA

BRASIL. Código Civil. Organização dos textos por Theotonio Negrão. 20 ed. São Paulo: Saraiva, 2001.

BRASIL. Código Penal. Organização dos textos por Juarez de Oliveira. São Paulo: Saraiva, 1987.

BRASIL. Constituição (1988). Constituição da República Federativa do Brasil. Brasília, DF: Senado, 1988.

BRASIL. Decreto nº 49.974-A, de 21 de janeiro de 1961. Código Nacional de Saúde.

BRASIL. Lei Federal nº 2.312, de 3 de setembro de 1954. Normas Gerais sobre Defesa e Proteção da Saúde.

BRASIL. Lei Federal nº 6.938, de 31 de agosto de 1981. Política Nacional do Meio Ambiente.

BRASIL. Lei Federal nº 7.347, de 24 de julho de 1985. Ação Civil Pública.

BRASIL. Lei Federal nº 8.080, de 19 de setembro de 1990. Dispõe sobre as condições para a promoção, proteção e recuperação da saúde.

BRASIL. Lei Federal nº 8.078, de 11 de setembro de 1990. Código do Consumidor.

BRASIL. Lei Federal nº 9.605, de 12 de fevereiro de 1998. Crimes Ambientais.

BRASIL. Ministério do Interior. Portaria MINTER nº 53, de 1º de março de 1979. Estabelece normas aos projetos específicos de tratamento e disposição de resíduos sólidos.

BRASIL. Ministério da Saúde. Reforsus. Gerenciamento de Resíduos de Serviços de Saúde, Brasília, 2001.

CONSELHO NACIONAL DO MEIO AMBIENTE. Resolução nº 5/93, de 5 de agosto de 1993. Define procedimentos mínimos para o gerenciamento de resíduos sólidos provenientes de serviços de saúde, portos e aeroportos.

CONSELHO NACIONAL DO MEIO AMBIENTE. Resolução nº 237/97, de 19 de dezembro de 1997. Dispõe sobre Licenciamento Ambiental.

CONSELHO NACIONAL DO MEIO AMBIENTE. Resolução nº 283/01, de 30 de novembro de 2001. Dispõe sobre o tratamento e destinação final dos resíduos de serviços de saúde.

Morel MMO, Bertussi LA F. Infecções hospitalares: prevenção e controle. In: Rodrigues Edwal AC et al.

Saúde Ambiental e Gestão de Resíduos de Serviços de Saúde. Ministério da Saúde, 2002.

www.anvisa.gov.br

Conceitos Básicos –
Glossário e Classificação

Edwal Ap. Campos Rodrigues

*"Você olha para o que existe e se pergunta: Por quê?
Eu olho para o que não existe e me pergunto: Por que não?"*

George Bernard Shaw (1856-1950)

INTRODUÇÃO

Resíduos hospitalares demonstram um sério e abrangente problema de saúde pública. Desde sua geração até sua disposição final, por vezes o profissional da saúde não sabe como proceder com o resíduo hospitalar. A necessidade de se encontrar uma metodologia apropriada para o manejo interno dos resíduos hospitalares motivou a elaboração deste capítulo, oferecendo de maneira sistemática os procedimentos básicos para um eficiente gerenciamento dos resíduos dos serviços de saúde.

Uma das conseqüências das atividades do homem para a sociedade é a geração contínua e inesgotável de resíduos sólidos que exigem emergencialmente soluções tecnológicas e ambientalmente seguras de coleta, tratamento e disposição final.

Além disso, as atividades cotidianas dos serviços que se prestam em estabelecimentos de saúde produzem uma apreciável quantidade de resíduos, alguns com características que podem representar riscos à saúde de toda a comunidade em geral. Os resíduos perigosos gerados nos estabelecimentos de saúde representam um grave problema que incide na alta taxa de doenças infecciosas que registram os países da América Latina. Seu potencial patogênico e a ineficiência de seu manejo, aí incluídos a geração, o manejo, a segregação inadequada e a falta de tecnologia para seu tratamento e disposição final, constituem um risco para a saúde da comunidade hospitalar e da população em geral (OPAS, 1997).

No Brasil, a geração média de resíduos urbanos é de um quilo por habitante ao dia, podendo variar entre cidades em razão do nível de industrialização e consumo local. Os resíduos de serviços de saúde (RSS) representam de 1 a 3% do total produzido em meios urbanos, sendo imperioso dar a eles uma destinação correta e segura. Uma das principais dificuldades para o gerenciamento adequado de RSS é a falta de conhecimento sobre o assunto, especialmente entre profissionais da saúde. Sua principal finalidade é evitar infecções nos locais geradores de resíduos, além de zerar ou minimizar ao máximo a agressão ambiental capaz de produzir doenças. Em clínicas e hospitais, deve-se ainda evitar a infecção em profissionais de saúde, cruzada entre pacientes e em acompanhantes.

A partir do segundo semestre de 2005, a Vigilância Sanitária deu início à fiscalização do gerenciamento dos RSS, baseada em uma nova regulamentação, resultado de exaustiva discussão nos últimos anos e da ação conjunta dos Ministérios da Saúde, Meio Ambiente e Cidade. O Conselho Nacional do Meio Ambiente editou, em abril de 2005, a Resolução nº 358 que regulamenta o tratamento e a disposição final desses resíduos. A norma complementa a Resolução da Diretoria Colegiada (RDC) 306/04, da Agência Nacional de Vigilância Sanitária (Anvisa), que classifica os resíduos de acordo com o risco à saúde individual, coletiva e à preservação dos recursos ambientais. As duas resoluções estão em sintonia, o que significa um avanço para a legislação ambiental. Embora necessária, a comunicação entre órgãos reguladores para produzir normativas não é uma prática comum em nosso país.

Como hoje os serviços relacionados à saúde são mais abrangentes, a Resolução 358 ampliou esse conceito englobando a assistência domiciliar, laboratórios, necrotérios, funerárias, drogarias, farmácias, estabelecimentos de ensino e pesquisa e centros de controle de zoonoses. Também incluiu distribuidores de produtos farmacêuticos, importadores e produtores de materiais para diagnóstico *in vitro*, serviços de tatuagem, clínicas de estética, de lipoaspiração e casas de repouso, entre outros.

Os RSS foram classificados por grupos assim divididos:
- Grupo A – Riscos biológicos.
- Grupo B – Substâncias químicas.
- Grupo C – Rejeitos radioativos.
- Grupo D – Rejeitos comuns.
- Grupo E – Materiais perfurocortantes.

É importante observar que os materiais radioativos não podem ser considerados resíduos até que tenha decorrido o tempo de diminuição de radioatividade necessário para atingir o limite de eliminação.

Os resíduos do grupo A não podem ser reciclados, reutilizados nem reaproveitados. Os do grupo B com características de periculosidade, quando não forem submetidos a processo de reutilização, recuperação nem reciclagem, devem passar por tratamento e disposição final específicos. No grupo C, a reutilização dos materiais radioativos é imprópria ou não prevista. Os do grupo D passíveis de reutilização, recuperação ou reciclagem devem ser encaminhados para aterro sanitário de resíduos sólidos urbanos licenciado por órgão ambiental. Os pertencentes ao grupo E devem receber tratamento específico, de acordo com a contaminação química, biológica ou radiológica, por conterem microrganismos.

Os principais contaminantes são resíduos biológicos por conterem microrganismos e produtos tóxicos ou substâncias capazes de desencadear uma infecção, por exemplo a proteína priônica que não é microrganismo nem produto tóxico, mas causa encefalite espongiforme em animais, a síndrome da "vaca-louca" e, na espécie humana, a doença de Creutzfeldt-Jacob. Todo resíduo biológico tem fatores de suscetibilidade, virulência e patogenicidade, mas os de classe de risco 4 são os que mais preocupam. A nova resolução considera os agentes biológicos, os produtos tóxicos e a proteína príon substâncias de risco 4 para a saúde individual e a coletiva.

Outra mudança importante foi a criação de um grupo específico para material perfurocortante. Essa medida faz-se necessária há muito tempo. Apesar de inúmeras campanhas e treinamentos, continua elevado o número de acidentes com esses materiais.

A resolução determina ainda que alguns RSS devem ser acondicionados, tratados e segregados na fonte, oferecendo, assim, menores riscos de acidentes, contaminação do meio ambiente e desperdício. Os meios de cultura com grandes quantidades de bactérias, vírus ou fungos devem ser submetidos a prévio processo de tratamento antes do transporte a uma disposição final. Além disso, o terreno para recepção de alguns RSS deve ser tratado e adequado para tal finalidade.

FISCALIZAR É PRECISO

Os Ministérios da Saúde e do Meio Ambiente aplicam um programa de capacitação de inspetores sanitários e ambientais, prometendo contemplar todos os estados até junho de 2007. A fiscalização será fundamental para o cumprimento da regra, principalmente ao se considerar que uma pesquisa do IBGE, de 2000, apontou que 47,8% dos municípios brasileiros não possuem sistema de coleta e tratamento de seus efluentes e 53% dispõem os resíduos inadequadamente em lixões a céu aberto. A fiscalização também não deve esquecer a sua função educativa e informativa. Pelo menos no papel foi previsto que as instituições a serem vistoriadas serão notificadas quando estiverem em desacordo com as normas. Caso reincidam, sofrerão as sanções previstas em lei. É fundamental que cada instituição tenha seu plano de gerenciamento de RSS, respeitando as características e considerando que não existe apenas uma opção de tratamento para esses resíduos.

São considerados (2º CDC – Atlanta) microrganismos classe 4 os que constituem grande ameaça ao ser humano, visto que possuem grande poder de disseminação, não existem medidas preventivas e de tratamento específico para esses agentes, e os mecanismos de transmissão são por meio de aerossóis (agentes das febres hemorrágicas, vírus Ebola e encefalite por carrapatos) e desconhecidos.

RESÍDUOS INFECTANTES

Os hospitais deveriam ter os compromissos com fontes de saúde e não se comportarem como fontes de doenças e agressão ambiental.

Repercussões intra e extra-hospitalares dos RSS

Ecologia hospitalar
- O microrganismo "viaja" dentro do hospital.
- Pode causar infecção hospitalar.
- Pode causar doença ocupacional: mau gerenciamento dos RSS.
- Causa algum problema de saúde ambiental (com potencial grave).
- Problemas com "catadores" – social – graves.
- Observar capacidade de "sobrevivência" dos microrganismos.

Riscos de infecção

Condições para transmissão de uma doença infecciosa
- Agente infeccioso.
- Número suficiente do agente.
- Hospedeiro suscetível.

Porta de entrada no hospedeiro deve estar presente ou ser criada.

Riscos de infecção (RSS)

Resíduo infectante tratado adequadamente
- Contenção apropriada.
- Trabalho com boas práticas.
- Equipamentos de proteção individual (luvas, avental, botas, óculos, máscara).

A porta de entrada praticamente não existe.

Resíduo infectante

Vias de transmissão dos microrganismos
- É praticamente por transmissão direta.
- Transmissão indireta:

$$- \text{Aerossol} \begin{cases} \text{Tuberculose bacilífera} \\ \text{Varicela} \\ \text{Sarampo} \end{cases}$$

- Vetor $\longrightarrow$ Dengue
- PAPEL NEGLICENCIÁVEL

RESOLUÇÃO – RDC Nº 306, DE 7 DE DEZEMBRO DE 2004

Dispõe sobre o Regulamento Técnico para o gerenciamento de resíduos de serviços de saúde.

A Diretoria Colegiada da Agência Nacional de Vigilância Sanitária, no uso da atribuição que lhe confere o art. 11, inciso IV, do Regulamento da Anvisa aprovado pelo Decreto nº 3.029, de 16 de abril de 1999, c/c o art. 111, inciso I, alínea "b", § 1º do Regimento Interno aprovado pela Portaria nº 593, de 25 de agosto de 2000, publicada no DOU de 22 de dezembro de 2000, em reunião realizada em 6 de dezembro de 2004.

Adota a seguinte Resolução da Diretoria Colegiada e eu, Diretor Presidente, determino a sua publicação:

- **Art. 1º** Aprovar o Regulamento Técnico para o Gerenciamento de Resíduos de Serviços de Saúde, em Anexo a esta Resolução, a ser observado em todo o território nacional, na área pública e privada.
- **Art. 2º** Compete à Vigilância Sanitária dos Estados, dos Municípios e do Distrito Federal, com o apoio dos Órgãos de Meio Ambiente, de Limpeza Urbana e da Comissão Nacional de Energia Nuclear (CNEN), divulgar, orientar e fiscalizar o cumprimento desta Resolução.
- **Art. 3º** A vigilância sanitária dos Estados, dos Municípios e do Distrito Federal, visando ao cumprimento do Regulamento Técnico, poderá estabelecer normas de caráter supletivo ou complementar, a fim de adequá-lo às especificidades locais.
- **Art. 4º** A inobservância do disposto nesta Resolução e seu Regulamento Técnico configura infração sanitária e sujeitará o infrator às penalidades previstas na Lei nº 6.437, de 20 de agosto de 1977, sem prejuízo das responsabilidades civil e penal cabíveis.
- **Art. 5º** Todos os serviços em funcionamento, abrangidos pelo Regulamento Técnico em anexo, têm prazo máximo de 180 dias para se adequarem aos requisitos nele contidos. A partir da publicação do Regulamento Técnico, os novos serviços e aqueles que pretendam reiniciar suas atividades devem atender na íntegra às exigências nele contidas, previamente ao seu funcionamento.
- **Art. 6º** Esta Resolução da Diretoria Colegiada entra em vigor na data de sua publicação, ficando revogada a Resolução Anvisa – RDC nº 33, de 25 de fevereiro de 2003.

Cláudio Maierovitch Pessanha Henriques
Edição número 237 de 10/12/2004
Ministério da Saúde – Agência Nacional de Vigilância Sanitária – Diretoria Colegiada

Este texto não substitui o publicado no D.O.U. em 10 de dezembro de 2004.

REGULAMENTO TÉCNICO PARA O GERENCIAMENTO DE RESÍDUOS DE SERVIÇOS DE SAÚDE – DIRETRIZES GERAIS – ANEXO

Capítulo I – Histórico

O Regulamento Técnico para o Gerenciamento de Resíduos de Serviços de Saúde, publicado inicialmente por meio da RDC Anvisa nº 33, de 25 de fevereiro de 2003, submete-se agora a um processo de harmonização das normas federais dos Ministérios do Meio Ambiente por meio do Conselho Nacional de Meio Ambiente/Conama e da Saúde através da Agência Nacional de Vigilância Sanitária/Anvisa referentes ao gerenciamento de RSS.

O encerramento dos trabalhos da Câmara Técnica de Saúde, Saneamento Ambiental e Gestão de Resíduos do Conama originou a nova proposta técnica de revisão da Resolução Conama nº 283/2001, como resultado de mais de 1 ano de discussões no Grupo de Trabalho. Este documento embasou os princípios que conduziram à revisão da RDC Anvisa nº 33/2003, cujo resultado é este Regulamento Técnico harmonizado com os novos critérios técnicos estabelecidos.

Capítulo II – Abrangência

Este Regulamento aplica-se a todos os geradores de Resíduos de Serviços de Saúde (RSS).

Para efeito deste Regulamento Técnico, definem-se como geradores de RSS todos os serviços relacionados com o atendimento à saúde humana ou animal, inclusive os serviços de assistência domiciliar e de trabalhos de campo; laboratórios analíticos de produtos para saúde; necrotérios, funerárias e serviços onde se realizem atividades de embalsamamento (tanatopraxia e somatoconservação); serviços de medicina legal; drogarias e farmácias inclusive as de manipulação; estabelecimentos de ensino e pesquisa na área de saúde; centros de controle de zoonoses; distribuidores de produtos farmacêuticos, importadores, distribuidores e produtores de materiais e controles para diagnóstico *in vitro*; unidades móveis de atendimento à saúde; serviços de acupuntura; serviços de tatuagem, entre outros similares.

A Resolução 358, de 29 de abril de 2005, do Conama, não se aplica a fontes radioativas seladas, que devem seguir as determinações da Comissão Nacional de Energia Nuclear (CNEN), e às indústrias de produtos para a saúde, que devem observar as condições específicas do seu licenciamento ambiental.

> Art. 1º Esta Resolução aplica-se a todos os serviços relacionados com o atendimento à saúde humana ou animal, inclusive os serviços de assistência domiciliar e de trabalhos de campo; laboratórios analíticos de produtos para saúde; necrotérios, funerárias e serviços onde se reali-

zem atividades de embalsamamento (tanatopraxia e somatoconservação); serviços de medicina legal; drogarias e farmácias inclusive as de manipulação; estabelecimentos de ensino e pesquisa na área de saúde; centros de controle de zoonoses; distribuidores de produtos farmacêuticos; importadores, distribuidores e produtores de materiais e controles para diagnóstico *in vitro*; unidades móveis de atendimento à saúde; serviços de acupuntura; serviços de tatuagem, entre outros similares.

Parágrafo único. Esta Resolução não se aplica a fontes radioativas seladas, que devem seguir as determinações da Comissão Nacional de Energia Nuclear (CNEN), e às indústrias de produtos para a saúde, que devem observar as condições específicas do seu licenciamento ambiental.

Art. 2º Para os efeitos desta Resolução, considera-se:

I – agente de classe de risco 4 (elevado risco individual e elevado risco para a comunidade): patógeno que representa grande ameaça para o ser humano e para os animais, representando grande risco a quem o manipula e tendo grande poder de transmissibilidade de um indivíduo a outro, não existindo medidas preventivas nem de tratamento para esses agentes;

II – estabelecimento: denominação dada a qualquer edificação destinada à realização de atividades de prevenção, produção, promoção, recuperação e pesquisa na área da saúde ou que estejam a ela relacionadas;

III – estação de transferência de resíduos de serviços de saúde: é uma unidade com instalações exclusivas, com licença ambiental expedida pelo órgão competente, para executar transferência de resíduos gerados nos serviços de saúde, garantindo as características originais de acondicionamento, sem abrir ou transferir conteúdo de uma embalagem para outra;

IV – líquidos corpóreos: são representados pelos líquidos cefalorraquidiano, pericárdico, pleural, articular, ascítico e amniótico;

V – materiais de assistência à saúde: materiais relacionados diretamente com o processo de assistência aos pacientes;

VI – príon: estrutura protéica alterada relacionada como agente etiológico das diversas formas de encefalite espongiforme;

VII – redução de carga microbiana: aplicação de processo que visa à inativação microbiana das cargas biológicas contidas nos resíduos;

VIII – nível III de inativação microbiana: inativação de bactérias vegetativas, fungos, vírus lipofílicos e hidrofílicos, parasitas e microbactérias com redução igual a ou maior que 6Log10 e inativação de esporos do bacilo *stearothermophilus* ou de esporos do bacilo *subtilis* com redução igual a ou maior que 4Log10;

IX – sobras de amostras: restos de sangue, fezes, urina, suor, lágrima, leite, colostro, líquido espermático, saliva, secreções nasal, vaginal ou peniana, pêlo e unha que permanecem nos tubos de coleta após a retirada do material necessário para a realização de investigação;

X – resíduos de serviços de saúde: são todos aqueles resultantes de atividades exercidas nos serviços definidos no art. 1º desta Resolução que, por suas características, necessitam de processos diferenciados em seu manejo, exigindo ou não tratamento prévio à sua disposição final;

XI – Plano de Gerenciamento de Resíduos de Serviços de Saúde (PGRSS): documento integrante do processo de licenciamento ambiental, baseado nos princípios da não geração de resíduos e na minimização da geração de resíduos, que aponta e descreve as ações relativas ao seu manejo, no âmbito dos serviços mencionados no art. 1º desta Resolução, contemplando os aspectos referentes a geração, segregação, acondicionamento, coleta, armazenamento, transporte, reciclagem, tratamento e disposição final, bem como a proteção à saúde pública e ao meio ambiente;

XII – sistema de tratamento de resíduos de serviços de saúde: conjunto de unidades, processos e procedimentos que alteram as características físicas, físico-químicas, químicas ou biológicas dos resíduos, podendo promover a sua descaracterização, visando à minimização do risco à saúde pública, à preservação da qualidade do meio ambiente, à segurança e à saúde do trabalhador;

XIII – disposição final de resíduos de serviços de saúde: é a prática de dispor os resíduos sólidos no solo previamente preparado para recebê-los, de acordo com critérios técnico-construtivos e operacionais adequados, em consonância com as exigências dos órgãos ambientais competentes; e

XIV – redução na fonte: atividade que reduza ou evite a geração de resíduos na origem, no processo, ou que altere propriedades que lhe atribuam riscos, incluindo modificações no processo ou equipamentos, alteração de insumos, mudança de tecnologia ou procedimento, substituição de materiais, mudanças na prática de gerenciamento, administração interna do suprimento e aumento na eficiência dos equipamentos e dos processos.

Art. 3º Cabe aos geradores de resíduos de serviço de saúde e ao responsável legal, referidos no art. 1º desta Resolução, o gerenciamento dos resíduos desde a geração até a disposição final, de forma a atender aos requisitos ambientais e de saúde pública e saúde ocupacional, sem prejuízo de responsabilização solidária de todos aqueles, pessoas físicas e jurídicas, que, direta ou indiretamente, causem ou possam causar degradação ambiental, em especial os transportadores e operadores das instalações de tratamento e disposição final, nos termos da Lei nº 6.938, de 31 de agosto de 1981.

Art. 4º Os geradores de resíduos de serviços de saúde constantes do inciso X do art. 1º desta Resolução, em operação ou a serem implantados, devem elaborar e implantar o Plano de Gerenciamento de Resíduos de Serviços de Saúde (PGRSS), de acordo com a legislação vigente, especialmente as normas da vigilância sanitária.

§ 1º Cabe aos órgãos ambientais competentes dos Estados, do Distrito Federal e dos Municípios a fixação de critérios para determinar quais serviços serão objetos de licenciamento ambiental, do qual deverá constar o PGRSS.

§ 2º O órgão ambiental competente, no âmbito do licenciamento, poderá, sempre que necessário, solicitar informações adicionais ao PGRSS.

§ 3º O órgão ambiental, no âmbito do licenciamento, fixará prazos para regularização dos serviços em funcionamento, devendo ser apresentado o PGRSS devidamente implantado.

Art. 5º O PGRSS deverá ser elaborado por profissional de nível superior, habilitado pelo seu conselho de classe, com apresentação de Anotação de Responsabilidade Técnica (ART), Certificado de Responsabilidade Técnica ou documento similar, quando couber.

Art. 6º Os geradores dos resíduos de serviços de saúde deverão apresentar aos órgãos competentes, até o dia 31 de março de cada ano, declaração referente ao ano civil anterior, subscrita pelo administrador principal da empresa e pelo responsável técnico devidamente habilitado, acompanhada da respectiva ART, relatando o cumprimento das exigências previstas nesta Resolução.

Parágrafo único. Os órgãos competentes poderão estabelecer critérios e formas para apresentação da declaração mencionada no *caput* deste artigo, inclusive, dispensando-a se for o caso para empreendimentos de menor potencial poluidor.

Art. 7º Os resíduos de serviços de saúde devem ser acondicionados atendendo às exigências legais referentes ao meio ambiente, à saúde e à limpeza urbana, e às normas da Associação Brasileira de Normas Técnicas (ABNT), ou, na sua ausência, às normas e aos critérios internacionalmente aceitos.

Art. 8º Os veículos utilizados para coleta e transporte externo dos resíduos de serviços de saúde devem atender às exigências legais e às normas da ABNT.

Art. 9º As estações para transferência de resíduos de serviços de saúde devem estar licenciadas pelo órgão ambiental competente.

Parágrafo único. As características originais de acondicionamento devem ser mantidas, não se permitindo abertura, rompimento nem transferência do conteúdo de uma embalagem para outra.

Art. 10 Os sistemas de tratamento e disposição final de resíduos de serviços de saúde devem estar licenciados pelo órgão ambiental competente para fins de funcionamento e submetidos à monitoramento de acordo com parâmetros e periodicidade definidos no licenciamento ambiental.

Parágrafo único. São permitidas soluções consorciadas para os fins previstos neste artigo.

Art. 11 Os efluentes líquidos provenientes dos estabelecimentos prestadores de serviços de saúde, para serem lançados na rede pública de esgoto ou em corpo receptor, devem atender às diretrizes estabelecidas pelos órgãos ambientais, gestores de recursos hídricos e de saneamento competentes.

Art. 12 Para os efeitos desta Resolução e em função de suas características, os resíduos de serviço de saúde são classificados de acordo com o Anexo I desta Resolução.

Art. 13 Os resíduos não caracterizados no Anexo I desta Resolução devem estar contemplados no PGRSS, e seu gerenciamento deve seguir as orientações específicas de acordo com a legislação vigente ou conforme a orientação do órgão ambiental competente.

Art. 14 É obrigatória a segregação dos resíduos na fonte e no momento da geração, de acordo com suas características, para fins de redução do volume dos resíduos a serem tratados e dispostos, garantindo a proteção da saúde e do meio ambiente.

Art. 15 Os resíduos do Grupo A1, constantes do Anexo I desta Resolução, devem ser submetidos a processos de tratamento em equipamento que promova redução de carga microbiana compatível com nível III de inativação microbiana e devem ser encaminhados para aterro sanitário licenciado ou local devidamente licenciado para disposição final de resíduos dos serviços de saúde.

Art. 16 Os resíduos do Grupo A2, constantes do Anexo I desta Resolução, devem ser submetidos a processo de tratamento com redução de carga microbiana compatível com nível III de inativação e devem ser encaminhados para:

I – aterro sanitário licenciado ou local devidamente licenciado para disposição final de resíduos dos serviços de saúde; ou

II – sepultamento em cemitério de animais.

Parágrafo único. Deve ser observado o porte do animal para definição do processo de tratamento. Quando houver necessidade de fracionamento, este deve ser autorizado previamente pelo órgão de saúde competente.

Art. 17 Os resíduos do Grupo A3, constantes do Anexo I desta Resolução, quando não houver requisição pelo paciente ou familiares e/ou não tenham mais valor científico nem legal, devem ser encaminhados para:

I – sepultamento em cemitério, desde que haja autorização do órgão competente do Município, do Estado ou do Distrito Federal; ou

II – tratamento térmico por incineração ou cremação, em equipamento devidamente licenciado para esse fim.

Parágrafo único. Na impossibilidade de atendimento dos incisos I e II, o órgão ambiental competente nos Estados, Municípios e Distrito Federal pode aprovar outros processos alternativos de destinação.

Art. 18 Os resíduos do Grupo A4, constantes do Anexo I desta Resolução, podem ser encaminhados sem tratamento prévio para local devidamente licenciado para a disposição final de resíduos dos serviços de saúde.

Parágrafo único. Fica a critério dos órgãos ambientais estaduais e municipais a exigência do tratamento prévio, considerando os critérios, especificidades e condições ambientais locais.

Art. 19 Os resíduos do Grupo A5, constantes do Anexo I desta Resolução, devem ser submetidos a tratamento específico orientado pela Agência Nacional de Vigilância Sanitária (Anvisa).

Art. 20 Os resíduos do Grupo A não podem ser reciclados, reutilizados nem reaproveitados, inclusive para alimentação animal.

Art. 21 Os resíduos pertencentes ao Grupo B, constantes do Anexo I desta Resolução, com características de periculosidade, quando não forem submetidos a processo de reutilização, recuperação nem reciclagem, devem ser submetidos a tratamento e disposição final específicos.

§ 1º As características dos resíduos pertencentes a este grupo são as contidas na Ficha de Informações de Segurança de Produtos Químicos (FISPQ).

§ 2º Os resíduos no estado sólido, quando não tratados, devem ser dispostos em aterro de resíduos perigosos – Classe I.

§ 3º Os resíduos no estado líquido não devem ser encaminhados para disposição final em aterros.

Art. 24 Os resíduos pertencentes ao Grupo D, constantes do Anexo I desta Resolução, quando não forem passíveis de processo de reutilização, recuperação nem reciclagem, devem ser encaminhados para aterro sanitário de resíduos sólidos urbanos, devidamente licenciado pelo órgão ambiental competente.

Parágrafo único. Os resíduos do Grupo D, quando for passível de processo de reutilização, recuperação ou reciclagem, devem atender às normas legais de higienização e descontaminação e à Resolução Conama nº 275, de 25 de abril de 2001.

Art. 25 Os resíduos pertencentes ao Grupo E, constantes do Anexo I desta Resolução, devem ter tratamento específico de acordo com a contaminação química, biológica ou radiológica.

§ 1º Os resíduos do Grupo E devem ser apresentados para coleta acondicionados em coletores estanques, rígidos e hígidos, resistentes à ruptura, à punctura, ao corte ou à escarificação.

§ 2º Os resíduos a que se refere o *caput* deste artigo, com contaminação radiológica, devem seguir as orientações contidas no art. 23, desta Resolução.

§ 3º Os resíduos que contenham medicamentos citostáticos ou antineoplásicos devem ser tratados conforme o art. 21 desta Resolução.

§ 4º Os resíduos com contaminação biológica devem ser tratados conforme os arts. 15 e 18 desta Resolução.

Art. 26 Aos órgãos ambientais competentes, integrantes do Sistema Nacional de Meio Ambiente (Sisnama), incumbe a aplicação desta Resolução, cabendo-lhes a fiscalização, bem como a imposição das penalidades administrativas previstas na legislação pertinente.

Art. 27 Para os municípios ou associações de municípios com população urbana até 30.000 habitantes, conforme dados do último censo disponível do Instituto Brasileiro de Geografia e Estatística (IBGE), e que não disponham de aterro sanitário licenciado, admite-se de forma excepcional e tecnicamente motivada, por meio de Termo de Ajustamento de Conduta, com cronograma definido das etapas de implantação e com prazo máximo de três anos, a disposição final em solo obedecendo aos critérios mínimos estabelecidos no Anexo II, desta Resolução, com a devida aprovação do órgão ambiental competente.

Art. 28 Os geradores dos resíduos dos serviços de saúde e os órgãos municipais de limpeza urbana poderão, a critério do órgão ambiental competente, receber prazo de até dois anos, contados a partir da vigência desta Resolução, para se adequarem às exigências nela prevista.

§ 1º O empreendedor apresentará ao órgão ambiental competente, entre outros documentos, o cronograma das medidas necessárias ao cumprimento do disposto nesta Resolução.

§ 2º O prazo previsto no *caput* deste artigo poderá, excepcional e tecnicamente motivado, ser prorrogado por até um ano, por meio de Termo de Ajustamento de Conduta, ao qual se dará publicidade, enviando-se cópia ao Ministério Público.

Art. 29 O não-cumprimento do disposto nesta Resolução sujeitará os infratores às penalidades e sanções previstas na legislação pertinente, em especial na Lei nº 9.605, de 12 de fevereiro de 1998, e no seu Decreto regulamentador.

Art. 30 As exigências e deveres previstos nesta Resolução caracterizam obrigação de relevante interesse ambiental.

Art. 31 Esta Resolução entra em vigor na data de sua publicação.

Art. 32 Revogam-se a Resolução Conama nº 283, de 12 de julho de 2001, e as disposições da Resolução nº 5, de 5 de agosto de 1993, que tratam dos resíduos sólidos oriundos dos serviços de saúde, para os serviços abrangidos no art. 1º desta Resolução.

Marina Silva
Presidente do Conselho

Este texto não substitui o publicado no D.O.U. em 4 de maio de 2005.

CLASSIFICAÇÃO DOS RSS

Anexo I

I – GRUPO A: Resíduos com a possível presença de agentes biológicos que, por suas características de maior virulência ou concentração, podem apresentar risco de infecção.

a) A1

1. Culturas e estoques de microrganismos; resíduos de fabricação de produtos biológicos, exceto os hemoderivados; descarte de vacinas de microrganismos vivos ou atenuados; meios de cultura e instrumentais utilizados para transferência, inoculação ou mistura de culturas; resíduos de laboratórios de manipulação genética.

2. Resultantes da atenção à saúde de indivíduos ou animais, com suspeita ou certeza de contaminação biológica por agentes classe de risco 4, microrganismos com relevância epidemiológica e risco de disseminação ou causador de doença emergente que se torne epidemiologicamente importante ou cujo mecanismo de transmissão seja desconhecido.
3. Bolsas transfusionais contendo sangue ou hemocomponentes rejeitadas por contaminação ou por má conservação, ou com prazo de validade vencido, e aquelas oriundas de coleta incompleta.
4. Sobras de amostras de laboratório contendo sangue ou líquidos corpóreos, recipientes e materiais resultantes do processo de assistência à saúde, contendo sangue ou líquidos corpóreos na forma livre.

b) A2

1. Carcaças, peças anatômicas, vísceras e outros resíduos provenientes de animais submetidos a processos de experimentação com inoculação de microrganismos, bem como suas forrações, e os cadáveres de animais suspeitos de serem portadores de microrganismos de relevância epidemiológica e com risco de disseminação, que foram submetidos ou não a estudo anatomopatológico ou confirmação diagnóstica.

c) A3

1. Peças anatômicas (membros) do ser humano; produto de fecundação sem sinais vitais, com peso menor que 500 gramas ou estatura menor que 25 centímetros ou idade gestacional menor que 20 semanas, que não tenham valor científico nem legal, e não tenha havido requisição pelo paciente e/ou familiares.

d) A4

1. *Kits* de linhas arteriais, endovenosas e dialisadores, quando descartados.
2. Filtros de ar e gases aspirados de área contaminada; membrana filtrante de equipamento médico-hospitalar e de pesquisa, entre outros similares.
3. Sobras de amostras de laboratório e seus recipientes contendo fezes, urina e secreções, provenientes de pacientes que não contenham nem sejam suspeitos de conter agentes classe de risco 4, nem apresentem relevância epidemiológica e risco de disseminação, ou microrganismo causador de doença emergente que se torne epidemiologicamente importante ou cujo mecanismo de transmissão seja desconhecido ou com suspeita de contaminação com príons.
4. Resíduos de tecido adiposo proveniente de lipoaspiração, lipoescultura ou outro procedimento de cirurgia plástica que gere esse tipo de resíduo.
5. Recipientes e materiais resultantes do processo de assistência à saúde, que não contenham sangue nem líquidos corpóreos na forma livre.

6. Peças anatômicas (órgãos e tecidos) e outros resíduos provenientes de procedimentos cirúrgicos ou de estudos anatomopatológicos ou de confirmação diagnóstica.
7. Carcaças, peças anatômicas, vísceras e outros resíduos provenientes de animais não submetidos a processos de experimentação com inoculação de microrganismos, bem como suas forrações.
8. Bolsas transfusionais vazias ou com volume residual pós-transfusão.

e) A5
1. Órgãos, tecidos, fluidos orgânicos, materiais perfurocortantes ou escarificantes e demais materiais resultantes da atenção à saúde de indivíduos ou animais, com suspeita ou certeza de contaminação com príons.

II – GRUPO B: Resíduos contendo substâncias químicas que podem apresentar risco à saúde pública ou ao meio ambiente, dependendo de suas características de inflamabilidade, corrosividade, reatividade e toxicidade.

a) produtos hormonais e produtos antimicrobianos; citostáticos; antineoplásicos; imunossupressores; digitálicos; imunomoduladores; anti-retrovirais, quando descartados por serviços de saúde, farmácias, drogarias e distribuidores de medicamentos ou apreendidos e os resíduos e insumos farmacêuticos dos medicamentos controlados pela Portaria MS 344/98 e suas atualizações;

b) resíduos de saneantes, desinfetantes; resíduos contendo metais pesados; reagentes para laboratório, inclusive os recipientes contaminados por estes;

c) efluentes de processadores de imagem (reveladores e fixadores);

d) efluentes dos equipamentos automatizados utilizados em análises clínicas; e

e) demais produtos considerados perigosos, conforme classificação da NBR 10.004 da ABNT (tóxicos, corrosivos, inflamáveis e reativos).

III – GRUPO C: Quaisquer materiais resultantes de atividades humanas que contenham radionuclídeos em quantidades superiores aos limites de eliminação especificados nas normas da Comissão Nacional de Energia Nuclear (CNEN) e para os quais a reutilização é imprópria ou não prevista.

a) enquadram-se neste grupo quaisquer materiais resultantes de laboratórios de pesquisa e ensino na área de saúde, laboratórios de análises clínicas e serviços de medicina nuclear e radioterapia que contenham radionuclídeos em quantidade superior aos limites de eliminação.

IV – **GRUPO D:** Resíduos que não apresentem risco biológico, químico nem radiológico à saúde ou ao meio ambiente, podendo ser equiparados aos resíduos domiciliares.

a) papel de uso sanitário e fralda, absorventes higiênicos, peças descartáveis de vestuário, resto alimentar de paciente, material utilizado em anti-sepsia e hemostasia de venóclises, equipo de soro e outros similares não classificados como A1;
b) sobras de alimentos e do preparo de alimentos;
c) resto alimentar de refeitório;
d) resíduos provenientes das áreas administrativas;
e) resíduos de varrição, flores, podas e jardins; e
f) resíduos de gesso provenientes de assistência à saúde.

V – **GRUPO E:** Materiais perfurocortantes ou escarificantes, tais como: lâminas de barbear, agulhas, escalpes, ampolas de vidro, brocas, limas endodônticas, pontas diamantadas, lâminas de bisturi, lancetas; tubos capilares; micropipetas; lâminas e lamínulas; espátulas; e todos os utensílios de vidro quebrados no laboratório (pipetas, tubos de coleta sangüínea e placas de Petri) e outros similares.

Anexo II

Critérios Mínimos para Disposição Final de Resíduos de Serviços de Saúde Exclusivamente

I – **Quanto à seleção de área:**
a) não possuir restrições quanto ao zoneamento ambiental (afastamento de Unidades de Conservação ou áreas correlatas);
b) respeitar as distâncias mínimas estabelecidas pelos órgãos ambientais competentes de ecossistemas frágeis, recursos hídricos superficiais e subterrâneos.

II – **Quanto à segurança e sinalização:**
a) sistema de controle de acesso de veículos, pessoas não autorizadas e animais, sob vigilância contínua; e
b) sinalização de advertência com informes educativos quanto aos perigos envolvidos.

III – **Quanto aos aspectos técnicos:**
a) sistemas de drenagem de águas pluviais;
b) coleta e disposição adequada dos percolados;
c) coleta de gases;
d) impermeabilização da base e taludes; e
e) monitoramento ambiental.

IV – Quanto ao processo de disposição final de resíduos de serviços de saúde:
   a) disposição dos resíduos diretamente sobre o fundo do local;
   b) acomodação dos resíduos sem compactação direta;
   c) cobertura diária com solo, admitindo-se disposição em camadas;
   d) cobertura final; e
   e) plano de encerramento.

BIBLIOGRAFIA

BRASIL. Constituição (1998). Constituição da República Federativa do Brasil. Brasília, DF: Senado, 1998.

BRASIL. Decreto n$^{\underline{o}}$ 49.974-A, de 21 de janeiro de 1961. Código Nacional de Saúde.

BRASIL. Lei Federal n$^{\underline{o}}$ 2.312, de 3 de setembro de 1954. Normas Gerais sobre Defesa e Proteção da Saúde.

BRASIL. Lei Federal n$^{\underline{o}}$ 6.938, de 31 de agosto de 1981. Política Nacional do Meio Ambiente.

BRASIL. Lei Federal n$^{\underline{o}}$ 7.347, de 24 de julho de 1985. Ação Civil Pública.

BRASIL. Lei Federal n$^{\underline{o}}$ 8.080, de 19 de setembro de 1990. Dispõe sobre as condições para a promoção, proteção e recuperação da saúde.

BRASIL. Lei Federal n$^{\underline{o}}$ 9.605, de 12 de fevereiro de 1998. Crimes Ambientais.

BRASIL. Ministério do Interior. Portaria MINTER n$^{\underline{o}}$ 53, de 1$^{\underline{o}}$ de março de 1997. Estabelece normas aos projetos específicos de tratamento e disposição de resíduos sólidos.

BRASIL. Ministério da Saúde. Reforsus. Gerenciamento de resíduos de serviços de saúde, Brasília, 2001.

BRASIL. Código Penal. Organização dos textos por Juarez de Oliveira. São Paulo: Saraiva, 1987.

BRASIL. Código Civil. Organização dos textos por Theotonio Negrão. 20. ed. São Paulo: Saraiva, 2001.

CONSELHO NACIONAL DO MEIO AMBIENTE. Resolução n$^{\underline{o}}$ 237/97, de 19 de dezembro de 1997. Dispõe sobre Licenciamento Ambiental.

CONSELHO NACIONAL DO MEIO AMBIENTE. Resolução n$^{\underline{o}}$ 5/93, de 5 de agosto de 1993. Define os procedimentos mínimos para o gerenciamento de resíduos sólidos provenientes de serviços de saúde, portos e aeroportos.

CONSELHO NACIONAL DO MEIO AMBIENTE. Resolução n$^{\underline{o}}$ 235/97, de dezembro de 1997. Dispõe sobre Licenciamento Ambiental.

CONSELHO NACIONAL DO MEIO AMBIENTE. Resolução n$^{\underline{o}}$ 238/01, de novembro de 2001. Dispõe sobre o tratamento e destinação final dos resíduos de serviços de saúde.

D.O.U – Diário Oficial da União, 10 de dezembro de 2004

D.O.U – Diário Oficial da União, 4 de maio de 2005.

Morel MM, Bertussi, LF. Infecções hospitalares: prevenção e controle. Rodrigues Edwal ACR et al.

SAÚDE AMBIENTAL E GESTÃO DE RESÍDUOS DE SERVIÇOS DE SAÚDE. Ministério da Saúde, 2002.

www.anvisa.gov.br

Regulamento Técnico

Edwal Ap. Campos Rodrigues

"A ação costuma resolver as dúvidas que a teoria não resolve".

Hsieh Tehyi,
educador e diplomata chinês

PLANO DE GERENCIAMENTO DE RESÍDUOS DE SERVIÇOS DE SAÚDE (PGRSS)

O Plano de Gerenciamento de Resíduos de Serviços de Saúde (PGRSS) tem como metas preservar a saúde pública e proteger o meio ambiente. Neste escopo maior estão contidos os princípios fundamentais da biossegurança, sem os quais todos os procedimentos profissionais tendem ao fracasso, pois colocam em risco o bem mais essencial que é a vida.

Compreendendo a relevância do assunto, o próprio governo baixou uma resolução normativa – RDC n$^{\underline{o}}$ 306-07/12/2004 – criando os mecanismos de otimização dos procedimentos no manejo dos resíduos específicos originados nos Serviços de Saúde. Justamente porque esses resíduos carregam consigo um potencial de dano maior e requerem um cuidado especial tanto em seu manuseio quanto em sua disponibilização no meio ambiente.

Compete à Vigilância Sanitária dos Estados, dos Municípios e do Distrito Federal, com o apoio dos Órgãos de Meio Ambiente, de Limpeza Urbana e da Comissão Nacional de Energia Nuclear (CNEN), divulgar, orientar, reciclar, disponibilizar informações técnicas e fiscalizar o cumprimento desta Resolução.

A Vigilância Sanitária dos Estados, dos Municípios e do Distrito Federal, visando ao melhor cumprimento do Regulamento Técnico, poderá estabelecer normas de caráter supletivo ou complementar, com a finalidade de melhor adequação às realidades regionais.

Convém recordarmos que a abrangência deste Regulamento aplica-se a todos os geradores de RSS.

Para efeito deste Regulamento técnico, definem-se como geradores de RSS todos os serviços relacionados com o atendimento à saúde humana ou animal, inclusive os serviços de assistência domiciliar e de trabalhos de campo; laboratórios analíticos de produtos para a saúde; necrotérios, funerárias e serviços onde se realizem atividades de embalsamento (tanatopraxia e somatoconservação);

serviços de medicina legal; drogarias e farmácias, inclusive as de manipulação; estabelecimentos de ensino e pesquisa na área de saúde; centros de controle de zoonoses; distribuidores de produtos farmacêuticos; importadores, distribuidores e produtores de materiais e controles para diagnóstico *in vitro*; unidades móveis de atendimento à saúde, serviços de acupuntura; serviços de tatuagem, entre outros similares.

GERENCIAMENTO DOS RESÍDUOS DE SERVIÇOS DE SAÚDE

O gerenciamento dos RSS constitui-se em um conjunto de procedimentos de gestão, planejados e implementados a partir de bases científicas e técnicas, normativas e legais, com o objetivo de minimizar a produção de resíduos e proporcionar aos resíduos gerados um encaminhamento seguro, de forma eficiente, visando à proteção dos trabalhadores, à preservação da saúde pública, dos recursos naturais e do meio ambiente.

O gerenciamento deve abranger todas as etapas de planejamento dos recursos físicos, dos recursos materiais e da capacitação dos recursos humanos envolvidos no manejo dos RSS.

Todo gerador deve elaborar um Plano de Gerenciamento de Resíduos de Serviços de Saúde (PGRSS), com base nas características dos resíduos gerados e na classificação constante do Apêndice I, estabelecendo as diretrizes de manejo dos RSS.

O PGRSS a ser elaborado deve ser compatível com as normas locais relativas à coleta, ao transporte e à disposição final dos resíduos gerados nos serviços de saúde, estabelecidas pelos órgãos locais responsáveis por estas etapas:

1. MANEJO: O manejo dos RSS é entendido como a ação de gerenciar os resíduos em seus aspectos intra e extra-estabelecimento, desde a geração até a disposição final, incluindo as seguintes etapas:

    1.1 SEGREGAÇÃO: Consiste na separação dos resíduos no momento e local de sua geração, de acordo com as características físicas, químicas, biológicas, o seu estado físico e os riscos envolvidos.

    1.2 ACONDICIONAMENTO: Consiste no ato de embalar os resíduos segregados, em sacos ou recipientes que evitem vazamentos e resistam às ações de punctura e ruptura. A capacidade dos recipientes de acondicionamento deve ser compatível com a geração diária de cada tipo de resíduo.

        1.2.1 Os resíduos sólidos devem ser acondicionados em saco constituído de material resistente a ruptura e vazamento, impermeável, baseado na NBR 9.191/2000 da ABNT, respeitados os limites de peso de cada saco, sendo proibido o seu esvaziamento ou reaproveitamento.

1.2.2 Os sacos devem estar contidos em recipientes de material lavável, resistentes à punctura, ruptura e vazamento, com tampa provida de sistema de abertura sem contato manual, com cantos arredondados e ser resistentes ao tombamento.

1.2.3 Os recipientes de acondicionamento existentes nas salas de cirurgias e nas salas de parto não necessitam de tampa para vedação.

1.2.4 Os resíduos líquidos devem ser acondicionados em recipientes constituídos de material compatível com o líquido armazenado, resistentes, rígidos e estanques, com tampa rosqueada e vedante.

1.3 IDENTIFICAÇÃO: Consiste no conjunto de medidas que permite o reconhecimento dos resíduos contidos nos sacos e recipientes, fornecendo informações ao correto manejo dos RSS.

1.3.1 A identificação deve estar aposta nos sacos de acondicionamento, nos recipientes de coletas interna e externa, nos recipientes de transportes interno e externo, e nos locais de armazenamento, em local de fácil visualização, de forma indelével, utilizando-se símbolos, cores e frases, atendendo aos parâmetros referenciados na NBR 7.500 da ABNT, além de outras exigências relacionadas à identificação de conteúdo e ao risco específico de cada grupo de resíduos.

1.3.2 A identificação dos sacos de armazenamento e dos recipientes de transporte poderá ser feita por adesivos, desde que seja garantida a resistência destes aos processos normais de manuseio dos sacos recipientes.

1.3.3 O Grupo A é identificado pelo símbolo de substâncias infectantes constante na NBR 7.500 da ABNT, com rótulos de fundo branco, desenho e contornos pretos.

1.3.4 O Grupo B é identificado pelo símbolo de risco associado, de acordo com a NBR 7.500 da ABNT e com discriminação de substância química e frases de risco.

1.3.5 O Grupo C é representado pelo símbolo internacional de presença de radiação ionizante (trifólio de cor magenta) em rótulos de fundo amarelo e contornos pretos, acrescidos da expressão REJEITO RADIOATIVO.

1.3.6 O Grupo E é identificado pelo símbolo de substância infectante constante na NBR 7.500 da ABNT, com rótulo de fundo branco, desenho e contornos pretos, acrescido da inscrição de RESÍDUO PERFUROCORTANTE, indicando o risco que apresenta o resíduo.

1.4 TRANSPORTE INTERNO: Consiste no traslado dos resíduos dos pontos de geração até o local destinado ao armazenamento temporário ou armazenamento externo com a finalidade de apresentação para a coleta.

1.4.1 O transporte interno de resíduos deve ser realizado atendendo a um roteiro previamente definido e em horários não coincidentes com a distribuição de roupas, alimentos e medicamentos, períodos de visita ou de maior fluxo de pessoas ou de atividades. Deve ser feito separadamente de acordo com o grupo de resíduos e em recipientes específicos a cada grupo de resíduos.

1.4.2 Os recipientes para transporte interno devem ser constituídos de material rígido, lavável, impermeável, provido de tampa articulada ao próprio corpo do equipamento, com cantos e bordas arredondados, e ser identificados com o símbolo correspondente ao risco do resíduo neles contido, de acordo com este Regulamento Técnico. Devem ser providos de rodas revestidas de material que reduza o ruído. Os recipientes com mais de 400 l de capacidade devem possuir válvula de dreno no fundo. O uso de recipientes desprovidos de rodas deve observar os limites de carga permitidos para o transporte pelos trabalhadores, conforme normas reguladoras do Ministério do Trabalho e Emprego.

1.5 ARMAZENAMENTO TEMPORÁRIO: Consiste na guarda temporária dos recipientes contendo os resíduos já acondicionados, em local próximo aos pontos de geração, visando a agilizar a coleta dentro do estabelecimento e otimizar o deslocamento entre os pontos geradores e o ponto destinado à apresentação para coleta externa. Não poderá ser feito armazenamento temporário com disposição direta dos sacos sobre o piso, sendo obrigatória a conservação dos sacos em recipientes de acondicionamento.

1.5.1 O armazenamento temporário poderá ser dispensado nos casos em que a distância entre o ponto de geração e o armazenamento externo justifiquem.

1.5.2 A sala para guarda de recipientes de transporte interno de resíduos deve ter pisos e paredes lisas e laváveis, sendo o piso ainda resistente ao tráfego dos recipientes coletores. Deve possuir ponto de iluminação artificial e área suficiente para armazenar, no mínimo, dois recipientes coletores, para o posterior traslado até a área de armazenamento externo. Quando a sala for exclusiva para o armazenamento de resíduos, deve estar identificada como "SALA DE RESÍDUOS".

1.5.3 A sala de armazenamento temporário pode ser compartilhada com a sala de utilidades. Neste caso, a sala deverá dispor de área exclusiva de no mínimo 2m^2, para armazenar dois recipientes coletores para posterior traslado até a área de armazenamento externo.

1.5.4 No armazenamento temporário não é permitida a retirada dos sacos de resíduos de dentro dos recipientes ali estacionados.

1.5.5 Os resíduos de fácil putrefação que venham a ser coletados por período superior a 24 horas de seu armazenamento devem ser conservados sob refrigeração, e quando não for possível, serem submetidos a outro método de conservação.

1.5.6 O armazenamento de resíduos químicos deve atender à NBR 12.235 da ABNT.

1.6 TRATAMENTO: Consiste na aplicação de método, técnica ou processo que modifique as características dos riscos inerentes aos resíduos, reduzindo ou eliminando o risco de contaminação, de acidentes ocupacionais ou de dano ao meio ambiente. O tratamento pode ser aplicado no próprio estabelecimento gerador ou em outro estabelecimento, observadas, nestes casos, as condições de segurança para o transporte entre o estabelecimento gerador e o local do tratamento. Os sistemas para tratamento de resíduos de serviços de saúde devem ser objeto de licenciamento ambiental, de acordo com a Resolução do Conama nº 237/1997 e são passíveis de fiscalização e de controle pelos órgãos de vigilância sanitária e de meio ambiente.

1.6.1 O processo de autoclavação aplicado em laboratórios para redução de carga microbiana de culturas e estoques de microrganismos está dispensado de licenciamento ambiental, ficando sob a responsabilidade dos serviços que a possuírem a garantia da eficácia dos equipamentos mediante controles químicos e biológicos periódicos devidamente registrados.

1.6.2 Os sistemas de tratamento térmico por incineração devem obedecer ao estabelecido na Resolução Conama nº 316/2002.

1.7 ARMAZENAMENTO EXTERNO: Consiste na guarda dos recipientes de resíduos até a realização da etapa de coleta externa, em ambiente exclusivo com acesso facilitado para os veículos coletores.

1.7.1 No armazenamento externo não é permitida a manutenção dos sacos de resíduos fora dos recipientes ali estabelecidos.

1.8 COLETA E TRANSPORTE EXTERNOS: Consistem na remoção dos RSS do abrigo de resíduos (armazenamento externo) até a unidade de tratamento ou disposição final, utilizando-se técnicas que garantam a preservação das condições de acondicionamento e a integridade dos trabalhadores, da população e do meio ambiente, devendo estar de acordo com as orientações dos órgãos de limpeza urbana.

1.8.1 A coleta e transporte externos dos resíduos de serviços de saúde devem ser realizados de acordo com as NBR 12.810 e NBR 14.652 da ABNT.

1.9 DISPOSIÇÃO FINAL: Consiste na disposição de resíduos no solo, previamente preparado para recebê-los, obedecendo a critérios técnicos de construção e operação, e com licenciamento ambiental de acordo com a Resolução Conama n$^{\underline{o}}$ 237/97.

Responsabilidades

2. Compete aos serviços geradores de RSS:
    2.1 A elaboração do Plano de Gerenciamento de Resíduos de Serviços de Saúde (PGRSS), obedecendo a critérios técnicos, legislação ambiental, normas de coleta e transporte dos serviços locais de limpeza urbana e outras orientações contidas neste Regulamento.
    2.1.1 Caso o estabelecimento seja composto por mais de um serviço com Alvarás Sanitários individualizados, o PGRSS deverá ser único e contemplar todos os serviços existentes, sob a responsabilidade técnica do estabelecimento.
    2.1.2 Manter cópia do PGRSS disponível para consulta sob solicitação da autoridade sanitária ou ambiental competente, dos funcionários, dos pacientes e do público em geral.
    2.1.3 Os serviços novos ou submetidos a reformas ou ampliação devem encaminhar o PGRSS com o Projeto Básico de Arquitetura para a vigilância sanitária local, quando da solicitação do alvará sanitário.
    2.2 A designação de profissional, com registro ativo no seu Conselho de Classe, com apresentação de anotação de responsabilidade técnica (ART), ou certificado de responsabilidade técnica ou documento similar, quando couber, para exercer a função de responsável pela elaboração e implantação do PGRSS.
    2.2.1 Quando a formação profissional não abranger os conhecimentos necessários, este poderá ser assessorado por equipe de trabalho que detenha as qualificações correspondentes.
    2.2.2 Os serviços que geram rejeitos radioativos devem contar com profissional devidamente registrado pela CNEN nas áreas de atuação correspondentes, conforme a NE 6.01 ou NE 3.03 da CNEN.
    2.2.3 Os dirigentes ou responsáveis técnicos dos serviços de saúde podem ser responsáveis pelo PGRSS, desde que atendam aos requisitos acima descritos.
    2.2.4 O responsável técnico pelos serviços de atendimento individualizado pode ser o responsável pela elaboração e implantação do PGRSS.
    2.3 A designação de responsável pela coordenação da execução do PGRSS.

2.4 Prover a capacitação e o treinamento inicial e de forma continuada para o pessoal envolvido no gerenciamento de resíduos, objeto deste Regulamento.

2.5 Fazer constar nos termos de licitação e de contratação sobre os serviços referentes ao tema desta Resolução e seu regulamento técnico as exigências de comprovação de capacitação e treinamento dos funcionários das firmas prestadores de serviço de limpeza e conservação que pretendam atuar nos estabelecimentos de saúde, bem como no transporte, tratamento e disposição final desses resíduos.

2.6 Requerer às empresas prestadoras de serviços terceirizados a apresentação da licença ambiental para o tratamento ou disposição final dos resíduos de serviços de saúde e documento de cadastro emitido pelo órgão responsável de limpeza urbana para a coleta e o transporte dos resíduos.

2.7 Requerer aos órgãos públicos responsáveis pela execução da coleta, transporte, tratamento ou disposição final dos resíduos de serviços de saúde, documentação que identifique a conformidade com as orientações dos órgãos de meio ambiente.

2.8 Manter registro de operação de venda ou de doação dos resíduos destinados à reciclagem ou compostagem, obedecidos os itens 13.3.2 e 13.3.3 deste Regulamento. Os registros devem ser mantidos até a inspeção subseqüente.

3. A responsabilidade, por parte dos detentores de registro de produto que gere resíduo classificado no Grupo B, de fornecer informações documentadas referentes ao risco inerente e à disposição final do produto ou do resíduo. Essas informações devem acompanhar o produto até o gerador do resíduo.

3.1 Os detentores de registro de medicamentos devem ainda manter atualizada, na Gerência Geral de Medicamentos/GGMED/Anvisa, listagem de seus produtos que, em função de seu princípio ativo e forma farmacêutica, não oferecem riscos de manejo nem disposição final. Devem informar o nome comercial, o princípio ativo, a forma farmacêutica e o respectivo registro do produto. Essa listagem ficará disponível no endereço eletrônico da Anvisa, para consulta dos geradores de resíduos.

4. Compete a todo gerador de RSS elaborar seu Plano de Gerenciamento de Resíduos de Serviços de Saúde (PGRSS).

4.1 O Plano de Gerenciamento de Resíduos de Serviços de Saúde é o documento que aponta e descreve as ações relativas ao manejo dos resíduos sólidos, observadas suas características e riscos, no âmbito dos estabelecimentos, contemplando os aspectos referentes a geração, segregação, acondicionamento, coleta, armazenamento, transporte, tratamento e disposição final, bem como as ações de proteção à saúde pública e ao meio ambiente.

O PGRSS deve contemplar ainda:

    4.1.1 Caso adote a reciclagem de resíduos para os Grupos B ou D, a elaboração, o desenvolvimento e a implantação de práticas, de acordo com as normas dos órgãos ambientais e demais critérios estabelecidos neste Regulamento.

    4.1.2 Caso possua Instalação Radioativa, o atendimento às disposições contidas na norma CNEN-NE 6.05, de acordo com a especificidade do serviço.

    4.1.3 As medidas preventivas e corretivas de controle integrado de insetos e roedores.

    4.1.4 As rotinas e processos de higienização e limpeza em vigor no serviço, definidos pela Comissão de Controle de Infecção Hospitalar (CCIH) ou por setor específico.

    4.1.5 O atendimento às orientações e regulamentações estaduais, municipais ou do Distrito Federal, no que diz respeito ao gerenciamento de resíduos de serviços de saúde.

    4.1.6 As ações a serem adotadas em situações de emergência e acidentes.

    4.1.7 As ações referentes aos processos de prevenção de saúde do trabalhador.

    4.1.8 Para serviços com sistema próprio de tratamento de RSS, o registro das informações relativas ao monitoramento desses resíduos, de acordo com a periodicidade definida no licenciamento ambiental. Os resultados devem ser registrados em documento próprio e mantidos em local seguro durante cinco anos.

    4.1.9 O desenvolvimento e a implantação de programas de capacitação abrangendo todos os setores geradores de RSS, os setores de higienização e limpeza, a Comissão de Controle de Infecção Hospitalar (CCIH), Comissões Internas de Biossegurança, os Serviços de Engenharia de Segurança e Medicina no Trabalho (SESMT), Comissão Interna de Prevenção de Acidentes (Cipa), em consonância com o item 18 deste Regulamento e com as legislações de saúde, ambiental e de normas da CNEN vigentes.

4.2 Compete ainda ao gerador de RSS monitorar e avaliar seu PGRSS, considerando;

    4.2.1 O desenvolvimento de instrumentos de avaliação e controle, incluindo a construção de indicadores claros, objetivos, auto-explicativos e confiáveis, que permitam acompanhar a eficácia do PGRSS implantado.

4.2.2 A avaliação referida no item anterior deve ser realizada levando-se em conta, no mínimo, os seguintes indicadores:
- Taxa de acidentes com resíduo perfurocortante.
- Variação da geração de resíduos.
- Variação da proporção de resíduos do grupo A.
- Variação da proporção de resíduos do grupo B.
- Variação da proporção de resíduos do grupo D.
- Variação da proporção de resíduos do grupo E.
- Variação do percentual de reciclagem.

4.2.3 Os indicadores devem ser produzidos no momento da implantação do PGRSS e posteriormente com freqüência anual.

4.2.4 A Anvisa publicará regulamento orientador para a construção dos indicadores mencionados no item 4.2.2.

PLANO DE GERENCIAMENTO DE RESÍDUOS DE SERVIÇOS DE SAÚDE (PGRSS)

Os objetivos da implantação e implementação visam

– Prevenção e controle: de riscos de segurança e saúde ocupacional dos profissionais da área de saúde (PAS), danos à Saúde Pública e ao Meio Ambiente.

Segurança ocupacional

5. O pessoal envolvido diretamente com os processos de higienização, coleta, transporte, tratamento e armazenamento de resíduos deve ser submetido a exames médico admissional, periódico, de retorno ao trabalho, de mudança de função e demissional, conforme estabelecido no PCMSO da Portaria 3.214 de MTE ou em legislação específica para o serviço público.

5.1 Os trabalhadores devem ser imunizados em conformidade com o Programa Nacional de Imunização (PNI), devendo ser obedecido o calendário previsto neste programa ou naquele adotado pelo estabelecimento.

5.2 Os trabalhadores imunizados devem realizar controle laboratorial sorológico para avaliação da resposta imunológica.

6. Os exames a que se refere o item anterior devem ser realizados de acordo com as Normas Reguladoras (NRs) do Ministério do Trabalho e Emprego.

7. O pessoal envolvido diretamente com o gerenciamento de resíduos deve ser capacitado na ocasião de sua admissão e mantido sob educação contínua para as atividades de manejo e resíduos, incluindo a sua responsabilidade com higiene pessoal, dos materiais e dos ambientes.

7.1 A capacitação deve abordar a importância da utilização correta de equipamentos de proteção individual – uniforme, luvas, avental impermeável, máscara, botas e óculos de segurança específicos a cada atividade, bem como a necessidade de mantê-los em perfeita higiene e estado de conservação.
8. Todos os profissionais que trabalham no serviço, mesmo os que atuam temporariamente ou não estejam diretamente envolvidos nas atividades de gerenciamento de resíduos, devem conhecer o sistema adotado para o gerenciamento de RSS, a prática de segregação de resíduos, reconhecer os símbolos, expressões, padrões de cores adotados, conhecer a localização dos abrigos de resíduos, entre outros fatores indispensáveis à completa integração ao PGRSS.
9. Os serviços geradores de RSS devem manter um programa de educação continuada, independentemente do vínculo empregatício existente, que deve contemplar, entre outros temas:
   – noções gerais sobre o ciclo da vida dos materiais;
   – conhecimento da legislação ambiental, de limpeza pública e de vigilância sanitária relativas aos RSS;
   – definições, tipo e classificação dos resíduos e potencial de risco do resíduo;
   – sistema de gerenciamento adotado internamente no estabelecimento;
   – formas de reduzir a geração de resíduos e reutilização de materiais;
   – conhecimentos das responsabilidades e das tarefas;
   – identificação das classes de resíduos;
   – conhecimento sobre a utilização dos veículos de coleta;
   – orientações quanto ao uso de equipamentos de proteção individual (EPI) e coleta (EPC);
   – orientações sobre biossegurança (biológica, química e radiológica);
   – orientações quanto à higiene pessoal e dos ambientes;
   – orientações especiais e treinamento em proteção radiológica quando houver rejeitos radioativos;
   – providências a serem tomadas em caso de acidentes e de situações emergenciais;
   – visão básica do gerenciamento dos resíduos sólidos no município;
   – noções básicas de controle de infecção e de contaminação química.
   9.1 Os programas de educação continuada podem ser desenvolvidos sob a forma de consorciamento entre os diversos estabelecimentos existentes na localidade.
10. Todos os atos normativos mencionados neste Regulamento, quando substituídos ou atualizados por novos atos, terão a referência automaticamente atualizada em relação ao ato de origem.

TRATAMENTO E DISPOSIÇÃO FINAL DOS RESÍDUOS HOSPITALARES

Entende-se por tratamento de resíduos hospitalares "o conjunto de elementos, processos e procedimentos que altera as características físicas, químicas ou biológicas do resíduo e conduz à minimização do risco à saúde pública e à qualidade do meio ambiente". E no que se refere por disposição final dos resíduos hospitalares: "conjunto de elementos, processos e procedimentos, que visa ao lançamento do resíduo ao solo e assegura a proteção da saúde pública e a qualidade do meio ambiente".

Os problemas advindos da má disposição final dos resíduos hospitalares não são privilégios da sociedade moderna consumista, mas remontam a períodos que antecedem a era cristã. A prática condenável de dispor o lixo a céu aberto é documentada na história de vários povos, como os mesopotâmicos, romanos, entre outros. Na alta Idade Média, essa prática propiciou a veiculação das pestes negra e bubônica, que dizimaram 43 milhões de europeus. No Brasil, encontramos ainda essas condições na maioria dos municípios.

Não existem soluções milagrosas para a eliminação total dos resíduos. No entanto, dispomos de diversas formas e processos de tratamento e disposição final que são recomendados pelas normas e legislações em vigor.

A seguir, algumas observações importantes, aplicáveis a qualquer equipamento destinado a tratar resíduos hospitalares:

- O objetivo do tratamento é a destruição dos patógenos presentes nos resíduos infectantes.
- A necessidade de se conhecer a natureza do resíduo a ser tratado para que se possa projetar planta adequada em eficiência e em controle de emissões.
- A manutenção dos equipamentos de tratamento de resíduos hospitalares requer programas específico, diário, semanal, mensal e semestral, quanto a inspeção, limpeza e lubrificação, tanto no equipamento quanto nos dispositivos de controle de emissões.

Medidas preventivas quanto ao manuseio dos resíduos infectantes – tipo A:

- Mínima manipulação desses resíduos.
- Manter sacos contendo resíduos infectantes em local seguro previamente a seu trabalho.
- Nunca abrir os sacos contendo esses resíduos com vistas a inspecionar seu conteúdo.
- Adotar procedimentos de manuseio que preservam a integridade dos sacos plásticos contendo resíduos.
- Instituir uso de luvas de borracha espessa, para o manuseio dos resíduos, e de calçados de solado de borracha, durante o trânsito tanto do manuseio quanto durante o tratamento de resíduos.
- Instituir uso de óculos de segurança.

TRATAMENTO E DISPOSIÇÃO FINAL DOS RSS

Incineração

Definição: trata-se de processo de combustão controlada, via oxidação térmica, na presença de oxigênio, resultando cinzas, resíduos incombustíveis e gases (CO_2).

Uso: sistema amplamente utilizado para enorme gama de resíduos, desde os domiciliares até os perigosos (RSS).

Vantagens:
- Pode ser utilizado para qualquer tipo de resíduo.
- Apresenta redução significativa de peso e volume de resíduos e tem como produto final cinzas e gases.
- Destrói praticamente todos os organismos patogênicos (ou não) e substâncias tóxicas.
- Não depende de situações meteorológicas.
- Necessita de área física reduzida.

Desvantagens:
- Dificuldade de controle de efluentes gasosos.
- Pode ocorrer emissão de dioxinas, furanos, partículas metálicas se o equipamento não for bem projetado e operado.
- Requer pessoal capacitado para operação e manutenção, elevando o custo.
- Exige grande investimento inicial e medidas de controle ambiental.

Aterro sanitário

Definição: confinamento dos resíduos, por compactação ao menor volume possível, no isolamento da massa do resíduo assim disposta, em relação ao ar livre, mediante a cobertura diária com uma camada de solo argiloso.

Uso: resíduo domiciliar comunitário.

Vantagens:
- Permite confinação segura em termos de controle de poluição ambiental e proteção ao meio ambiente.
- Necessidade de escolha criteriosa da área destinada a um aterro sanitário.

Desvantagens:
- Exigências técnicas de altos custos operacional e financeiro – impermeabilização do fundo, rede de drenagem superficial de águas pluviais, rede de drenagem, captação e tratamento de líquidos perclorados.
- Rede de captação e tratamento de gases.
- Monitoramento dos lençóis freáticos.

- Implicações ambientais decorrentes, quer da operação irregular, quer da contaminação do lençol freático e mesmo atmosférica, bem como dos critérios errôneos de escolha da área.

Valas sépticas

Definição: consiste no uso do método de trincheiras para aterrar o lixo.

Uso: resíduos domiciliares e comunitários (comuns).

Vantagens: serve como forma emergencial quando os incineradores apresentam problemas.

Desvantagens: não comporta as classes de resíduos dos grupos A e B, na maioria dos casos.

Calor úmido ou autoclave

Definição: é o processo mais seguro de esterilização, que tem poder de penetração superior ao do calor seco.

Uso: útil para todos os tipos e classes de resíduos.

Vantagens:
- Sistema limpo.
- Não produz resíduos tóxicos nem contaminados.
- Pode ser reciclado na própria fonte de geração.

Desvantagens:
- No Brasil, não há número suficiente de autoclaves para esterilização de artigos.
- Alto custo com equipamentos, operacionalização e manutenção.

Esterilização por calor seco (estufa)

Definição: os resíduos são aquecidos e a ação biocida se dá por oxidação de componentes essenciais para o microrganismos.

Uso: classe A4 e líquidos.

Vantagens: alto poder de penetração.

Desvantagens: a ausência de umidade torna o processo menos eficiente e mais demorado.

Esterilização por óxido de etileno

Uso: todos os tipos e classes de resíduos.

Vantagens:
- Alto poder de penetração.
- Sistema limpo.
- Não produz resíduos contaminados.

Desvantagens:
- Altamente tóxico.
- Alto custo operacional.
- Grande investimento em medidas de controle ambiental.

Esterilização por microondas

Uso: todos os tipos e classes de resíduos.

Vantagens:
- Alto poder de penetração.
- Sistema limpo.
- Não produz resíduos tóxicos nem contaminados.

Desvantagens:
- A massa exposta ao tratamento não pode conter metais.
- Requer descarga pós-tratamento em aterro sanitário.

BIBLIOGRAFIA

MINISTÉRIO DA CIÊNCIA E TECNOLOGIA. Instrução Normativa CTNBio n.º 7, de 06/06/1997.

MINISTÉRIO DA SAÚDE. Diretrizes gerais para o trabalho em contenção com material biológico, 2004.

Portaria SVS/MS 344, de 12 de maio de 1998, aprova o regulamento técnico sobre substâncias e medicamentos sujeitos a controle especial.

MINISTÉRIO DO TRABALHO E EMPREGO. Portaria 3.214, de 8 de junho de 1978 – Norma Reguladora – NR-7 – Programa de Controle Médico de Saúde Ocupacional.

PRESIDÊNCIA DA REPÚBLICA. Decreto 2.657, de 3 de julho de 1998, promulga a Convenção n.º 170 da OIT, relativa à segurança na utilização de produtos químicos no trabalho, assinada em Genebra, em 25 de junho de 1990.

OMS – Organização Mundial da Saúde. Safe management of waste from health-care activities. Emerging and other Communicable Diseases, Surveillance and Control – 1999.

EPA – U.S. Environment Protection Agency. Guidance for Evaluating Medical Waste Treatment Technologies. State and Territorial Association on Alternative Treatment Technologies, April, 1994.

LITERATURA

Carvalho PR. Boas práticas químicas em biossegurança. Rio de Janeiro: Interciência, 1999.

Costa, MAF, Costa MFB, Melo NSFO. Biossegurança – Ambientes hospitalares e odontológicos. São Paulo: Editora Santos, 2000.

Division of Environmental Health and Safety. Photographic materials: safety issues and disposal procedures. Florida, University of Florida (www.ehs.ufl.edu).

FIOCRUZ. Biossegurança em Laboratórios de Saúde Pública. Brasília: Ministério da Saúde, 1998.

Chemical Waste Management Guide. University of Florida – Division of Environmental Health & Safety abril de 2001.

GUIDANCE for evaluating medical waste treatment technologies, 1993.

Hirata MH Filho, Mancini J. Manual de biossegurança. São Paulo: Manole, 2002.

Richmond, JY, Mckinne, RW. Organizado por Ana Rosa dos Santos, Maria Adelaide Millington e Mário César Althoff. Biossegurança em laboratórios biomédicos e de microbiologia – CDC. Brasília: Ministério da Saúde, 2000.

The Association for Practicioners in Infection Control, Inc. Position paper: Medical waste (revised). Am J Infect Control, 1992;20(2):73-74.

Machado JrMC et al. Resíduos sólidos hospitalares. In: *Congresso Brasileiro de Limpeza Pública*. 3º Congresso Panamericano de Limpeza Pública. São Paulo, 1978. p. 91.

Associação Brasileira de Normas Técnicas. NBR 12.808. Resíduos sólidos de serviços de saúde. São Paulo, 1993.

Associação Brasileira de Normas Técnicas. NBR 9.190. Saco plástico para acondicionamento de lixo. São Paulo, 1993.

Associação Brasileira de Normas Técnicas. NBR 12.809. Resíduos sólidos do serviço de saúde. São Paulo, 1993.

Associação Brasileira de Normas Técnicas. NBR 7.500. Símbolos de risco e manuseio para o transporte e armazenamento de materiais. São Paulo, 1993.

Associação Brasileira de Normas Técnicas. NBR 12.810. Coleta de resíduos de serviços de saúde. São Paulo, 1993.

Organização Pan-Americana da Saúde (OPAS). Guia para o manejo interno de resíduos sólidos em estabelecimento da saúde. Brasília, 1997. pp. 13-32.

Morel MMO, Bertussi Filho LA. Resíduos de serviços de saúde. In: Rodrigues EAC et al. *Infecções Hospitalares: Prevenção e Controle*. São Paulo: Sarvier, 1997. pp. 519-534.

Resolução – RDC – nº 306, 7 de dezembro de 2004. M.S./ANVISA.

Resolução – Conama – nº 358, 29 de abril de 2005. DOU n.84-04/05/05.

Gerenciamento de Rejeitos Radioativos de Serviços de Saúde

Noil Amorim de Menezes Cussiol

INTRODUÇÃO

A utilização de radioisótopos nos serviços de saúde tem possibilitado a realização de diagnósticos mais exatos, terapias mais eficazes, assim como aberto novos horizontes na área da pesquisa biomédica e veterinária.

A definição de rejeitos radioativos pela CNEN é *"qualquer material resultante de atividades humanas que contenha radioisótopos em quantidades superiores aos limites de isenção especificados na Norma CNEN-NE-6.02 – Licenciamento de Instalações Radiativas, e para o qual a reutilização é imprópria ou não prevista"*. A Comissão Nacional de Energia Nuclear – CNEN é o órgão responsável, no Brasil, pela normatização e controle do uso de fontes de radiações ionizantes. A ANVISA (RDC nº 306/2004) e o CONAMA (nº 358/2005) definem que rejeitos radioativos são *"quaisquer materiais resultantes de atividades humanas que contenham radionuclídeos em quantidades superiores aos limites de eliminação especificados nas normas da CNEN e para os quais a reutilização é imprópria ou não prevista"*. Por estas resoluções, os rejeitos radioativos são classificados no Grupo C. Enquadram-se neste grupo quaisquer materiais resultantes de laboratórios de pesquisa e ensino na área de saúde, laboratórios de análises clínicas e serviços de medicina nuclear e radioterapia que contenham radionuclídeos em quantidade superior aos limites de eliminação.

Para uma instalação obter licença de operação com material radioativo, a CNEN exige a apresentação de um Plano de Radioproteção – PR, que descreve o sistema de radioproteção implantado na instalação radiativa, para análise e aprovação. O PR deverá conter, entre outras exigências, o Programa de Gerência de Rejeitos Radioativos – PGRR da instalação.

O PGRR é onde são descritos a metodologia e os controles administrativos e técnicos, que deverão ser implementados para atender cada etapa do gerenciamento, como a segregação dos rejeitos na origem, eliminação dos rejeitos, descrição de tanques de decaimento, se necessário, ou de sistemas de contenção dos rejeitos até o decaimento e os registros necessários, entre outras informações. O PGRR deve ser elaborado pelo prestador do serviço, em conformidade com os requisitos do Órgão Regulamentador, atendendo, inclusive, as necessidades e circunstâncias locais.

Os critérios e requisitos básicos relativos ao gerenciamento de rejeitos radioativos provenientes de instalações radiativas estão estabelecidos na Norma CNEN-NE-6.05 "Gerência de Rejeitos Radioativos em Instalações Radiativas" (aprovada pela Resolução CNEN 19/85, D.O.U de 17 de dezembro de 1985) e também devem estar de acordo com o disposto nas seguintes normas da CNEN:

- CNEN-NN-3.01: Diretrizes Básicas de Radioproteção – aprovada pela Resolução CNEN 27/2005, D.O.U de 01 de janeiro de 2005, com retificação em 26 de janeiro de 2005.
- CNEN-NE-3.02: Serviços de Radioproteção – aprovada pela Resolução CNEN 10/88 de 19 de julho de 1988.
- CNEN-NE-6.02: Licenciamento de Instalações Radiativas – aprovada pela Resolução CNEN 05/98, D.O.U de 08 de junho de 1998.
- CNEN-NE-6.05: Gerência de Rejeitos Radioativos em Instalações Radiativas – aprovada pela Resolução CNEN 19/85, D.O.U de 17 de dezembro de 1985.
- CNEN-NE-5.01: Transporte de Materiais Radioativos – aprovada pela Resolução CNEN 13/88, D.O.U de 01 de agosto de 1988.
- CNEN-NN-3.03: Certificação da Qualificação de Supervisores de Radioproteção – aprovada pela Resolução CNEN 12/99, D.O.U de 21 de setembro de 1999.
- CNEN-NN-3.05: Requisitos de Radioproteção e Segurança para Serviços de Medicina Nuclear – aprovada pela Resolução CNEN 10/96, D.O.U de 19 de abril de 1996.

Toda instalação radiativa tem que ter um supervisor credenciado pela CNEN, que será responsável pelo uso seguro das substâncias radioativas, pelo gerenciamento dos rejeitos radioativos e por manter os registros. De acordo com a Norma CNEN-NN-3.03, este profissional deve ter certificação de qualificação pela CNEN como supervisor de radioproteção nas áreas de saúde ou física médica. O estabelecimento deve disponibilizar instrumentação adequadamente calibrada para a monitoração das taxas de dose e de contaminação.

As práticas e os procedimentos para o gerenciamento dos rejeitos radioativos gerados em estabelecimentos prestadores de serviços de saúde devem considerar também as características químicas e biológicas desses rejeitos.

Os radionuclídeos utilizados na área da saúde são, em geral, emissores β-puro ou β/γ de meia-vida curta e representam baixo risco quando manuseados adequadamente. Ocasionalmente, esses estabelecimentos descartam fontes seladas como rejeito radioativo.

As etapas para o gerenciamento dos rejeitos radioativos gerados em estabelecimentos prestadores de serviços de saúde dependem do tipo de fonte radioativa usada, a saber:

- Fontes não-seladas ou abertas: fonte radioativa em que o material radioativo não está encerrado de forma selada.
  - Geração.
  - Manuseio seguro.
  - Caracterização primária e identificação.
  - Segregação na origem.
  - Acondicionamento.
  - Pré-tratamento.
  - Coleta e transporte interno.
  - Armazenamento.
  - Descarte ou eliminação.
  - Registros e manutenção de inventário.
  - Transporte externo.
  - Entrega aos Institutos da CNEN ou a empresas autorizadas.
  - Disposição final.
- Fontes seladas: a fonte radioativa está encerrada hermeticamente em uma cápsula, ou ligada totalmente a material inativo envolvente, de forma que não possa haver dispersão da substância radioativa em condições normais e severas de uso. As etapas para o gerenciamento são:
  - Identificação.
  - Coleta e transporte interno.
  - Armazenamento.
  - Registros e inventário.
  - Transporte externo.
  - Retorno ao fabricante, transferência a outro usuário, caso seja autorizada pela Autoridade Competente, ou entrega a um dos Institutos da CNEN. Ressalta-se que, após o ato de entrega dos rejeitos à CNEN, toda a responsabilidade pelas etapas subseqüentes do gerenciamento fica transferida a esta entidade. Em se tratando de fontes seladas como aquelas utilizadas em teleterapia, cabe ressaltar a importância de haver uma cláusula contratual entre o importador e fornecedor da fonte para que fique explícita a responsabilidade do fornecedor em receber a fonte de volta, após o período de uso.

ETAPAS DO GERENCIAMENTO DE REJEITOS RADIOATIVOS

A seguir são descritas cada etapa do gerenciamento dos rejeitos radioativos de fonte aberta, de acordo com a CNEN.

Geração

A geração de rejeitos radioativos deve ser mantida a níveis mínimos praticáveis em termos de atividade e volume, pois, além de minimizar os efeitos danosos da radiação, reduz os custos que possam advir de sua geração. Alguns cuidados que devem ser adotados a fim de minimizar a geração dos rejeitos radioativos são:

- Controlar efetivamente o material radioativo existente (aquisição, recepção, distribuição, uso e eliminação).
- Evitar a ocorrência de incidentes como derramamentos de material radioativo, por meio do manuseio seguro.
- Evitar o uso de isótopos de meia-vida longa, sempre que possível.
- Usar líquidos de cintilação biodegradáveis em substituição aos coquetéis de cintilação à base de solventes orgânicos tóxicos, como tolueno, xileno.
- Para os rejeitos biológicos, otimizar a atividade administrada e considerar a substituição de radionuclídeos.
- Minimizar o volume de soluções utilizadas na limpeza de materiais e áreas contaminadas radiologicamente.
- Evitar a geração de rejeitos mistos (mistura de rejeito radioativo e químico ou biológico).
- Segregar e rotular apropriadamente o rejeito radioativo e estocar os de meia-vida curta em locais exclusivos para decaimento e posterior disposição final como resíduo comum.

Manuseio seguro

Os profissionais responsáveis pela limpeza e coleta intra e extra-estabelecimento de saúde estão sujeitos à irradiação ou contaminação por material radioativo provenientes de fontes não seladas, caso o gerador não tenha segregado e acondicionado devidamente o rejeito. Esta contaminação pode ser externa (pele e cabelos) ou interna (através da inalação, ingestão ou absorção pela pele ferida ou sadia). Para evitar a contaminação, devem-se usar equipamentos de proteção individual (EPI) como aventais, sapatilhas impermeáveis, luvas, máscaras etc.

As doses devidas às radiações ionizantes de uma maneira geral podem ser reduzidas seguindo-se os procedimentos estabelecidos na norma CNEN-NE-3.01 "Diretrizes Básicas de Radioproteção".

Os três conceitos principais de radioproteção são: a *diminuição do tempo de exposição*, pois as doses devidas às radiações ionizantes são diretamente proporcionais ao tempo que um indivíduo fica exposto a fonte; o aumento da *distância da fonte de radiação*, pois a dose recebida por exposição a fontes de radiação é inversamente proporcional ao quadrado da distância entre a fonte e o indivíduo exposto; o uso de *blindagem*, que deve, obrigatoriamente, fazer parte do projeto de qualquer instalação onde se pretenda manusear, processar ou armazenar material radioativo. Em situações que exijam a exposição de pessoas à radiação e não se possa contar com uma blindagem, devem-se utilizar da melhor forma possível os fatores tempo de exposição e distância.

Caracterização primária e identificação

A caracterização primária consiste na determinação qualitativa e quantitativa das propriedades físicas, químicas, biológicas e radiológicas dos rejeitos gerados e a sua quantificação (volume e peso). Tem como objetivos principais: identificar os rejeitos em cada setor do estabelecimento; conhecer as quantidades geradas; dimensionar as embalagens de acondicionamento e o local para o armazenamento dos rejeitos; definir a destinação final, os requisitos de segurança e os processos e metodologias a serem adotados no tratamento dos rejeitos, se indicado.

Os parâmetros mais relevantes para a caracterização primária são:

- Descrição do rejeito e lugar de origem (identificação da instalação e operação geradora, forma física do rejeito, volume e massa de rejeito gerado, data da geração, responsável).
- Características radiológicas (radionuclídeos, meia-vida, atividade, taxa de exposição, tempo necessário para o decaimento).
- Características físicas e químicas (sólidos compactáveis/não-compactáveis, perfurocortante/não-perfurocortante, solução líquida orgânica/aquosa, composição química e concentração das soluções, combustibilidade, reatividade, inflamabilidade e toxicidade).
- Características biológicas (putrescibilidade, patogenicidade).

Segregação na origem

Os rejeitos radioativos devem ser segregados no próprio ponto de geração, em função da meia-vida do radionuclídeo presente e de acordo com as características físicas, químicas, biológicas, o estado físico (sólido e líquido), e a forma química (aquosa e orgânica). A segregação dos rejeitos radioativos na origem é de suma importância para evitar exposições desnecessárias do trabalhador à radiação ionizante.

Os rejeitos de meia-vida curta (elementos de meia-vida inferior a 100 dias, por exemplo) devem ser coletados separados dos de meia-vida longa (elementos de meia-vida superior a 100 dias). Para os rejeitos de meia-vida curta, deve-se ainda anotar a data de geração e a concentração de atividade no momento da geração, que são dados necessários ao cálculo do tempo de decaimento visando o descarte seguro, sob o ponto de vista radiológico.

Para maiores informações as diretrizes estabelecidas nas normas da CNEN e também o PGRR da instalação devem ser consultados.

Acondicionamento

Os rejeitos radioativos devem ser acondicionados nas embalagens originais, ou outra apropriada a cada tipo de rejeito, conforme estabelecido no Plano de Radioproteção aprovado pela CNEN para o estabelecimento.

As agulhas e objetos cortantes devem ser acondicionados em recipientes rígidos, reforçados e estanques. Não misturar as seringas contaminadas com material radioativo e aquelas contaminadas com material não-radioativo.

Os rejeitos líquidos devem ser acondicionados em recipientes de vidro ou, preferencialmente, de plásticos, de acordo com a compatibilidade. Os recipientes podem ter capacidade de até 2 litros e devem ser colocados sobre bandejas de material inquebrável, profunda o suficiente para conter o volume total de rejeito, caso haja vazamento.

Os rejeitos mistos (radioativo biológico), como carcaças de animais e peças anatômicas, devem ser embrulhados um a um em papel absorvente, e acondicionados em sacos plásticos branco leitoso (classe 2) fortemente enrolados e presos com fita forte e resistente à umidade. Em seguida devem ser colocados dentro de caixas de papelão identificadas. As peças devem ser conservadas em *freezer* até o período do descarte, que deve ser feito de acordo com a segunda classificação.

Todas as embalagens devem receber o rótulo "Rejeito Radioativo" e ser sinalizadas com o símbolo internacional de presença de radiação (trifólio magenta). Devem-se usar blindagens adicionais em função das características radiológicas do rejeito (atividade, tipo e energia da radiação emitida) e manter os níveis de contaminação superficial dos recipientes abaixo dos níveis estabelecidos na norma CNEN-NE-6.05.

Os cadáveres de pacientes de iodoterapia devem ser envolvidos em plástico e colocados em caixão adequadamente lacrado. Caso a taxa de dose a 1 metro do caixão seja superior a 50μSv/h, não deve haver velório nem cremação.

Pré-tratamento

Os rejeitos radioativos biológicos devem ser previamente tratados no mesmo dia da geração e antes de seguirem para o armazenamento intermediário ou para decaimento radioativo, a fim de prevenir a putrefação.

Os métodos mais usuais são:

- Congelamento: envolver o rejeito em plástico, identificar e mantê-los congelados em *freezer* para decaimento da radiação.
- Método químico: cobrir totalmente o rejeito com soluções químicas que retardam a putrefação. Se for usado o formol concentrado, o rejeito ficará mumificado em 1 ano e poderá ser tratado como rejeito sólido ou liberado como resíduo comum, dependendo do tipo do rejeito, após o período de decaimento.

- Incineração: a CNEN deve ser previamente consultada antes da incineração de qualquer material radioativo.

Não se deve autoclavar material radioativo, pois isto poderá contaminar a autoclave.

Coleta e transporte internos

A coleta interna dos rejeitos radioativos deve ser feita por mão de obra especialmente capacitada e em recipientes blindados, quando necessário, de modo a minimizar a exposição dos trabalhadores às radiações ionizantes.

Apenas os rejeitos com o formulário "Controle de Rejeito Radioativo" devidamente preenchido e assinado devem ser coletados.

O transporte interno deve ter rotas pré-estabelecidas, sempre com o menor percurso e no mesmo sentido, sem coincidir com os horários de circulação de medicamentos, alimentos (inclusive de mamadeiras), roupas limpas e visitas.

O meio de transporte utilizado na coleta do rejeito deve ser monitorado imediatamente após o recolhimento. Caso seja indicado, deve-se efetuar a descontaminação.

Armazenamento

Os rejeitos radioativos devem ser armazenados de modo exclusivo e longe de materiais não-radioativos, especialmente materiais explosivos, inflamáveis ou tóxicos. Os resíduos de fácil putrefação devem ser mantidos sob refrigeração.

O rejeito radioativo deverá estar devidamente acondicionado e identificado quanto ao radionuclídeo, atividade, taxa de exposição, data da monitoração e, caso seja armazenado para decaimento, a data prevista em que ocorrerá a isenção ou eliminação controlada. Dependendo da quantidade de rejeito a ser armazenado, pode-se usar uma caixa blindada no próprio laboratório ou ter uma sala exclusiva (depósito) para o armazenamento de rejeitos radioativos.

O depósito de rejeitos radioativos deve estar sinalizado com o símbolo internacional de presença de radiação (trifólio magenta), identificado como área restrita e situado longe das áreas de trabalho, mas em local de acesso fácil para a transferência dos rejeitos.

A taxa de exposição em qualquer ponto acessível fora do depósito não deve exceder os limites de dose para indivíduos do público estabelecidos na norma CNEN-NN-3.01. Caso necessário deve-se providenciar blindagem do depósito de rejeitos.

Descarte ou eliminação de rejeitos radioativos por via convencional

O descarte é a liberação planejada e controlada de rejeito radioativo para o ambiente (atmosfera, esgotos sanitários e sistema de coleta de lixo urbano) de forma que atenda às restrições impostas pelos Órgãos Regulamentadores, radiológico e ambiental. Baseia-se, principalmente, na toxicidade e meia-vida dos radionuclídeos e na concentração de atividade e/ou atividade total dos rejeitos.

Os limites para eliminação de rejeitos radioativos estão estabelecidos na Norma CNEN-NE-6.05, e é importante que sejam atendidos, sob o aspecto de segurança radiológica. Em linhas gerais são as seguintes diretrizes que devem ser seguidas:

- O limite de eliminação para rejeitos sólidos em sistema de coleta de lixo urbano é de 75 Bq/g (2nCi/g), para qualquer radionuclídeo.
- Os limites de eliminação, diário e mensal, de rejeitos líquidos na rede de esgotos sanitários dependem do radionuclídeo e devem atender aos critérios estabelecidos na Norma CNEN-NE-6.05, que deve ser consultada.
- A eliminação de excretas de pacientes submetidos à terapia radioisotópica, deve ser feita de acordo com instruções específicas estabelecidas pela norma CNEN-NN-3.05.

Depois que a atividade atingiu os limites de eliminação autorizados ou estabelecidos em norma, os rejeitos devem ser gerenciados como resíduos não-radioativos de serviços de saúde.

Registro e manutenção de inventário

O sistema de registros deve assegurar o rastreamento dos rejeitos radioativos e garantir a manutenção do inventário de rejeitos atualizado. Devem conter as seguintes informações:

- Identificação do rejeito e localização do recipiente que o contém.
- Procedência e destino.
- Transferências internas e externas.
- Eliminações realizadas, particularizando as atividades diárias liberadas.
- Outras informações pertinentes à segurança.

Informações sobre a aquisição/utilização de radionuclídeos e geração de rejeitos radioativos devem ser registradas em formulário próprio. Os rejeitos armazenados e a sua destinação, incluindo eliminações, devem ser registrados também em formulário exclusivo.

Os registros, bem como os documentos relativos a correções, devem ser mantidos na instalação. Entretanto, periodicamente, conforme as determinações contidas na Autorização para Operação, deve ser enviado à CNEN o controle de variações de inventário de todo material radioativo, inclusive dos rejeitos radioativos.

Transporte externo

Os critérios para a escolha da embalagem para o transporte externo, – tais como os requisitos de projeto, os limites de atividade do material a ser acondicionado e a sua forma física e química, entre outros parâmetros –, estão definidos na norma CNEN-NE-5.01 que se baseia nas recomendações de transporte da AIEA (Safety Series n° 06).

O transporte dos rejeitos radioativos deverá ser feito de acordo com a Norma CNEN-NE-5.01, e de acordo com as diretrizes do DNER, da Resolução n° 420 da ANTT, da norma NBR 7500/2500 da ABNT. Cabe ressaltar que o expedidor é responsável pela segurança do transporte.

Entrega aos institutos da CNEN ou a empresas autorizadas

Os Institutos da CNEN estão autorizados a receber rejeitos radioativos de estabelecimentos prestadores de serviços de saúde e de atividades de pesquisa de meia-vida longa. Esses Institutos possuem infra-estrutura adequada para o tratamento de rejeitos radioativos e também podem prestar consultoria em gerenciamento de rejeitos. Ressalta-se que, após o ato de entrega dos rejeitos à CNEN, toda a responsabilidade pelas etapas subseqüentes do gerenciamento fica transferida a esta entidade.

Se o rejeito for fonte aberta, o contato deverá ser anterior à geração, o que garantirá o cumprimento de critérios de aceitação no que tange, principalmente, aos requisitos de segregação, acondicionamento, caracterização, entre outros.

Em se tratando de fontes seladas como aquelas utilizadas em teleterapia, cabe ressaltar a importância de haver uma cláusula contratual entre o importador e o fornecedor da fonte para que fique explícita a responsabilidade do fornecedor em receber a fonte de volta, após o período de uso.

Disposição final

Após alcançarem os níveis de liberação para resíduos sólidos, os mesmos devem ser reacondicionados de acordo com a segunda classificação e encaminhados para aterro sanitário licenciado (grupo A – fração tratada e as que não precisam ser tratadas; grupo B – químico não perigoso; grupo D – comum, e grupo E – perfurocortantes), cemitério (peças anatômicas, animais), ou aterro industrial classe I (grupo B – químicos perigosos), conforme o caso.

Os resíduos líquidos que atenderem aos critérios estabelecidos na Norma CNEN-NE-6.05, podem ser liberados em rede coletora de esgoto. Os que têm características de periculosidade, de acordo com a NBR 10004 da ABNT, não podem ser descartados na rede de esgoto, mas devem ser tratados.

Antes da liberação do material como resíduo comum, os rótulos, etiquetas e símbolos que indiquem a presença de radiação devem ser removidos do recipiente.

Há regiões em que a legislação, estadual ou local, não permite a disposição final em aterros sanitários de resíduos de serviços de saúde sem tratamento prévio da fração que não precisa ser tratada.

Ressalta-se que, um projeto inadequado ou a operação incorreta dos sistemas de tratamento podem gerar problemas de contaminação ambiental e de saúde ocupacional e dos indivíduos do público, sendo importante prevenir essas possibilidades, pela seleção correta da tecnologia e da capacitação do pessoal responsável pela operação.

Deve-se requerer às empresas prestadoras de serviços, públicas e privadas, responsáveis pela execução da coleta, transporte e disposição final dos resíduos de serviços de saúde, documentação que identifique a conformidade com as orientações dos órgãos de meio ambiente.

PROCEDIMENTOS DE EMERGÊNCIA

Na execução de operações de rotina, pode haver dispersão de material radioativo, resultando em contaminação de pessoas ou de equipamentos e áreas. Instruções e procedimentos visando minimizar ou eliminar as conseqüências de situações de emergência radiológica são contemplados no Plano de Radioproteção.

No caso de haver derramamento as seguintes precauções devem ser tomadas: limitar o acesso à área contaminada; desligar o sistema de ventilação, se possível; impedir a dispersão de contaminantes líquidos e na forma de pós; controlar o movimento de todo o pessoal potencialmente contaminado, para evitar posterior dispersão de contaminação; planejar o procedimento de descontaminação antes de sua realização, de forma a não espalhar a contaminação; determinar e registrar o radionuclídeo envolvido e sua atividade e forma química; anotar os nomes das pessoas envolvidas; recolher as roupas contaminadas. Nos casos de lesões sérias, a atenção médica em relação aos aspectos radiológicos é prioritária.

Após a descontaminação, se deve efetuar a monitoração de todas as áreas ao redor do derramamento e de todo o pessoal, inclusive pés e mãos, com relação à contaminação superficial.

O Serviço de Radioproteção deve ser chamado, se o derramento for significativo, ou notificado, em derramamentos de menor importância.

BIBLIOGRAFIA

ANVISA RDC nº 306 de 07 de dezembro de 2004. Dispõe sobre o Regulamento Técnico para o gerenciamento de resíduos de serviços de saúde. D.O.U. – Diário Oficial da União; Poder Executivo, de 10 de dezembro de 2004.

Normas da CNEN.

Silva EMP, Cussiol NAM. Gerência de rejeitos radioativos de serviços de saúde. Belo Horizonte: Centro de Desenvolvimento da Tecnologia Nuclear, 1999. (CDTN-857/99).

SITES RECOMENDADOS

www.anvisa.gov.br/servicosaude/manuais/manual_gerenciamento_residuos.pdf
www.epa.gov
www.ib.usp.br/adm/biosseg/index.html
http://protecaoradiologica.unifesp.br

Gerenciamento de Resíduos Químicos de Serviços de Saúde

Noil Amorim de Menezes Cussiol

INTRODUÇÃO

Os resíduos químicos de serviços de saúde, apesar de representarem uma pequena parcela do total dos resíduos gerados no ambiente de saúde, são particularmente importantes, tanto para a segurança ocupacional dos funcionários que o manuseiam como para a saúde pública e qualidade do meio ambiente. Para isto, é necessária a implementação de estratégias cuidadosamente planejadas, o que é conseguido através de um programa de gerenciamento de resíduos. A adoção de condutas seguras no manuseio, acondicionamento, armazenamento, transporte, tratamento e na forma de disposição final destes resíduos evitam, em muito, os riscos de acidentes e impactos ambientais.

Pelas resoluções da ANVISA (RDC nº 358/2004) e do CONAMA (Resolução nº 358/2005), os resíduos do Grupo B são aqueles que contêm substâncias químicas que podem apresentar risco à saúde pública ou ao meio ambiente, dependendo de suas características de inflamabilidade, corrosividade, reatividade e toxicidade, a saber:

- Produtos hormonais e produtos antimicrobianos; citostáticos; antineoplásicos; imunossupressores; digitálicos; imunomoduladores; anti-retrovirais, quando descartados por serviços de saúde, farmácias, drogarias e distribuidores de medicamentos ou apreendidos e os resíduos e insumos farmacêuticos dos Medicamentos controlados pela Portaria MS 344/98 e suas atualizações.
- Resíduos de saneantes, desinfetantes, desinfestantes; resíduos contendo metais pesados; reagentes para laboratório, inclusive os recipientes contaminados por estes.
- Efluentes de processadores de imagem (reveladores e fixadores).
- Efluentes dos equipamentos automatizados utilizados em análises clínicas.
- Demais produtos considerados perigosos, conforme classificação da NBR 10.004 da ABNT (tóxicos, corrosivos, inflamáveis e reativos).

A Lei de Crimes Ambientais (Brasil, n$^\underline{o}$ 9605 de fevereiro de 1998) dispõe sobre as sanções penais e administrativas derivadas de condutas e atividades lesivas ao meio ambiente e dá outras providências. No seu artigo 54, parágrafo 2$^\underline{o}$, inciso V, penaliza o lançamento de resíduos sólidos, líquidos ou gasosos em desacordo com as exigências estabelecidas em leis ou regulamentos. No parágrafo 3$^\underline{o}$ do mesmo artigo, a lei penaliza quem deixar de adotar, quando assim o exigir a autoridade competente, medidas de precaução em caso de risco de dano ambiental grave ou irreparável.

Vale a pena destacar também o artigo 56, no que tange a transporte, armazenamento, guarda, depósito ou uso de produtos ou substâncias tóxicas, perigosas ou nocivas à saúde humana ou ao meio ambiente em desacordo com as exigências estabelecidas em leis ou em seus regulamentos, incluindo nas mesmas penas, quem abandona os produtos ou substâncias referidos ou os utiliza em desacordo com as normas.

As principais normas do Ministério de Trabalho e Emprego – MTE e da Associação Brasileira de Normas Técnicas – ABNT intimamente relacionadas ao tema são as seguintes:

- Normas Regulamentadoras do MTE:
  - NR 7 – Programa de Controle Médico de Saúde Ocupacional – PCMSO.
  - NR 9 – Programa de Prevenção de Riscos Ambientais – PPRA.
  - NR 32 – Segurança e saúde no trabalho em serviços de saúde.
- Normas da ABNT:
  - NBR 13463/1995 – Coleta de resíduos sólidos – Classificação.
  - NBR 13853/1997 – Coletores para resíduos de serviços de saúde perfurantes ou cortantes – Requisitos e método de ensaio.
  - NBR 9191/2002 – Sacos plásticos para acondicionamento de lixo – requisitos e métodos de ensaio.
  - NBR 7500/2003 – Identificação para o transporte terrestre, manuseio, movimentação e armazenamento de produtos.
  - NBR 10004/2004 – Resíduos sólidos – Classificação.
  - NBR 10005/2004 – Procedimento para obtenção de extrato lixiviado de resíduos sólidos.
  - NBR 10006/2004 – Procedimento para obtenção de extrato solubilizado de resíduos sólidos.
  - NBR 10007/2004 – Amostragem de resíduos sólidos.
  - NBR 12235/1992 – Armazenamento de resíduos sólidos perigosos.
  - NBR 14725/2001 – Ficha de informações de segurança de produtos químicos – FISPQ.

É sabido que o potencial de risco dos resíduos químicos aumenta quando os resíduos são manuseados de forma inadequada ou não são apropriadamente descartados e acondicionados.

Os riscos ocupacionais a que estão expostos os trabalhadores da área de limpeza e de tratamento, que podem causar danos à saúde ou integridade física devem-se à exposição a resíduos químicos (teratogênicos, mutagênicos, tóxicos) mal acondicionados ou submetidos a tratamento em instalações inadequadas e a agentes químicos utilizados na desinfecção de resíduos.

GERENCIAMENTO DOS RESÍDUOS QUÍMICOS

Denomina-se gerenciamento de resíduos, o conjunto de atividades técnicas e administrativas aplicáveis ao manuseio, à minimização da geração, à segregação, à coleta, ao acondicionamento, ao transporte, ao armazenamento, ao tratamento, ao controle, ao registro, e à disposição final dos resíduos.

Tanto na etapa intra como na extra-estabelecimento de saúde, todos os envolvidos, incluindo o funcionário responsável pela limpeza interna e o da coleta externa, devem estar usando os equipamentos de proteção individual exigidos por lei e outros que se mostrarem necessários.

Legalmente, cabe aos proprietários ou responsáveis pelo estabelecimento a responsabilidade de gerenciar seus resíduos desde a geração até a disposição final. Vale ressaltar que esta responsabilidade não se exime mesmo quando o serviço de coleta, o tratamento e a disposição final dos resíduos sejam executados pela administração pública ou por empresas privadas, ou seja, a figura jurídica da co-responsabilidade estará sempre presente.

ETAPAS DO GERENCIAMENTO DOS RESÍDUOS QUÍMICOS

A seguir, são apresentadas as diversas etapas que compõem um sistema de gerenciamento de resíduos químicos de serviços de saúde.

Geração

A geração de resíduos em um estabelecimento é determinada pela complexidade e pela freqüência dos serviços que oferta e pela eficiência que alcançam os responsáveis pelos serviços no desenvolvimento de suas tarefas, assim como pela tecnologia usada.

Um dos princípios fundamentais do gerenciamento de resíduos é que a geração deve ser mantida a níveis mínimos praticáveis de volume, pois, além de minimizar os riscos de exposição a agentes perigosos presentes em algumas frações, há redução dos custos para o seu gerenciamento.

Minimização

A minimização da geração dos resíduos químicos constitui-se numa estratégia muito importante no gerenciamento. Baseia-se na adoção de técnicas que possibilitem a redução do volume e/ou toxicidade dos resíduos e, conseqüentemente, da carga poluidora.

A minimização traz como conseqüência principal, a redução dos custos de tratamento e de disposição final. Entre as medidas para reduzir a geração de resíduos químicos, podem-se destacar:

- A centralização e otimização dos pedidos de compras por meio da descrição técnica minuciosa do produto desejado, a fim de que sejam adquiridos somente aqueles com as características que realmente venham atender as necessidades. Dessa forma, evitam-se os desperdícios decorrentes do encalhe, a subutilização ou o gasto excessivo desnecessário do produto.
- A redução da variedade de produtos utilizados, optando por aqueles que atendam às necessidades de forma mais ampla, sem comprometer os aspectos de qualidade e de segurança. Por exemplo, os detergentes, os desinfetantes e as soluções limpadoras de um modo geral.
- A substituição de produtos por outros que gerem menos resíduos e/ou de menor periculosidade. Como exemplo, podem-se citar: a substituição dos compostos halogenados pelos não halogenados, hidrocarbonetos de petróleo (por exemplo, tolueno e xileno) por álcoois simples e cetonas; e, sempre que possível, usar reagentes de base aquosa e biodegradáveis, que causem menos impactos no meio ambiente.
- A implantação do sistema de prescrição eletrônica e dose unitária de medicamentos, que evita sobra e o desperdício do produto.
- O controle de inventário por meio da compra de quantidades mínimas e quando necessário, para evitar a expiração do prazo de validade do produto.
- A centralização do setor de dispensação de medicamentos e produtos químicos diversos, incluindo os de higienização.
- A manutenção preventiva de equipamentos e utensílios.
- A adoção de boas práticas, com o objetivo de limitar a geração desnecessária de resíduos decorrente da intervenção humana ou pela falta dela.
- A segregação de resíduos por grupo (potencialmente infectante, químico, radioativo, comum e perfurocortantes/escarificantes), estado físico e forma química.
- A reutilização de produtos e recipientes, tais como bombonas e outros recipientes plásticos e metálicos, desde que não existam riscos em função do material que continham.
- A reciclagem de produtos, é boa alternativa para itens como papéis, caixas de papelão e produtos feitos com alumínio que têm maior valor agregado no mercado.

Na Tabela 1, há exemplos de opções práticas de redução de resíduos químicos em estabelecimentos prestadores de serviço de saúde.

Tabela 1. Métodos de minimização de resíduos em estabelecimentos de saúde.

Categoria do resíduo	Método de minimização
Quimioterapia e antineoplásicos	• Reduzir o volume usado da droga • Otimizar o tamanho do recipiente na compra • Retornar ao fabricante, quando possível, as drogas com o prazo de validade expirado • Centralizar o local de quimioterapia • Minimizar os resíduos de cobertura do recinto e de limpeza • Providenciar *kits* de limpeza para derramamentos • Segregar os resíduos
Formaldeído	• Diminuir a concentração das soluções de formaldeído • Reduzir os resíduos da limpeza de equipamentos de diálise e unidades de osmose reversa • Usar osmose reversa para tratar a água reduzindo a demanda de limpeza do equipamento de diálise • Recolher os resíduos de formaldeído e avaliar a possibilidade de reusá-lo em laboratórios de patologia e autópsia
Reagentes fotográficos	• Optar pelo sistema digital de obtenção de imagens radiográficas • Retornar ao fabricante a solução reveladora gasta • Cobrir os tanques de revelação e fixação, para reduzir a evaporação e oxidação • Recuperar a prata de forma eficiente • Reciclar os filmes e papéis • Usar um rodo de borracha (*squeegees*) para reduzir perdas no banho • Usar lavagem por contra corrente
Solventes	• Substituir os limpadores a base de solvente por agentes de limpeza menos perigosos • Reduzir o volume requerido nas análises • Usar *kits* pré-mistos para testes envolvendo fixação por solventes • Segregar os resíduos de solventes • Recuperar os solventes por destilação, para reuso
Mercúrio	• Substituir os aparelhos com mercúrio por aqueles com sensores eletrônicos • Providenciar *kits* de limpeza de derramamento de mercúrio e capacitar o pessoal para a sua utilização • Reciclar os resíduos de mercúrio não-contaminado usando metodologia segura
Resíduos de gases anestésicos	• Empregar boas práticas de trabalho para reduzir a proporção de escape • Adquirir equipamentos que proporcionem baixo escape • Fazer manutenção no equipamento para evitar escapes

Categoria do resíduo	Método de minimização
Produtos tóxicos, corrosivos e outros	• Inspeção e manutenção apropriada de equipamentos de esterilização por óxido de etileno • Substituir os produtos tóxicos e agentes de limpeza • Reduzir os volumes utilizados nos experimentos • Retornar os recipientes para reuso. Usar tambores recicláveis • Neutralizar os resíduos ácidos com os resíduos básicos • Usar dispositivos mecânicos em tambores para reduzir derramamentos • Usar sistemas automatizados para os produtos químicos da lavanderia • Usar métodos físicos de limpeza ao invés de químicos

Fonte: Adaptado por Noil A.M. Cussiol, de US Environmental Protection Agency. Guides to pollution prevention selected hospital waste streams, 1990 (EPA/625/-20/009).

Manuseio

Essa operação envolve risco potencial de acidente, principalmente para os profissionais que atuam na coleta, no transporte, no tratamento e na destinação final dos resíduos.

Com o objetivo de proteger as áreas do corpo expostas ao contato com os resíduos, os funcionários devem obrigatoriamente usar EPI (Equipamento de Proteção Individual), conforme previsto na NR 6 do Manual de Segurança e Medicina do Trabalho, e também seguirem a NR 32, sobre Segurança e Saúde no Trabalho em Serviços de Saúde.

Cabe ao empregador dispor de equipamentos de proteção que se adaptem ao tipo físico do funcionário. A adequação do peso da embalagem transportada com o biotipo do funcionário é fundamental para evitar, principalmente, carga biomecânica excessiva.

As características dos riscos das substâncias químicas são as contidas na Ficha de Informações de Segurança de Produtos Químicos – FISPQ, conforme NBR 14725 da ABNT e Decreto/PR 2657/98. Deve-se pesquisá-las antes de iniciar qualquer trabalho, a fim de providenciar os equipamentos, de proteção coletiva e individual, necessários e mais adequados para a execução das tarefas que envolvam o manuseio de produtos químicos.

As medidas de proteção devem ser adotadas a partir do resultado da avaliação feita no Programa de Prevenção de Riscos Ambientais – PPRA do estabelecimento, exigido na NR 32.

Segregação na origem

A segregação dos resíduos na origem é de suma importância para o gerenciamento, principalmente para as etapas de tratamento e de disposição final. É importante que a segregação esteja de acordo com os métodos de tratamento e de disposição final, pois não é permitida a separação posterior. Esta operação deve ser feita no próprio ponto de geração e de acordo com as características físicas, químicas, biológicas e radiológicas do resíduo, estado físico e forma química (aquosos e orgânicos). Deve-se sempre observar as exigências de compatibilidade química dos resíduos entre si (Apêndice I) para que acidentes sejam evitados.

Para fins de descarte em rede de esgoto, o pH da solução deve estar entre 6,5 e 8. Soluções contendo cianeto, nitrila e/ou geradores de cianeto devem ser segregadas e ter o pH elevado a 8, no mínimo. Também as embalagens primárias de produtos químicos perigosos devem ser segregadas de acordo com o risco químico do produto propriamente dito.

Os seguintes resíduos de substâncias químicas, quando não fizerem parte de mistura química, devem ser obrigatoriamente segregados e acondicionados de forma isolada: líquidos inflamáveis; ácidos; bases; oxidantes; compostos orgânicos não-halogenados; compostos orgânicos halogenados; óleos; materiais reativos com o ar; materiais reativos com a água; mercúrio e compostos de mercúrio; brometo de etídio; formalina ou formaldeído; mistura sulfocrômica; resíduo fotográfico; soluções aquosas, corrosivas; explosivas; venenos; carcinogênicas, mutagênicas e teratogênicas; ecotóxicas; sensíveis ao choque; criogênicas; asfixiantes; de combustão espontânea; gases comprimidos; metais pesados.

Acondicionamento

Os resíduos químicos devem ser acondicionados em recipientes estanques, de material compatível com o resíduo, devidamente rotulados quanto ao seu conteúdo e sinalizados com o símbolo internacional de presença do respectivo risco (corrosivo, inflamável, combustível, tóxico). Os símbolos são aqueles estabelecidos na NBR 7500/2003, da ABNT. É prudente manter o recipiente dentro de uma bandeja de material inquebrável, profunda o suficiente para conter o volume total do resíduo, caso haja vazamento.

Em linhas gerais, são indicados os seguintes tipos de acondicionamento para os resíduos químicos:

- Soluções salinas, resíduos inorgânicos tóxicos, sais de metais pesados e suas soluções podem ser acondicionadas em recipientes de plástico ou vidro.
- Resíduos sólidos orgânicos podem ser acondicionados em recipientes de plástico ou papelão resistente e os resíduos sólidos inorgânicos em recipientes de plástico.
- Vidro, metal e plásticos, colunas e cartuchos para HPLC podem ser acondicionados em caixas de plástico ou papelão.
- Mercúrio e restos de amálgamas devem ser acondicionados em frasco plástico com tampa hermética, preenchido com glicerina ou água para conter a evaporação.

- Compostos combustíveis tóxicos e solventes devem ser acondicionados em embalagens metálicas ou de vidro. Quando acondicionados em embalagens de plástico, podem causar rupturas devido ao ressecamento que causam nas paredes do recipiente. Devem ser segregados e identificados como "Solvente Halogenado" e "Solvente não-Halogenado", em função da presença ou não de halogênios em sua composição.

Os resíduos gerados pelos programas de assistência domiciliar devem ser acondicionados, identificados e recolhidos pelos próprios agentes de atendimento, ou por pessoa treinada para a atividade, e encaminhado ao estabelecimento de saúde de referência. Aqueles gerados por usuário domiciliar podem ser descartados em esgoto sanitário com sistema de tratamento ou junto aos resíduos sólidos urbanos, se for sólido.

Coleta e transporte internos

As embalagens devem ser coletadas e levadas para a Sala de Resíduos ou diretamente para o Abrigo de Resíduo, conforme descrito no PGRSS do estabelecimento.

No caso de deslocamento manual, o recipiente com o resíduo não deve ultrapassar o volume de 20 litros. No caso de ultrapassar, há a obrigatoriedade de usar o carro de coleta interna. Em linhas gerais, este equipamento deve ser estanque, lavável, com os cantos arredondados e dotado de tampa. Deve ser identificado quanto ao tipo de resíduo que está transportando e ser de uso exclusivo.

O transporte deve ter rotas pré-estabelecidas, sempre com o menor percurso e no mesmo sentido, e não deve coincidir com os horários de circulação de medicamentos, alimentos (inclusive de mamadeiras), roupas limpas e visitas.

Armazenamento

No armazenamento temporário, o resíduo coletado é levado para a sala de resíduos, localizada na própria unidade geradora. Depois, os resíduos são transportados e levados para o local de armazenamento externo, onde a guarda é feita no abrigo de resíduos químicos.

Para os pequenos geradores é facultativa a sala de resíduos, podendo-se encaminhar os recipientes diretamente para o abrigo externo. O armazenamento deve ser feito de acordo com a periculosidade química do resíduo, conforme a segregação previamente feita e de forma ordenada.

O abrigo de resíduos químicos (grupo B) deve ser exclusivo e atender a norma da ABNT NBR 12235, referente à estocagem de produtos perigosos. Deve ser dimensionado de acordo com o volume de geração e freqüência da destinação, prevendo-se capacidade adicional para ocasiões de emergência. Deve possuir ainda equipamento de lava-olhos, chuveiro automático, sistemas de tanques e drenos de piso para a coleta de líquidos provenientes de derramamentos e de descontaminação, equipamentos de proteção individual, extintor de incêndio compatível com os riscos existentes e instalação elétrica à prova de explosão, caso seja indicado (Portaria n° 121/96 do INMETRO).

Coleta e transporte externos

A coleta e o transporte externos (fase extra-estabelecimento) são as operações de remoção e transporte das embalagens do abrigo de resíduos para as instalações de tratamento e/ou para disposição final. Estas operações podem ser executadas tanto pela administração pública como pela iniciativa privada.

O transporte externo deve ser feito em veículo coletor licenciado e que atenda às exigências das normas da ABNT e da resolução n° 420 da ANTT. Os profissionais que fazem a coleta devem estar devidamente paramentados com os equipamentos de proteção individual apropriados e em boas condições de uso. Cabe lembrar a co-responsabilidade do estabelecimento pela qualidade do serviço prestado por suas contratadas.

Tratamento

De acordo com as características químicas e disponibilidade local de processos de tratamento, esses resíduos podem: ser tratados quimicamente por mão de obra qualificada; ser incinerados; ter disposição final em aterros industriais de Classe 1 (específicos para resíduos perigosos). É vedado o encaminhamento de resíduos líquidos para disposição final em aterros.

O tratamento dos resíduos químicos visa neutralizar ou tornar um resíduo de maior periculosidade ou toxicidade em outro de menor risco. Ele pode ser feito dentro do estabelecimento gerador, numa das fases de seu processamento interno ou em plantas centralizadas situadas em local próximo às instalações do sistema de disposição final, sempre privilegiando plantas maiores, pela extensão dos benefícios à comunidade e pela maior facilidade de controle da eficiência da operação. Os sistemas de tratamento devem ser objeto de licenciamento ambiental e são passíveis de fiscalização e controle pelos órgãos de vigilância sanitária e meio ambiente, de acordo com a Resolução CONAMA n° 237/1997.

A seleção correta da tecnologia para o tratamento de resíduos deve ser bastante cuidadosa, pois um projeto inadequado ou a operação incorreta dos sistemas de tratamento (por exemplo, incineradores) podem gerar problemas de contaminação ambiental e de saúde ocupacional e dos indivíduos do público, sendo importante prevenir essas possibilidades.

Os resíduos perigosos do grupo B podem ser tratados quimicamente por via úmida (neutralização, oxirredução etc.), físico-química (solidificação etc.), plasma ou incinerador. Os dois últimos são especialmente indicados para os resíduos do grupo B – químicos e os industriais, porém nunca serão a opção mais econômica. A seguir são dadas, em linhas gerais, algumas informações sobre os processos via plasma e incineração de tratamento:

Plasma

O plasma é uma forma especial de material gasoso (gás ionizado) que conduz eletricidade. Quando aplicado sobre os resíduos, causa a dissociação das ligações moleculares dos mesmos, produzindo componentes atômicos elementares. Deste processo, resultam duas fases líquidas (cerâmica e férrea) que, quando resfriadas, tornam-se sólidos inertes vitrificados, e gases combustíveis, que serão posteriormente oxidados na câmara de combustão.

Quando os resíduos têm alto poder calorífico, o sistema poderá ter um balanço energético positivo, permitindo a recuperação de energia em quantidade superior à desprendida no processo. Caso contrário, isto não acontece.

No processo de tratamento via plasma, não há combustão dos resíduos. Essa tecnologia é especialmente indicada para o tratamento de resíduos perigosos industriais, onde altos gradientes de temperatura são necessários, a fim de se evitar a formação de subprodutos ainda ou mais perigosos. Devido ao alto custo, o uso do processo deve ser restrito aos resíduos do grupo B – químicos, principalmente os citostáticos e antineoplásicos.

Vantagens: trata todos os tipos de resíduos, independentemente do estado físico; os produtos vitrificados são inertes, podendo vir a eliminar a disposição final em aterros se forem aproveitados para algum fim; redução extremamente elevada de massa e volume de resíduo.

Desvantagens: alto custo de implantação, operação e manutenção; a operação requer mão de obra especializada.

Incineração

Trata-se de um processo de combustão controlada na presença de oxigênio resultando em cinzas, resíduos incombustíveis e gases. As cinzas produzidas normalmente são de Classe II – não-inertes, conforme classificação pela NBR 10.004, da ABNT. Normalmente é permitida a disposição final dessas cinzas, previamente ensacadas, no aterro sanitário municipal, porém com custo diferenciado de aterramento.

Os incineradores de pequeno porte são extremamente difíceis de serem operados dentro de padrões que satisfaçam às exigências para a proteção do meio ambiente. O custo de manutenção da temperatura, acima de $1.200°C$ para resíduos químicos perigosos, é elevado, pois exige a injeção permanente de combustível.

Vantagens: redução do volume e da massa do resíduo; possibilidade de recuperação de energia para gerar vapor ou eletricidade.

Desvantagens: alto custo de implantação, operação e manutenção, principalmente se comparado com um aterro sanitário bem operado; dependendo da magnitude do equipamento, a operação e manutenção podem ser muito complexas; alto potencial de contaminação (metais pesados, dioxinas e furanos) se for mal operado o que, no caso de falhas na fiscalização, é um risco significativo.

Os sistemas de tratamento térmico por incineração devem obedecer ao estabelecido na Resolução CONAMA nº 316/2002.

Ao selecionar uma alternativa de tratamento é necessário fazer uma análise comparativa dos parâmetros mais relevantes de cada processo, assim como revisar as regulamentações vigentes, facilidade de operação, necessidade de pessoal capacitado, riscos ocupacionais e ambientais, custos, entre outros parâmetros. É necessário considerar as vantagens e desvantagens de cada um dos processos e buscar o que melhor se adeqüe às necessidades particulares de cada estabelecimento.

Deve-se requerer às empresas prestadoras de serviços terceirizados a apresentação de licença de operação, inclusive as condicionantes, caso haja, emitida pelo órgão ambiental para tratamento de resíduos de serviços de saúde. Uma atividade, relativamente simples que pode evitar sérios problemas aos responsáveis pelas instituições, é a avaliação cuidadosa da situação jurídica, econômica e técnica das empresas prestadoras dos serviços e das tarifas oferecidas.

As diretrizes estabelecidas pela ANVISA na RDC nº 306/2004 quanto à destinação de resíduos e produtos químicos são:

- Os resíduos químicos que não apresentam risco à saúde ou ao meio ambiente, não necessitam de tratamento e podem ser submetidos a processo de reutilização, recuperação ou reciclagem, inclusive suas embalagens primárias e secundárias. Os produtos ou insumos farmacêuticos que, em função de seu princípio ativo e forma farmacêutica, não oferecem risco à saúde e ao meio ambiente, também não necessitam de tratamento.
- Os resíduos químicos que apresentam risco à saúde ou ao meio ambiente, logo perigosos, quando não forem encaminhados para reutilização, recuperação ou reciclagem, devem ser submetidos a tratamento ou disposição final específicos, sempre em instalações licenciadas pelos órgãos competentes, inclusive suas embalagens primárias. As embalagens secundárias contaminadas devem ser destinadas da mesma forma que o produto químico perigoso.

A seguir, são dadas algumas formas de eliminação de alguns tipos de resíduos do grupo B:

- Os resíduos de produtos e insumos farmacêuticos especificados na Portaria MS nº 344/98 e suas atualizações devem atender à legislação sanitária em vigor, pois são sujeitos a controle especial.

- Os resíduos gerados pelos serviços de assistência domiciliar devem ser acondicionados, identificados e recolhidos pelos próprios agentes de atendimento ou por pessoa treinada para a atividade e encaminhados ao estabelecimento de saúde de referência.
- Resíduos resultantes de atividades de imunização em massa, incluindo frascos de vacinas vazios com restos do produto, agulhas e seringas, quando não puderem ser submetidos ao tratamento preliminar em seu local de geração, devem ser recolhidos e devolvidos às Secretarias de Saúde responsáveis pela distribuição, para tratamento e disposição final, respeitadas as condições de acondicionamento.
- Os resíduos líquidos provenientes de esgoto e de águas servidas de estabelecimento de saúde devem ser tratados antes do lançamento no corpo receptor ou na rede coletora de esgoto, sempre que não houver sistema de tratamento de esgoto coletivo atendendo a área onde está o serviço, conforme definido na RDC ANVISA nº 50/2002.
- Fármacos citostáticos e antineoplásicos nunca devem ser diluídos e descartados no esgoto. Podem ser submetidos a tratamento químico, incinerados ou aterrados em aterros industriais Classe 1, para resíduos perigosos. A incineração deve ser feita somente em equipamentos que operem em temperatura igual ou superior a 1.200ºC, devido à diversidade desses fármacos. Abaixo da temperatura apropriada de incineração não há a destruição de alguns desses produtos e, ainda, há o risco de propagar contaminação química no entorno das instalações, caso o equipamento não tenha os aparatos adequados de captação e lavagem dos efluentes gasosos ou haja falha durante a operação.
- Mercúrio e prata: encaminhar para a recuperação desses metais em empresas especializadas.
- Glutaraldeído: trata-se de produto biodegradável que pode ser despejado em pequenas quantidades diretamente no esgoto. Uma outra alternativa é adicionar solução de hidróxido de amônio ou cristais de sulfato de amônio até que o pH da solução de glutaraldeído fique neutro ou levemente básico, e dispor a solução resultante em esgoto.
- Brometo de etídio: a) Disposição final da solução – para um volume de uma solução aquosa de brometo de etídio (10mg/ml), adicionar um volume de solução de permanganato de potássio 0,5M e um volume de solução de ácido clorídrico 2,5M. Agitar a mistura por 2 horas à temperatura ambiente. Neutralizar com hidróxido de sódio 2,5M e descartar diretamente na pia sob água corrente; b) Descontaminação de superfícies contaminadas com brometo de etídio – umedecer a superfície a ser descontaminada com álcool e polvilhar com carvão ativado a superfície ainda úmida. O carvão ativado embebido pela solução alcoólica de brometo de etídio deve ser retirado com papel absorvente e disposto em saco plástico. O destino final des-

se material é a incineração; c) Disposição final dos equipamentos de proteção contaminados com brometo de etídio – os equipamentos descartáveis de proteção individual, assim como o gel corado, devem ser acondicionados em embalagem vedada para o posterior encaminhamento para o processo de incineração.
- Reveladores de chapas de raios X: ajustar o pH da solução para valor entre 7 e 9 e lançar na rede coletora de esgoto ou em corpo receptor, desde que atendam as diretrizes estabelecidas pelos órgãos ambientais, gestores de recursos hídricos e de saneamento competentes.
- Fixadores de chapas de raios X: encaminhar para recuperação da prata ou tratamento. A disposição final em Aterro de Resíduos Perigosos – Classe I só pode ser feita se modificado o estado físico. Tratamento e disposição final devem ser em instalações licenciadas. Para o descarte dos resíduos líquidos devem-se seguir as orientações dos órgãos ambientais locais.
- Recipientes pressurizados: devem ser destinados a aterros industriais, porém nunca devem ser queimados ou destruídos mecanicamente. Sugere-se que seja feita uma consulta ao fabricante, quanto à possibilidade de este receber os recipientes pressurizados de volta, para tratamento.
- Os resíduos de produtos cosméticos, quando descartados por farmácias, drogarias e distribuidores ou quando apreendidos, devem ter seu manuseio de acordo com a substância química de maior risco e concentração existente em sua composição, independente da forma farmacêutica.
- Os resíduos químicos dos equipamentos automáticos de laboratórios clínicos e dos reagentes de laboratórios clínicos, quando misturados, devem ser avaliados pelo maior risco ou conforme as instruções contidas na FISPQ, e tratados ou não em função da classificação na qual se enquadrarem.
- Resíduos de produtos hormonais e produtos antimicrobianos; citostáticos; antineoplásicos; imunossupressores; digitálicos; imunomoduladores; antiretrovirais, quando descartados por serviços assistenciais de saúde, farmácias, drogarias e distribuidores de medicamentos ou apreendidos, devem ter seu manuseio conforme resíduos perigosos.
- As excretas de pacientes tratados com quimioterápicos antineoplásicos podem ser eliminadas no esgoto, desde que haja Sistema de Tratamento de Esgotos na região onde se encontra o serviço. Caso não exista tratamento de esgoto, devem ser submetidas a tratamento prévio no próprio estabelecimento.
- Os resíduos sólidos contendo metais pesados podem ser submetidos a tratamento ou serem encaminhados para disposição final em Aterro de Classe I, ou de acordo com as orientações do órgão local de meio ambiente, em instalações licenciadas para este fim. Os resíduos líquidos deste grupo devem seguir orientações específicas dos órgãos ambientais locais. O descarte de pilhas, baterias e acumuladores de carga contendo Chumbo (Pb), Cádmio (Cd) e Mercúrio (Hg) e seus compostos, deve ser feito de acordo com a Resolução CONAMA nº 257/1999.

Salienta-se que atenção especial deve ser dada na necessidade de descartar algum produto químico controlado, para que desvios sejam evitados. As listagens desses produtos constam na Portaria nº 1274 de 25/08/2003, do Ministério da Justiça, referente ao controle e à fiscalização de produtos químicos pela Polícia Federal.

Dependendo da concentração e volume residual de contaminação por substâncias químicas perigosas, os resíduos do grupo E devem ser submetidos ao mesmo tratamento dado à substância contaminante.

A Resolução SS-27 de 28/02/2007, que aprova Norma Técnica que institui medidas de controle sobre o uso do glutaraldeído nos Estabelecimentos Assistenciais de Saúde – e a Portaria CVS-21 de 10/09/2008, que aprova Norma Técnica sobre Gerenciamento de Resíduos Perigosos de Medicamentos em Serviços de Saúde – , embora válidas somente no Estado de São Paulo, podem ser consultadas para obter diretrizes que poderão ser adotadas em outros estados da federação, por exemplo.

Disposição final

O aterro industrial é o apropriado para os resíduos químicos sólidos perigosos (grupo B – químicos). Pode ser de classe I ou II, em função da classificação do resíduo pela ABNT, NBR 10004. É construído segundo padrões rígidos de engenharia, de forma a não causar danos ao meio ambiente e à saúde pública. Há carência deste tipo de instalação no Brasil.

Deve-se requerer às empresas prestadoras de serviços, públicas e privadas, responsáveis pela execução da coleta, transporte e disposição final dos resíduos de serviços de saúde, documentação que identifique a conformidade com as orientações dos órgãos de meio ambiente.

INSTRUÇÕES DE TRABALHO

Para suprir a falta de informação, orientar e normalizar as operações que envolvem resíduos, o estabelecimento deve manter instruções de trabalho documentadas e atualizadas temporariamente.

As instruções de trabalho devem conter os seguintes campos: Título; Objetivo; Campo de Aplicação; Referências; Definições e Siglas; Requisitos de Pessoal; Rotina (Materiais e Atividades); Cuidados; Disposições Finais; Quadro de Controle; e Anexos, quando necessário.

A seguir, citam-se algumas sugestões de instruções de trabalho:

- Gerenciamento de resíduos químicos de serviços de saúde: contém as diretrizes gerais a serem aplicadas ao gerenciamento correto dos resíduos químicos.

- Descarte de medicamentos: contém as diretrizes a serem aplicadas ao descarte de medicamentos alterados, deteriorados ou com o prazo de validade expirado, inclusive vacinas.
- Descarte de citostáticos e antineoplásicos: contém as diretrizes a serem aplicadas ao descarte de drogas citostáticas e antineoplásicas e materiais descartáveis contaminados por elas.
- Descarte de chapas veladas de raios X e soluções reveladora e fixadora gastas: contém as diretrizes a serem aplicadas ao descarte de chapas veladas de raios X e soluções gastas.
- Limpeza de manutenção: contém a metodologia e diretrizes a serem aplicadas no processo de limpeza de manutenção (limpeza diária). Dar ênfase à questão da segurança no manuseio dos resíduos e nos cuidados necessários durante a limpeza.
- Descarte de lâmpadas fluorescentes: há proposta de Resolução sendo elaborada no CONAMA. Entretanto, devido à periculosidade que o mercúrio apresenta à saúde pública e ao meio ambiente quando mal destinado, torna-se necessário traçar diretrizes para o seu descarte adequado. As ações de prevenção de riscos durante o manuseio dos resíduos de lâmpadas incluem esclarecimentos junto ao pessoal da troca e da coleta interna, para evitar a quebra dos bulbos durante o transporte interno e armazenamento.
- Descarte de óleos lubrificantes gastos: atender a Resolução n$^{\underline{o}}$ 362/2005 do CONAMA. Contém a metodologia e diretrizes a serem aplicadas para o descarte de óleos lubrificantes usados, proveniente das operações de manutenção da frota automotiva, de equipamentos etc. É importante saber que o óleo usado, quando não é submetido ao re-refino ou à reciclagem, deverá ser acondicionado em tambores para disposição em aterros industriais próprios para resíduos tóxicos e que a incineração do óleo deve ser precedida de uma etapa de extração de metais, para o atendimento dos padrões legais de emissões atmosféricas. A legislação brasileira obriga a coleta de todos os óleos usados, por empresas credenciadas pela ANP – Agência Nacional do Petróleo e devidamente licenciadas pelos órgãos de proteção ambiental do estado onde são gerados. É crime ambiental não só descartá-los no meio ambiente, como também comercializar, fornecer, transportar, queimá-los ou dar outro destino que não a reciclagem por meio do re-refino.
- Descarte de pilhas e baterias: atender a Resolução n$^{\underline{o}}$ 57/99 do CONAMA, que estabelece que pilhas e baterias que contenham em suas composições chumbo, cádmio, mercúrio e seus compostos, tenham os procedimentos de reutilização, reciclagem, tratamento ou disposição final ambientalmente adequados.
- Descarte de pneus: atender a Resolução n. 258/99 do CONAMA (em processo de revisão) e Resolução n$^{\underline{o}}$ 301/2002. Articular com os fabricantes e os importadores para verificar o procedimento de repasse dos pneumáticos inservíveis, visando implementar a coleta e destinação final adequados.

PLANO DE CONTINGÊNCIA

A comunidade do estabelecimento e o pessoal incumbido do manuseio do sistema de limpeza devem estar capacitados para enfrentar situações de emergência e implementar, a tempo, as medidas previstas. Instruções e procedimentos visando minimizar ou eliminar as conseqüências destas situações deverão constar de um Plano de Contingência que deve incluir, mas não se limitar a:

- Isolamento da área em emergência e notificação à autoridade responsável.
- Identificação do produto ou resíduo perigoso.
- Re-embalagem em caso de ruptura de sacos ou recipientes.
- Procedimentos de limpeza da área de derramamento e proteção do pessoal.
- Alternativas para o armazenamento e o tratamento dos resíduos químicos em casos de falhas no equipamento respectivo de pré-tratamento.
- Elaboração de relatório detalhado dos fatos e procedimentos adotados.

ASPECTOS DE RECURSOS HUMANOS

Quando a formação profissional não abranger os conhecimentos necessários para o correto gerenciamento dos resíduos químicos, esses profissionais poderão ser assessorados por equipe de trabalho que detenha as qualificações correspondentes. As responsabilidades de todos os envolvidos (setores, trabalhadores etc.) devem estar claramente definidas e documentadas.

Pela RDC nº 306/2004, os serviços geradores de RSS devem manter um programa de educação continuada, independente do vínculo empregatício existente. O programa de capacitação deve contemplar o sistema adotado para o gerenciamento de RSS, a prática de segregação de resíduos, o reconhecimento dos símbolos, expressões e padrões de cores adotados, a localização das Salas (armazenamento temporário) e Abrigos (armazenamento externo) de Resíduos, entre outros fatores indispensáveis à completa integração ao PGRSS.

DISPOSIÇÕES FINAIS

Uma instituição voltada para a preservação da saúde tem obrigação de cuidar para que seus resíduos não sejam promotores de impactos no meio ambiente e na saúde coletiva (pública e ocupacional), o que leva a gerar novos usuários dos seus serviços, estabelecendo um perverso círculo vicioso.

A implantação do PGRSS, e aí um Sistema de Gestão Ambiental, nos serviços de saúde, além de favorecer a acreditação ainda trás as seguintes vantagens:

- Melhora o gerenciamento das questões ambientais e evidencia o comprometimento da instituição com a proteção ambiental.
- Favorece a adequação da organização à legislação ambiental.
- Facilita a prevenção da poluição e conservação dos recursos naturais.
- Conquista novos clientes e mercados.

- Reduz os custos operacionais.
- Contribui para o aumento da confiança dos clientes.
- Melhora o desempenho ambiental.
- Permite o desenvolvimento de um comportamento pró-ativo, para ir além das exigências da legislação.
- Facilita a criação de uma visão focada nas questões mundiais sobre o meio ambiente.
- Permite o desenvolvimento de padrões voluntários para a melhoria do desempenho ambiental, se antecipando às novas exigências legais, devido à publicação de novas legislações ambientais.

BIBLIOGRAFIA

Carvalho PR. Boas Práticas Químicas em Biossegurança. Editora Interciência Ltda, 1999. ISBN 85-7193-016-3.

Cussiol NAM, Lange LC, Ferreira JA. Resíduos de serviços de saúde. In: Couto RC, Pedrosa TMG, Nogueira JM. (eds.). *Infecção Hospitalar e Outras Complicações Não-Infecciosas da Doença: Epidemiologia, Controle e Tratamento*. 3ª ed. Rio de Janeiro: MEDSI, 2003. 904p. cap.17, p.369-406.

Fortes CBB, Samuel SMW. Avaliação de Meios para Armazenagem de Resíduos de Amálgama de Prata. Rev Fac Odontol, 1999;40:36-40.

Grist NR. Manual de Biossegurança para o Laboratório. 2ª ed., Livraria Editora Santos, 1995.

Lunn G, Sansone EB. *Destruction of hazardous chemicals em the laboratory*. 2nd ed., 1994. A Wiley-Intercience publication. ISBN 0-471-57399-X.

Prado FAR, Santos ATPST, Cardarelli P. Proposta de disposição final do brometo de etídio pela CIBio/INCQS. In: *II Encontro Nacional das Comissões Internas de Biossegurança*, 2004, Rio de Janeiro. 2004. p.31-31.

Hirata MH, Mancini Filho J. Manual de Biossegurança. São Paulo: Editora Manole, 2002.

Reinhardt PA, Leonard KL, Ashbrook PC. Pollution Prevention and a Waste Minimization in Laboratories. Lewis Publishers. CRC Press, Inc. ISBN 0-87371-975-1.

São Paulo. Resolução SS-27, de 28/02/2007: aprova Norma Técnica que institui medidas de controle sobre o uso do Glutaraldeído nos Estabelecimentos Assistenciais de Saúde, no âmbito do Estado de São Paulo.

São Paulo. Portaria CVS-21, de 10/09/2008: aprova Norma Técnica sobre Gerenciamento de Resíduos Perigosos de Medicamentos em Serviços de Saúde.

Segurança e medicina do trabalho: Lei n. 6514, de 22 de dezembro de 1977; normas regulamentadoras (NR) aprovadas pela portaria n. 3.214, de 8 de junho de 1978, normas regulamentadoras rurais (NRR) aprovadas pela portaria n. 3.067, de 12 de abril de 1988, índices remissivos. 50 ed., São Paulo: Atlas, 2000. 375. (Manuais de legislação Atlas, 16).

University of Florida. *Chemical Waste Management Guide*. University of Florida. Division of Environmental Health & Safety. United States of America: 2001.

US Environmental Protection Agency. *Guides to pollution prevention selected hospital waste streams*, 1990 (EPA/625/-20/009).

SITES RECOMENDADOS

www.anvisa.gov.br/servicosaude/manuais/manual_gerenciamento_residuos.pdf
http://www.who.int/en
http://www.paho.org
http://www.epa.gov
http://www.resol.com.br
http://lqa.iqm.unicamp.br
http://www.niehs.nih.gov
http://www.atsdr.cdc.gov
http://www.unep.or.jp/ietc/ESTdir/pub/MSW/index.asp
http://www.cdc.gov/cdctext.htm
http://www.eh.doe.gov/docs/hasp/links.html
http://www.cetesb.sp.gov.br/emergencia/artigos/artigos_manual.asp
http://www.henrifarma.com.br/portaria_1274.htm
http://www.hc.unicamp.br/residuos

APÊNDICE

TABELA DE INCOMPATIBILIDADE DE SUBSTÂNCIAS QUÍMICAS

Substância	Incompatibilidade com
Acetileno	Cloro, bromo, flúor, cobre, prata, mercúrio
Ácido acético	Ácido crômico, ácido perclórico, peróxidos, permanganatos, ácido nítrico, etilenoglicol
Acetona	Misturas de ácidos sulfúrico e nítrico concentrados, peróxido de hidrogênio
Ácido crômico	Ácido acético, naftaleno, cânfora, glicerol, turpentine, álcool, outros líquidos inflamáveis
Ácido hidrociânico	Ácido nítrico, álcalis
Ácido fluorídrico anidro, fluoreto de hidrogênio	Amônia (aquosa ou anidra)
Ácido nítrico concentrado	Ácido cianídrico, anilinas, óxido de cromo VI, sulfeto de hidrogênio, líquidos e gases combustíveis, ácido acético, ácido crômico
Ácido oxálico	Prata e mercúrio
Ácido perclórico	Anidrido acético, álcoois, bismuto e suas ligas, papel, madeira
Ácido sulfúrico	Cloratos, percloratos, permanganatos e água
Alquil alumínio	Água
Amônia anidra	Mercúrio, cloro, hipoclorito de cálcio, iodo, bromo, ácido fluorídrico
Anidrido acético	Compostos contendo hidroxil tais como etilenoglicol, ácido perclórico
Anilina	Ácido nítrico, peróxido de hidrogênio
Azida sódica	Chumbo, cobre e outros metais
Bromo e cloro	Benzeno, hidróxido de amônio, benzina de petróleo, hidrogênio, acetileno, etano, propano, butadienos, pós-metálicos
Carvão ativo	Dicromatos, permanganatos, ácido nítrico, ácido sulfúrico, hipoclorito de sódio
Cloro	Amônia, acetileno, butadieno, butano, outros gases de petróleo, hidrogênio, carbeto de sódio, turpentine, benzeno, metais finamente divididos, benzinas e outras frações do petróleo
Cianetos	Ácidos e álcalis
Cloratos, percloratos, clorato de potássio	Sais de amônio, ácidos, metais em pó, matérias orgânicas particuladas, combustíveis

Substância	Incompatibilidade com
Cobre metálico	Acetileno, peróxido de hidrogênio, azidas
Dióxido de cloro	Amônia, metano, fósforo, sulfeto de hidrogênio
Flúor	Isolado de tudo
Fósforo	Enxofre, compostos oxigenados, cloratos, percloratos, nitratos, permanganatos
Halogênios	Amoníaco, acetileno e hidrocarbonetos
Hidrazida	Peróxido de hidrogênio, ácido nítrico e outros oxidantes
Hidrocarbonetos (butano, propano, tolueno)	Ácido crômico, flúor, cloro, bromo, peróxidos
Iodo	Acetileno, hidróxido de amônio, hidrogênio
Líquidos inflamáveis	Ácido nítrico, nitrato de amônio, óxido de cromo VI, peróxidos, flúor, cloro, bromo, hidrogênio
Mercúrio	Acetileno, ácido fulmínico, amônia
Metais alcalinos	Dióxido de carbono, tetracloreto de carbono, outros hidrocarbonetos clorados
Nitrato de amônio	Ácidos, pós-metálicos, líquidos inflamáveis, cloretos, enxofre, compostos orgânicos em pó
Nitrato de sódio	Nitrato de amônio e outros sais de amônio
Óxido de cálcio	Água
Óxido de cromo VI	Ácido acético, glicerina, benzina de petróleo, líquidos inflamáveis, naftaleno,
Oxigênio	Óleos, graxas, hidrogênio, líquidos, sólidos e gases inflamáveis
Perclorato de potássio	Ácidos
Permanganato de potássio	Glicerina, etilenoglicol, ácido sulfúrico
Peróxido de hidrogênio	Cobre, cromo, ferro, álcoois, acetonas, substâncias combustíveis
Peróxido de sódio	Ácido acético, anidrido acético, benzaldeído, etanol, metanol, etilenoglicol, acetatos de metila e etila, furfural
Prata e sais de prata	Acetileno, ácido tartárico, ácido oxálico, compostos de amônio
Sódio	Dióxido de carbono, tetracloreto de carbono, outros hidrocarbonetos clorados
Sulfeto de hidrogênio	Ácido nítrico fumegante, gases oxidantes

Fonte: Hirata MH, Mancini Fº J. *Manual de Biossegurança*. São Paulo: Editora Manole, 2002.

CAPÍTULO 2

Limpeza, Higiene e Lavanderia em Serviços de Saúde

Higiene, Limpeza e o Meio Ambiente

Silvana Torres

IMPACTO DA LIMPEZA DE SUPERFÍCIES DO AMBIENTE NA TRANSMISSÃO DE INFECÇÕES

O ar, a água e as superfícies servem de reservatórios para grande variedade de microrganismos, entretanto, raramente estão relacionados com a transmissão de infecção hospitalar.

Apesar de as superfícies inanimadas poderem abrigar microrganismos patogênicos e tornar-se contaminadas, por si só, não constituem risco de infecções, pois necessitam de um meio para transportar o microrganismo até um hospedeiro. O veículo de transporte funcionará como agente disseminador, caso não haja barreiras que o impeçam.

Os veículos mais comuns de disseminação são as mãos de profissionais de saúde e de trabalhadores do serviço de higiene que não realizam boas práticas como medidas efetivas de controle, como, por exemplo, higiene das mãos do funcionário antes e após manipulação de objetos e superfícies próximos ao paciente e utilização adequada de luvas.

O risco de infecção para o paciente está mais relacionado com a contaminação através de procedimentos relacionados à assistência do doente e mãos dos profissionais de saúde do que com as superfícies do ambiente. Portanto, o processo de limpeza mecânica da maioria das superfícies pode ser feito com água e detergente, garantindo a remoção da poeira e sujidade visível, diminuindo a população microbiana ambiente e evitando a veiculação dos possíveis microrganismos presentes através de partículas em suspensão ou das mãos dos profissionais de saúde.

Entretanto, dependendo do tipo de precaução de isolamento estabelecido para o paciente, pode ser necessária a utilização de desinfetante; já na presença de matéria orgânica, é recomendável sua utilização. Considera-se matéria orgânica a presença de sangue ou qualquer outro tipo de fluido corpóreo como vômitos, fezes, urina e secreções em superfícies e fômites.

POR QUE RESTRINGIR O USO DE DESINFETANTES?

A recomendação de aplicação de desinfetantes em superfícies é específica para superfícies de ambientes onde haja suspeita ou confirmação da existência de pacientes com patógenos que represente maior risco de contaminação das superfícies, sendo, portanto, desejável maior rigor em sua contenção.

Durante a década de 1970, valorizava-se o ambiente como potencial risco para transmissão de infecções hospitalares. Neste cenário, desinfetantes eram utilizados em larga escala nas superfícies como falsa proteção contra disseminação de infecções hospitalares; enquanto isto, trabalhadores eram expostos a riscos desnecessários.

Sabe-se hoje que, embora as superfícies ambientais possam abrigar microrganismos patogênicos, não são relacionadas diretamente com a transmissão de infecções e passam a ter importância secundária.

Um estudo comparou por 3 meses as taxas de infecção hospitalar em hospitais que tinham em sua rotina o uso de desinfetantes na limpeza, com hospitais que não os utilizavam, sendo que o resultado não apresentou diferenças estatísticas significativas. Portanto, se o resultado não demonstra a superioridade do uso de desinfetantes em superfícies quando comparados aos detergentes, não existem motivos para utilizá-los indiscriminadamente.

Outros argumentos como os efeitos nocivos tanto para a saúde do trabalhador através de exposições freqüentes, como para o meio ambiente através dos descartes incorretos, reforçam a limitação do uso de desinfetantes.

Wenzel, em 1997, já classificava alguns desinfetantes largamente utilizados em serviços de saúde como de alto risco para o meio ambiente, referindo-se a seus efeitos tóxicos.

Segundo Vieira, "a toxicidade é a capacidade inerente de uma substância em produzir efeitos nocivos num organismo vivo ou ecossistema. O risco tóxico é a probabilidade que o efeito nocivo, ou efeito tóxico, ocorra em função das condições de utilização da substância". Portanto, temos que avaliar não só as possibilidades de exposição do trabalhador, como também as condições de manipulação dos produtos (EPI, diluição etc.) e os impactos do descarte no meio ambiente.

O desinfetante só é recomendado em situações específicas, nas quais superfícies podem oferecer risco de transmissão de infecção ao paciente e aos funcionários.

Exemplos de situações específicas nas quais o desinfetante é recomendado:

- Superfícies próximas ao doente infectado ou colonizado por microrganismo resistente, onde a possibilidade de contato é maior.
Intervenção: precauções de contato com a aplicação de desinfetante nas superfícies da unidade do paciente.
- Superfícies com matéria orgânica (sangue, pus, fezes, urina, secreções etc.).
Intervenção: remoção da matéria orgânica e desinfecção das superfícies.

O tempo de sobrevivência dos microrganismos nas superfícies do ambiente, tão freqüentemente questionado por profissionais de saúde e pessoal de higiene, já foi motivo de vários estudos, justificados por relatos de surtos associados e evidências epidemiológicas de que superfícies ambientais contaminadas podem ser fontes de infecção cruzada. Um estudo sobre rotavírus relata sua sobrevivência em superfícies inanimadas de 7 a 10 dias, propondo como medidas de controle as precauções de contato, a higiene das mãos e a desinfecção de superfícies. Em outro estudo, *E. faecalis* e *E. faecium* sobreviveram, respectivamente, 5 e 7 dias em superfícies do ambiente. Em ambos os estudos a desinfecção é justificada.

Segundo o guia do meio ambiente do CDC, alguns fatores influenciam na opção pelo procedimento de desinfecção de superfícies do ambiente:

- Natureza do item a ser desinfetado.
- Número de microrganismos presentes.
- Resistência inata desses microrganismos aos efeitos do germicida.
- Quantidade de matéria orgânica.
- Tipo e concentração do germicida usado.
- Temperatura e duração do contato com o germicida.
- Especificações e indicações de uso de produtos próprios.

FATORES LIMITANTES PARA REALIZAÇÃO DA LIMPEZA

Carpetes e tapetes

Dentre os benefícios da utilização de tapetes e carpetes temos humanização, beleza, *marketing* institucional, conforto etc., entretanto devem-se ressaltar os fatores limitantes:

- Extravasamentos de sangue e fluidos corpóreos freqüentes – segundo a OSHA, carpetes contaminados por sangue ou outros fluidos possivelmente infecciosos não podem ser totalmente descontaminados.
- Necessidade de redução de poeira com freqüência e padrão de exigência elevadas – dificuldade e tempo maior na execução de rotinas e seguimento das precauções.

- Unidades de paciente com comprometimento imunológico e com histórico de problemas pulmonares – aspiradores de pó comuns promovem a dispersão de partículas que podem conter agentes patogênicos transmitidos pelo ar, ocasionando surtos ou até desencadeamento ou agravamento de doenças respiratórias.
- Lavagens e utilização de produtos químicos freqüentes podem comprometer o visual do carpete – os processos utilizados para tratamento de matéria orgânica podem deixar manchas, no carpete ou tapete, difíceis de serem removidas.
- Aspiradores de pó comuns dispersam poeira – os aspiradores mais indicados para áreas assistenciais são os que possuem filtro de alta eficiência – HEPA, os quais evitam a produção de aerossóis e dispersão dos microrganismos do carpete no ar.

Embora não existam evidências científicas que relacionem o aumento do risco de infecção hospitalar nas unidades de internação com a utilização de carpetes e tapetes, devem-se respeitar as limitações consideradas, ressaltando que devem ser evitados em áreas de pacientes imunocomprometidos, para que não haja impacto no agravo da sua saúde.

Mobiliário e revestimentos de tecido

Apesar de não terem evidências epidemiológicas que sugiram risco maior de infecções quando presente em unidades de pacientes, recomenda-se que superfícies de mobiliários forradas com tecido sejam forradas ou substituídas por materiais laváveis, evitando-se substâncias alergenas que podem formar aerossóis quando aspiradas, principalmente em unidades de pacientes imunodeprimidos.

Flores e plantas

Diversos estudos avaliaram a diversidade de microrganismos da água de vasos de flores e o maior grupo encontrado era o de bactérias Gram-negativas, sendo a *Pseudomonas aeruginosa* o organismo mais prevalente.

Freqüentemente a manipulação de vasos e plantas é realizada pelo pessoal da higiene sem que haja uma orientação prévia quanto ao procedimento e seus riscos de contaminação.

Para que o ciclo de contaminação seja interrompido, são necessários que alguns cuidados preventivos sejam tomados:

- Manter vasos com flores e plantas fora dos quartos ou enfermarias.
- Caso o intuito das plantas e flores seja decorativo, pode-se dar preferência às artificiais, não se esquecendo dos cuidados, já que podem acumular pó.

- Designar funcionários que não tenham contato direto com o paciente para cuidar de vasos e plantas.
- Utilizar luvas descartáveis ao manipular, seguido de higiene das mãos.
- Trocar a água dos vasos a cada 2 dias em expurgo.
- Limpar e desinfetar o vaso após o uso.
- Nunca utilizar vasos com plantas em unidades de imunocomprometidos e áreas com pacientes com maior risco.

Brinquedoteca

A Lei Federal nº 11.104, de 21 de março de 2005, dispõe sobre a obrigatoriedade de instalação de brinquedotecas nas unidades de saúde que ofereçam atendimento pediátrico em regime de internação.

Para que brinquedos e objetos pessoais não sirvam de abrigo para microrganismos e não contribuam para disseminação de doenças, alguns cuidados devem ser tomados:

- Optar por brinquedos de material lavável, sem reentrâncias e saliências e que possam ser desinfetados. A recomendação é a mesma para o mobiliário da brinquedoteca.
- Lavar com detergente neutro e desinfetar entre os usos.
- Desinfetar todos os brinquedos com álcool a 70% ou hipoclorito de sódio 250ppm, semanalmente ou sempre que houver contato com matéria orgânica.
- Pacientes com precauções de isolamento: contato, contra gotículas ou aerossóis, não devem compartilhar ambientes recreativos e objetos, porém, podem brincar nos quartos.
- Todos que compartilham da brinquedoteca devem higienizar as mãos.

Cortinas

Além de embelezarem o quarto ou enfermaria de pacientes e comporem a decoração, as cortinas protegem os móveis e pacientes do sol direto, porém, quando de tecido, não são nada práticas, pois acumulam pó que pode-se dispersar facilmente pelo ambiente.

Deve-se dar preferência às persianas que, além de protegerem do sol, são laváveis. Existem vários modelos e tipos no mercado.

Uma outra opção, porém mais cara, são as cortinas descartáveis, mais utilizadas em banheiros em substituição ao box. Devem ser retiradas e descartadas às saídas de pacientes: alta, óbito ou transferência.

Revestimentos de superfícies ambientais

Apesar do baixo impacto das superfícies do ambiente nas infecções hospitalares, é importante lembrar que **a perda da integridade do revestimento de um piso,** por exemplo, favorece a contaminação ambiental; portanto, revestimentos com emendas não são bem-vindos, pois podem descolar e servir de reservatório para microrganismos, já que a limpeza do local é dificultada.

A escolha dos materiais de acabamento depende da análise de:

- Flexibilidade para utilização.
- Garantia de reposição.
- Facilidade de higienização.
- Resistência ao uso de desinfetantes.
- Resistência a quedas.
- Tráfego: intensidade, carga e tipo de rodas.

O arquiteto com experiência em serviços de saúde é o profissional mais indicado para opinar sobre o melhor revestimento, o qual deverá levar em conta o ambiente, as atividades realizadas e as exposições a que o piso estará sujeito. Entretanto, tais informações deverão ser fornecidas pelos membros de uma comissão de reforma, que contará com representantes da administração, da enfermagem, serviços de controle de infecção e das unidades institucionais envolvidas na reforma ou construção; dessa forma, consegue-se minimizar a margem de erro na escolha dos tipos de revestimentos.

Reformas e construções

O serviço de limpeza tem grande responsabilidade em conter a poeira e a umidade durante períodos de reformas e construções, o qual deve apoiar, colaborar e implementar as ações do programa de controle de infecções.

Segue abaixo as ações para controle da poeira no ar e nas superfícies preconizadas pelo Manual do Meio Ambiente de 2003:

1. Monitorar diariamente a área de construções para verificação da conformidade com o plano de controle de infecções.
2. Remover vestimentas externas de proteção dos operários antes de entrarem em áreas limpas.
3. Usar tapetes com superfícies úmidas nas áreas de entrada da construção; cobrir o suficiente a fim de que ambos os pés tenham contato com o tapete enquanto passam pela entrada.
4. Construir ante-sala onde os operários possam se vestir e remover suas vestimentas.
5. Limpar a área de construção e todas as áreas utilizadas pelos operários com *mop* úmido.
6. Área acarpetada: passar aspirador de pó equipado com filtro HEPA diariamente.

7. Fornecer aos operários, na área de construção, serviços essenciais temporários como banheiros, máquinas de venda automáticas etc., a fim de limitar o acesso dos operários às áreas internas, ou seja, a circulação tanto de operários como de materiais utilizados na construção deve ser o mais independente possível.
8. Garantir que as barreiras da construção permaneçam bem vedadas, utilizando amostras de partículas de acordo com a necessidade.
9. Garantir que o laboratório clínico e as unidades de pacientes imunocomprometidos estejam livres de contaminação por poeiras.

CLASSIFICAÇÕES DE ÁREAS

De acordo com a legislação brasileira vigente, RDC 50 do Ministério da Saúde, temos uma classificação de Zoneamento das Unidades e Ambientes Funcionais, conforme sua sensibilidade a risco de transmissão de infecção:

• Áreas críticas
Ambientes onde existe risco aumentado de transmissão de infecção, onde se realizam procedimentos de risco, com ou sem pacientes, ou onde se encontram pacientes imunocomprometidos.

• Áreas semicríticas
Todos os compartimentos ocupados por pacientes com doenças infecciosas de baixa transmissibilidade e doenças não-infecciosas.

• Áreas não-críticas
Todos os demais compartimentos dos Estabelecimentos Assistenciais de Saúde não ocupados por pacientes, onde não se realizam procedimentos de risco, áreas exclusivamente administrativas.

Embora seja de conhecimento, convém relembrar que não é a área que leva os pacientes a adquirirem infecção, mas sim os procedimentos a que são submetidos, a doença de base que os acometem e as falhas técnicas dos profissionais de saúde. A atual classificação brasileira acaba auxiliando o líder de higiene na divisão de tarefas, delimitação de áreas e respectivos acessos de sua equipe e até no dimensionamento de equipamentos e materiais. Afinal, devemos nos lembrar que o Brasil é um País em desenvolvimento, com realidades diferentes, onde, na maioria das vezes, não temos na liderança do serviço um profissional especializado, o qual precisa de um norteamento.

Já o CDC apresenta uma classificação baseada nos riscos de transmissão de doença através das mãos:

- Superfícies ambientais:
  - com maior grau de contato com as mãos: bancadas, maçanetas, interruptores, paredes do banheiro, unidade do paciente etc.
  - com mínimo contato com as mãos: teto, piso etc.
- Superfícies de equipamentos médicos: máquinas (e alças) de raios X, diálise, carros etc.

Esta classificação mostra-se mais lógica sob o ponto de vista de controle de infecção, já que define as superfícies que efetivamente representam riscos, além de preconizar as medidas de controle específicas em cada caso, por exemplo:

- Para superfícies ambientais, onde o contato com as mãos é maior, recomenda-se o aumento da freqüência da limpeza, e em casos específicos (precauções de contato) recomenda-se a limpeza seguida de desinfecção.
- Para superfícies ambientais, onde o grau de contato com as mãos é menor, a recomendação é de apenas limpeza com solução detergente.

BOAS PRÁTICAS NOS PROCESSOS DE LIMPEZA

Não varrer

A varredura seca é contra-indicada, pois promove a dispersão dos microrganismos. Este processo pode ser substituído pela varredura úmida através de *mops* cabeleiras ou *mops* planos. Pano de chão deve ser evitado, pois exige manipulação para enxaguar e torcer, aumentando o risco de acidentes com perfurocortantes.

Sistematizar processos

Por meio da sistematização dos processos de limpeza, consegue-se organização e método de trabalho, além de evitar a disseminação dos microrganismos. As limpezas devem ser feitas em sentido unidirecional e sempre iniciadas da área mais limpa para a mais suja, nunca realizar movimentos de vaivém.

Sentidos corretos para os processos de limpeza:

- Paredes, janelas, portas: devem ser limpos de cima para baixo.
- Tetos: limpeza em sentido unidirecional, ou seja, não realizar movimentos de vaivém ou circulares em torno do que será limpo.
- Piso de quartos ou enfermarias: iniciar a limpeza do fundo para a porta de entrada.
- Piso de corredores, saguões etc.: de dentro para fora, de trás para frente etc.; neste caso, devemos ter como referência a porta de entrada.

Colaborar com o controle integrado de pragas

Todos os trabalhadores dos serviços de saúde podem contribuir para o controle de pragas. Restos de alimentos de funcionários largados no local de trabalho, bandejas de pacientes com restos de alimentos esquecidos nos quartos ou enfermarias, descarte de resíduos em locais inadequados, ausência de freqüência e técnicas de limpeza, enfim, estas e outras práticas inadequadas favorecem o aparecimento de vetores. É importante que não sejam tomadas iniciativas improvisadas e domésticas para controle de insetos e roedores, pois existem riscos, tanto de intoxicação como de resistência dos vetores. Deve-se contratar um serviço especializado no assunto e cada um dar sua contribuição por meio de práticas adequadas.

Utilizar dois recipientes de cores diferentes para processo de limpeza de piso com *mops* cabeleira

Quando se utiliza *mop* cabeleira, deve-se utilizar um carro com dois recipientes, um para solução de limpeza e outro com água para o enxágüe dos *mops*. As cores dos recipientes devem ser diferentes e padronizadas na instituição. Existem no mercado *mops* planos que dispensam o uso de cabeleiras e baldes, contando apenas com um equipamento que armazena a solução e também realiza a limpeza. Tais equipamentos são mais leves e ocupam menor espaço.

Desprezar água suja em local adequado

A água suja proveniente de limpezas deve ser desprezada em local próprio e exclusivo para este fim, nunca deve ser utilizada a pia designada para lavagem das mãos, vasos sanitários de pacientes, funcionários e visitantes para esta finalidade.

Utilizar água e detergente para limpeza de superfícies

Os desinfetantes só devem ser utilizados com indicações específicas, conforme abordado anteriormente.

Utilizar produtos químicos com registro no Ministério da Saúde

Qualquer produto químico utilizado nos serviços de saúde deve ter um número de registro no Ministério da Saúde. Além disto, deve obedecer a legislação vigente e ser padronizado pelo serviço de controle de infecção institucional. Cabe ressaltar que desinfetantes de alto nível nunca devem ser utilizados em superfícies ambientais.

Não misturar produtos de limpeza

A mistura de produtos de limpeza pode ser desastrosa, tanto sob o ponto de vista de saúde ocupacional, como em eficácia. Muitas vezes ocorre inativação de um produto, por existir incompatibilidade entre os produtos misturados. As incompatibilidades devem ser conhecidas e respeitadas e, para isto, ser seguidas rigorosamente as instruções do fabricante, assim como um farmacêutico deve ser consultado em caso de dúvidas.

Sob o ponto de vista de saúde ocupacional, a mistura pode provocar reações tóxicas e alérgicas nos trabalhadores, nos pacientes e nos visitantes.

Realizar remoção e tratamento de superfícies com matéria orgânica

O tratamento de superfícies contendo matéria orgânica faz parte das precauções-padrão, nas quais medidas intervencionistas de limpeza e desinfecção de superfícies do ambiente devem ser aplicadas, objetivando o controle ambiental, prevenindo a transmissão de patógenos veiculados em sangue e outros fluidos corpóreos.

A técnica de remoção e tratamento dependerá da quantidade e tipo de extravasamento ocorrido.

Os extravasamentos podem-se apresentar sob diferentes formas e também atingir diferentes dimensões nas superfícies: líquida, sólida, com poucos ou vários respingos, extensões grandes e pequenas de extravasamento etc. Estas variações dificultam o estabelecimento de uma única técnica, sendo necessário estabelecer um processo para cada situação; entretanto, apesar de diferirem em alguns pontos do processo, todas têm o tratamento da superfície contendo matéria orgânica como ponto em comum.

Caso ocorra extravasamento que envolva grande quantidade de matéria orgânica na forma líquida, deve-se imediatamente conter este líquido, a fim de que não se espalhe. Pode-se conter o extravasamento de líquidos aplicando desinfetante em pó na área extravasada, o qual forma uma pasta que facilita a remoção. Após o tempo de ação do desinfetante recomendado pelo fabricante, remove-se a matéria orgânica e realiza-se a limpeza tanto do local onde houve o extravasamento, como da área restante, com água e detergente.

Já em situações nas quais o extravasado é matéria orgânica em forma sólida e de fácil remoção, como, por exemplo, fezes sólidas, devem-se remover imediatamente e proceder à desinfecção em seguida do local. Com esta conduta evita-se a exposição desnecessária e o mau cheiro proveniente da matéria orgânica.

Nos dois processos exemplificados, a natureza da matéria orgânica e seu estado influenciaram na execução, um inicia-se pelo tratamento e o outro pela remoção do extravasado, porém, ambos têm em comum a desinfecção.

Existem casos de derramamento que devem ser analisados individualmente com avaliação visual da superfície. Na presença de respingos, por exemplo, o processo a ser empregado dependerá da extensão e do volume dos respingos.

Podemos ter um quarto de paciente com respingos de sangue em toda a extensão do piso e outro quarto com poucos respingos, porém, muito próximos um do outro, concentrados em uma pequena área, quase formando uma poça. No primeiro caso, deve-se iniciar o processo de tratamento com intervenção em todo o piso do quarto, utilizando-se solução detergente-desinfetante; enquanto no segundo exemplo pode-se tratar com desinfetante apenas a pequena superfície onde os respingos estão concentrados, podendo o restante da superfície do piso ser limpa apenas com água e detergente.

Separar panos e fibras para diferentes superfícies e áreas

Os panos de limpeza manuais, fibras ou esponjas de limpeza devem ser separados por superfícies e áreas. A diferenciação pode ser feita por meio de cores, tarjas ou algum tipo de marca que permita separar estes materiais para paredes, pias, mobiliários, quartos, banheiros etc., a fim de evitar cruzamento e também questionamentos dos próprios pacientes.

Encaminhar *mops* e panos de limpeza manual para lavanderia

A técnica de lavagem dos *mops* e panos de limpeza manuais deve ser padronizada, o que não ocorre quando cada trabalhador de higiene é encarregado de lavar o material utilizado, pois cada um acaba utilizando uma técnica diferente. A lavanderia é o melhor lugar para o reprocessamento destes materiais, os quais terão padronização de técnica de lavagem. Os *mops* devem ser entregues, limpos, desembaraçados e principalmente secos.

Colaborar com o meio ambiente implementando processos com menor impacto

- A utilização de produtos químicos deve ser restrita, com regras e critérios baseados em literatura científica.
- Utilizar preferencialmente produtos biodegradáveis.
- Realizar segregação correta dos resíduos desde a fonte geradora, viabilizando a reciclagem etc.

Atenção: a limpeza e/ou desinfecção de materiais relativos à assistência ao doente, como bombas de infusão, monitores etc., devem ser realizadas pelo pessoal da enfermagem, não devendo ser delegadas para o pessoal de higiene.

BOAS PRÁTICAS DE SEGURANÇA NA EXECUÇÃO DOS PROCESSOS DE LIMPEZA

Nunca substituir escadas por cadeiras

As escadas devem ser providas de plataforma de apoio, ganchos laterais para materiais a serem utilizados e trava de segurança. Devem ser utilizadas apenas em superfícies planas e nunca ser substituídas por cadeiras.

Utilizar cintos de segurança para limpeza de janelas e vidros

O líder do serviço de higiene deve certificar-se de que realmente o funcionário de higiene esteja capacitado sobre as normas de segurança para a limpeza de vidros e janelas. Caso não haja equipamentos de proteção individual adequados e treinamento específico, deve-se optar pela terceirização de serviços especializados.

Manter postura corporal adequada

A postura incorreta durante a execução dos processos de limpeza e manuseio de equipamentos que exijam grandes esforços é a maior responsável por problemas ergonômicos. Treinamentos focados na postura corporal, utilização adequada dos equipamentos e adoção de mecânica corporal correta, quando acompanhados de supervisão contínua, costumam apresentar bons resultados.

Não levantar ou carregar objetos muito pesados sem ajuda

Não raro, a higiene é acionada para "ajudar" em qualquer tarefa que requeira esforços maiores, como carregamento de pesos, deslocamento de materiais etc. Cabe ao líder estabelecer limites claros para estas "ajudas". Geralmente, estas tarefas cabem à manutenção, que eventualmente precisa de ajuda, mas é preciso impedir os funcionários de higiene a realizarem tarefas incompatíveis com seu biótipo ou com problemas de saúde. Recusar adoção da mecânica corporal, em caso de impossibilidade física e colaboração de duas ou mais pessoas para uma tarefa difícil, deve fazer parte das orientações.

Prevenção de acidentes com perfurocortantes (PC)

Os profissionais das áreas de apoio, principalmente de higiene e lavanderia, têm alta prevalência de acidentes com perfurocortantes, muitos relacionados às condições de risco provocadas pelos profissionais que prestam assistência aos pacientes, principalmente com o descarte inadequado destes materiais.

De acordo com o Sistema de Notificação de Acidentes Biológicos do Estado de São Paulo – SINABIO (hoje substituído pelo SINAN – NET), foram notificados 479 acidentes com exposição a fluidos biológicos com os auxiliares de limpeza, de janeiro de 1999 a outubro de 2003, representando 8,9% do total de acidentes registrados por demais categorias profissionais, sendo a segunda categoria mais freqüentemente exposta, perdendo apenas para os auxiliares de enfermagem. Já no Município do Rio de Janeiro, de janeiro de 1997 a dezembro de 2005, a equipe de limpeza representou 13% dos 17.147 acidentes notificados por diferentes categorias profissionais.

As principais situações de risco para funcionários de higiene são:

Manipulação dos resíduos

Para a equipe existem várias situações de risco relacionadas aos resíduos, sendo muitas provenientes de más práticas realizadas por profissionais de outras áreas, como equipes de enfermagem, médica etc.

O principal problema é a segregação incorreta, como, por exemplo, o descarte de perfurocortante em locais impróprios, em vez de descarte em coletores específicos, padronizados pela Norma da ABNT 13.853. Várias situações exemplificam o descarte inadequado e o descaso com o risco, como a presença de materiais perfurocortantes no piso, nas bancadas, na cama do paciente, no interior de sacos de resíduos etc.

Antecipando o risco, medidas preventivas devem ser adotadas para prevenir acidentes, por meio da capacitação das equipes de higiene e resíduos diante dos riscos:

Nunca fechar coletores de PC, apenas recolhê-lo após fechamento – os coletores devem ser fechados por quem gera os resíduos, tarefa geralmente realizada pela equipe de enfermagem.

Para o recolhimento do coletor, o funcionário da higiene deve segurá-lo somente pelas alças e colocá-lo no saco de resíduos, sem encostar o saco no corpo. Caso o coletor se encontre fechado incorretamente, por exemplo, com as alças para dentro, não deve ser fechado pelos funcionários de higiene. Nunca encostar o coletor no corpo.

Nunca manipular o interior dos sacos de resíduos – assim que 2/3 de sua capacidade esteja preenchida, os sacos devem ser fechados com presilhas próprias ou dois nós, ser segurados pelas bordas e colocados no carro de resíduos, nunca no piso. Nunca deve ser atirado, pois corre-se o risco de se romper. Atitudes como afundar sacos no carro para economia de espaço ou segurá-los junto ao corpo são atos inseguros que expõem o funcionário ao risco, portanto, devem ser eliminados.

Após o fechamento dos sacos, estes não devem mais ser reabertos, pois, quanto menos manipulação, menor é o risco.

É importante ressaltar que, caso os sacos de resíduos não atendam ao padrões de qualidade exigidos pela ABNT, podem romper-se, portanto, é importante que a instituição solicite ao fornecedor os laudos com testes de resistência ao levantamento, à queda livre, dentre outros.

O monitoramento das queixas do pessoal de higiene sobre rompimentos de sacos e a verificação das condições dos sacos no abrigo de resíduos, em que já sofreram intensas manipulações, fornecem um bom indício da incompatibilidade dos sacos com a norma.

Não retirar perfurocortantes encontrados em locais inadequados – os perfurocortantes encontrados no piso, cama de paciente ou bancadas devem ser recolhidos pela equipe de enfermagem. Cabe ao funcionário da higiene apenas informar a enfermagem sobre a presença do PC em local inadequado.

Utilizar carro próprio para recolhimento dos resíduos – o carro de resíduos deve ser de material lavável, que não ofereça perigo de corrosão ao contato com produtos químicos, ter tampa e causar o menor nível de ruído possível.

O tamanho do carro deve ser compatível com a demanda institucional, sendo a tampa utilizada para não deixar o resíduo exposto, portanto, o coroamento é inaceitável.

As luvas constituem importante Equipamento de Proteção Individual durante as operações de recolhimento, fechamento e transporte de resíduos, pois, em caso de exposição acidental ao perfurocortante, as luvas funcionam como barreira protetora, fazendo com que o PC primeiro penetre na luva para depois perfurar ou cortar a pele e que a carga infectante que penetra no acidentado seja menor. As luvas não impedem o acidente ou a contaminação, entretanto, minimizam o risco, pois muitos cortes ou perfurações não ultrapassam as luvas.

Utilização de panos de chão – o uso de pano de chão exige manipulação manual nos processos de limpeza, portanto, aumenta o risco de acidentes para a equipe de higiene. Devem-se substituir os panos por *mops*, em que a operação de torcer manualmente é substituída pela prensa que acompanha o balde do sistema *mop*. Outra alternativa é a utilização de *mops* que injetem no piso apenas a quantidade de produto suficiente para a limpeza, dispensando tanto o enxágue como a remoção do excesso de solução do piso.

RITUAIS DESNECESSÁRIOS

Vaporização da sala cirúrgica com formol antes de sua liberação x sala cirúrgica disponível logo após a limpeza

A dispersão de formol em ambientes é contra-indicada, por ser considerado um produto tóxico, cancerígeno e teratogênico.

Além de não garantir eficácia do processo de desinfecção do ambiente, o bombeamento do formol deixa resíduos tóxicos no ar e nas superfícies, comprometendo a saúde ocupacional de todos que ocuparem o local posteriormente, mesmo após aeração.

As salas cirúrgicas devem estar disponíveis logo após a limpeza realizada ao término de cada cirurgia, que pode ser feita com água e detergente. A utilização de desinfetante deve ser restrita a situações em que ocorram extravasamento de matéria orgânica ou presença de microrganismos multirresistentes.

Limpeza de sala cirúrgica após cirurgia contaminada x limpeza de sala não-contaminada

Tanto a sala cirúrgica contaminada, como a não-contaminada, devem ser limpas com o mesmo rigor.

A técnica de limpeza para as salas contaminadas e não-contaminadas deve obedecer aos mesmos padrões tradicionais, ou seja, água e detergente em todas as superfícies e realização de desinfecção em presença de matéria orgânica ou microrganismos multirresistentes. São comuns a supervalorização da limpeza da sala contaminada e a desvalorização da limpeza da não-contaminada; esse comportamento indica apenas o falso senso de segurança do funcionário, que o leva ao descuido e, muitas vezes, à contaminação.

Fluxos distintos de serviços e pessoal x fluxos iguais

Em vez de pensarmos em fluxos distintos, por que não pensar em transporte e horários adequados?

Temos, na realidade, é que nos preocupar com o transporte, que deve ser seguro e usar técnicas que ofereçam proteção e confiança aos pacientes, clientes internos e externos, assim como com horários compatíveis com as necessidades institucionais, evitando cruzamentos desnecessários.

Um exemplo clássico é o elevador, que pode transportar tanto pessoas como resíduos, porém, a diferença está nos horários que devem ser distintos para cada um, e na forma como o transporte de resíduos é realizado, que deve ser adequada, como, por exemplo, em carro fechado, sem coroamento e realização de limpeza local após sua saída.

Cantos arredondados x cantos retos

Houve um tempo em que eram preconizadas construções hospitalares que apresentassem cantos arredondados na junção entre paredes e pisos. Essa medida tinha como objetivo facilitar a limpeza e evitar acúmulo de pó e sujidades nas frestas resultantes do encontro de piso com parede, acreditando que tais medidas poderiam contribuir para a redução das infecções hospitalares.

Hoje este conceito mudou e cantos arredondados não são mais considerados importantes, inclusive, em muitos casos, são mais difíceis de ser limpos. A mudança de conceito ocorreu porque se acreditava que o ambiente tinha uma importância maior do que realmente tem em relação à infecção hospitalar. Sabemos agora que, para que a infecção hospitalar ocorra, precisamos de um carreador, ou seja, um veículo para transporte do microrganismo, caso contrário, os patógenos não farão essa tarefa sozinhos. Embora superfícies do ambiente possam abrigar microrganismos patogênicos, estes não se relacionam diretamente com as infecções.

Amostras para controle microbiológico de ambientes

A prática de controle do crescimento dos microrganismos por meio de amostras para cultura de ambientes foi desencorajada na década de 1970 em razão do alto custo e por não existirem padrões significativos de níveis permitidos de contaminação microbiana das superfícies.

A cultura ambiental só é considerada aceitável nas seguintes situações:
- Casos de surtos.
- Pesquisas.
- Monitoramento de condições potencialmente perigosas.
- Garantia de qualidade e avaliação dos efeitos de uma mudança de prática em controle de infecção.

Tapetes com desinfetantes

Tapetes ou panos embebidos em desinfetantes e depois levemente torcidos de nada adiantam, muito pelo contrário, além de não contribuírem para o controle das infecções, poluem o meio ambiente com o uso desnecessário de desinfetantes e deixam marcas de sujeira no piso dos calçados que passam pelo tapete, levando seu rastro para todas as áreas do hospital.

Capachos com superfícies adesivas/pegajosas

Estes adesivos têm pouco impacto na taxa de incidência de infecções associadas a tratamentos em geral, entretanto, mostram-se eficazes quando colocados na entrada de áreas de construções e reformas, ao diminuir a penetração de poeira em alas de pacientes.

PRINCIPAIS IMPACTOS DA NR 32 NO SERVIÇO DE HIGIENE E LIMPEZA

Capacitação da equipe

De acordo com a NR 32, a capacitação da equipe de higiene é obrigatória e deve ser ministrada por profissionais de saúde familiarizados com os riscos inerentes aos agentes biológicos e o funcionário só será considerado capacitado quando estiver ciente e devidamente conscientizado sobre as medidas de prevenção de acidentes e doenças ocupacionais relacionadas às suas atividades.

A palavra capacitação logo nos leva a pensar em treinamentos voltados para a execução de processos de limpeza; entretanto, quando falamos em NR 32, temos que direcionar esta capacitação para o aspecto de conscientização dos riscos que profissionais de higiene estão expostos diariamente, assim como as respectivas medidas preventivas.

Para que esta capacitação tenha êxito, é necessário que seja realizada de forma inicial e contínua, por meio de treinamentos teóricos e práticos sempre que necessário. Esta necessidade é crucial principalmente neste serviço, onde é comum encontrarmos funcionários recém-admitidos completamente despreparados para a função, visto que a profissionalização do setor é praticamente inexistente no território nacional e nem sempre quem os recruta exige experiência prévia em serviços de saúde.

Vacinação

A NR 32 é clara em responsabilizar tanto a empresa contratante como a contratada no que diz respeito à saúde dos trabalhadores; portanto, independente do vínculo que tenha com a instituição, o funcionário da higiene, seja de serviço próprio, seja terceirizado, tem direitos iguais.

Todos os funcionários devem ser vacinados contra a hepatite B gratuitamente, assim como receber as informações necessárias quanto à importância desta vacina para sua saúde ocupacional; entretanto, o mesmo pode se negar a receber a vacina, neste caso, a recusa deve ser devidamente documentada, para que a instituição não sofra represálias indevidas posteriormente.

Os comprovantes tanto dos exames médicos obrigatórios, como das vacinações devem estar disponíveis no local de trabalho para uma possível fiscalização ou mesmo para controle da instituição contratante, quando se tratar de terceirização.

Trechos da NR 32

32.2.4.17 dispõem sobre as responsabilidades dos Serviços de Saúde na elaboração e implantação do Programa de Vacinação.

32.2.3.1 O PCMSO, além do previsto na NR-07, e observando o disposto no inciso I do item 32.2.2.1, deve contemplar:

... e) o programa de vacinação.

32.2.4.17 Da Vacinação dos Trabalhadores

32.2.4.17.1 A todo trabalhador dos serviços de saúde deve ser fornecido, gratuitamente, programa de imunização ativa contra tétano, difteria, hepatite B e os estabelecidos no PCMSO.

32.2.4.17.2 Sempre que houver vacinas eficazes contra outros agentes biológicos a que os trabalhadores estão, ou poderão estar, expostos, o empregador deve fornecê-las gratuitamente.

32.2.4.17.3 O empregador deve fazer o controle da eficácia da vacinação sempre que for recomendado pelo Ministério da Saúde e seus órgãos, e providenciar, se necessário, seu reforço.

32.2.4.17.4 A vacinação deve obedecer às recomendações do Ministério da Saúde.

32.2.4.17.5 O empregador deve assegurar que os trabalhadores sejam informados das vantagens e dos efeitos colaterais, assim como dos riscos a que estarão expostos por falta ou recusa de vacinação, devendo, nestes casos, guardar documento comprobatório e mantê-lo disponível à inspeção do trabalho.

32.2.4.17.6 A vacinação deve ser registrada no prontuário clínico individual do trabalhador, previsto na NR-07.

32.2.4.17.7 Deve ser fornecido ao trabalhador comprovante das vacinas recebidas.

Vigilância dos acidentes com perfurantes e cortantes

Segundo o item 3 2.2.4.14 da NR 32, os trabalhadores que utilizarem objetos perfurocortantes devem ser responsáveis por seu descarte. Portanto, perfurantes e cortantes encontrados em locais inadequados não devem ser recolhidos pelo pessoal de higiene, neste caso, devem comunicar a enfermagem para que providenciem o recolhimento.

Equipamentos

Deve ser providenciado carro funcional para guarda e transporte dos materiais e produtos de limpeza. Os trabalhadores de higiene não devem transportar seus produtos manualmente, em baldes ou outros recipientes. Os carros funcionais proporcionam conforto e menor desgaste do funcionário, além de economia de tempo, movimento e energia.

Varrição seca

É proibida a varrição seca de áreas internas. Neste caso, pode-se optar por *mops* úmidos ou pano de chão úmido e rodo, assegurando uma varredura úmida, processo no qual não ocorre a dispersão de partículas de poeira. Embora não mencionado na NR 32, é igualmente importante que se dispense o mesmo cuidado para o mobiliário, o qual deve ter uma limpeza úmida.

Higiene das mãos

Todos os trabalhadores, inclusive os do serviço de higiene, devem lavar as mãos antes e após a retirada de luvas, sendo que o uso de luvas não substitui a lavagem das mãos. Cabe lembrar que as pias devem ser exclusivas para este fim.

Vetado: fumo, adornos, consumo e guarda de alimentos e bebidas, guarda de alimentos nos postos de trabalho

Alimentação: os serviços de saúde devem providenciar área exclusiva para alimentação para todos os trabalhadores da instituição. Não é incomum nos depararmos com refeitórios, onde só uma parte dos colaboradores tem livre acesso, o que faz com que os demais recorram a outras áreas, favorecendo a guarda e consumo de alimentos nos postos de trabalho.

Adornos: a regra é geral para todos os colaboradores, não é permitido nenhum tipo de adorno: brincos, anéis, pulseiras, *piercing*, colares etc.

Fumo: é proibido o fumo no interior dos serviços de saúde.

Uso de calçados fechados

O ideal é que o pessoal de higiene utilize calçado profissional, que, além de ser fechado, é antiderrapante e impermeável. Os calçados utilizados por esta categoria são considerados EPI, portanto devem ser fornecidos gratuitamente pela instituição.

Vestimenta (sem ônus) adequada em condições de conforto

Os uniformes utilizados na higiene devem ser fornecidos pelo empregador e atender às condições climáticas. Para que o vestuário atenda à condições de conforto, recomenda-se a criação de uma comissão de uniformes para que líderes e colaboradores opinem sobre o tecido e modelo, pois as diferenças climáticas de cada região devem ser consideradas no processo de escolha.

EPI

O serviço de higiene deve ter seus próprios EPI adequados ao risco e em quantidade suficiente para reposição imediata, sem necessidade de recorrer a outros serviços, como, por exemplo, para a enfermagem.

Revestimentos

Revestimentos impermeáveis de colchões, travesseiros, sofás, poltronas devem estar íntegros, sem rasgos, sulcos, reentrâncias ou saliências, pois a falta de integridade dificulta os processos de limpeza, além de favorecer a contaminação.

Produtos químicos

Deve-se preservar a rotulagem original do fabricante nas embalagens de produtos químicos. Tanto a embalagem original, como os frascos contendo o produto diluído, devem estar identificados com o nome do produto, composição, concentração, datas de envase e validade, nome do responsável pela manipulação ou envase. É vetada a reutilização de embalagens.

Em caso de acidentes com produtos químicos, como respingamento em pele ou mucosas, o trabalhador deve contar com chuveiros e lava-olhos, os quais devem estar disponíveis nos serviços de saúde para todos os colaboradores.

Os produtos químicos devem ser armazenados em áreas próprias, ventiladas e sinalizadas; durante a manipulação, o trabalhador deve utilizar EPIs adequados ao risco.

Prestadoras de serviço

A responsabilidade entre contratante e contratado é solidária, ou seja, ambos são responsáveis pelo trabalhador e respectivos riscos provenientes de suas atividades. Todos os itens normalizados pela NR 32 podem ser cobrados igualmente de ambas as partes; portanto, cabe ao contratante e ao contratado o controle e o acompanhamento das implementações pertinentes ao serviço e respectivas comprovações. Temos na NR 32 uma grande oportunidade de crescimento e desenvolvimento para prestadoras de serviço engajadas e comprometidas nos processos de qualidade.

Sobrecarga dos trabalhadores

Embora a lubrificação e ajuste dos leitos seja atribuição da manutenção, sabemos que nem sempre são feitos no momento certo. Isto acarreta sobrecarga da equipe de higiene, que acaba tendo que operar os dispositivos para arrumação de camas, estando em bom estado ou não, pois em muitos estabelecimentos a arrumação de leitos já é uma tarefa pertencente à equipe de hotelaria. Manivelas enferrujadas ou que não funcionam obrigam os trabalhadores de higiene a esforços excessivos prejudiciais a saúde, por serem repetitivos.

BIBLIOGRAFIA

Danfotl. J Hosp Infect, 1987;10(3):229-235.

Wenzel RP. Prevention and Control of Nosocomial Infection. 3rd ed., 1997.

Ministério da Saúde – Fiocruz. Viera, VM. Risco químico.

Sattar et al. J Hyg, 1986;96:277.

Noskin G et al. ICHE, 1995;16:577-581.

CDC – Center for Disease Control and Prevention. Guideline for Environmental Infection Control in Healthcare Facilities, 2003.

CDC – Center for Disease Control and Prevention. Guideline for Environmental Infection Control in Health Care Facilities. Atlanta, 2003;52 (RR-10)U.S. Department of Labor, Occupation Safety and Health Administration. OSHA Standards Interpretation and Compliance Letters; 6/10/94: Decontamination of a push carpet surface after a spill. Available at: www.osha-slc.gov/OshDoc/Interp_data/I19940610.html.

APECIH – Monografia: Como Instituir um Programa de Controle de Infecção Hospitalar. São Paulo, 2007.

Schiao JSC, McLaws ML, Huang KY, Guo YL. Sharps Injurie Among Hospital Support Personnel. J Hosp Infect, (2201);49:262-267.

1SINABIO – Divisão de Vigilância Epidemiológica DST/AIDS – SES-SP, jan 2004.

SMS-RJ/SUBASS/SVS/CDT/GDT.

Brasil. Ministério do Trabalho. Norma Regulamentadora n$^{\circ}$ 32, 11 de novembro de 2005.

ANVISA. Resolução RDC n$^{\circ}$ 50, 21 de fevereiro de 2002. Dispõe sobre o Regulamento Técnico para planejamento, programação, elaboração e avaliação de projetos físicos de estabelecimentos assistenciais de saúde.

Lavanderias em Estabelecimentos de Saúde

Teresinha Covas Lisboa

PLANEJAMENTO FÍSICO

A lavanderia ou unidade de processamento de roupas dos serviços de saúde é um setor funcional de apoio logístico, destinada ao atendimento dos clientes internos/externos. As funções do serviço são: coleta, pesagem, separação, processamento, confecção, marcação, reparo, reforma, fornecimento e distribuição em condições de uso, higiene, quantidade e qualidade. Atualmente, os serviços de saúde englobam atividades voltadas ao atendimento de hospitais, clínicas (geriátricas, cirurgia plástica, fertilização, odontológicas, veterinárias, fisioterapia, ortopedia etc.), *home care*.

Encontra-se, nos hospitais, como uma unidade integrada ao Serviço de Hotelaria Hospitalar ou ao setor administrativo.

O estudo da Lavanderia Hospitalar ou Serviço de Processamento de Roupas (SPR) vincula-se a duas situações: serviço próprio (interno) e terceirizado (externo). Porém, as normas e rotinas devem ser cumpridas para ambas as situações. Quando o serviço for terceirizado, haverá necessidade do alvará sanitário/licença de funcionamento, expedido pelo órgão de vigilância sanitária estadual ou municipal, após inspeção do serviço (Anvisa, 2007).

A organização do serviço necessita desenvolver um trabalho que esteja pautado nas orientações da CCIH – Comissão de Controle de Infecção Hospitalar –, seja o serviço próprio, seja o terceirizado. É importante que a CVIH visite e conheça as atividades realizadas pela empresa prestadora de serviço.

A área física da lavanderia depende do cumprimento de normas técnicas e legais preconizadas pela Agência Nacional de Vigilância Sanitária (ANVISA) e os cuidados voltam-se, sempre, para combater a infecção cruzada, minimizar o custo operacional e assegurar boas condições de trabalho aos funcionários.

A organização física do serviço difere de qualquer outro tipo de atividade como no de hotéis e indústrias.

Considerado um serviço de apoio logístico, incorpora três áreas, respectivamente: lavanderia, costura e rouparia.

A elaboração da planta física é estudada em função da dimensão, da distribuição, da localização das instalações, da circulação e do fluxo de serviço.

No caso de fluxos de trabalho, observa-se a seguinte seqüência:

Recepção → separação/pesagem → lavagem/centrifugação → seleção de manchas (tratamento e relavagem, se necessário) → secagem/calandragem → passagem/prensagem → seleção para costura (conserto e relavagem ou baixa, se for o caso) → dobragem → estocagem e distribuição.

As atividades de recepção, separação, pesagem e lavagem são consideradas sujas e, portanto, têm de ser, obrigatoriamente, realizadas em ambientes próprios e exclusivos e com paramentação apropriada.

A execução do plano de implantação dependerá de fatores que estão preconizados em recomendações da Anvisa. Por sua natureza, estão ligados intimamente ao peso da roupa, tipos de tecido, instalações hidráulicas, tipo de hospital, fluxo de roupa, técnicas de processamento, jornada de trabalho, qualificação de pessoal, distribuição do equipamento e condições climáticas.

O **peso da roupa** a ser processada é o indicador de produção de serviço e sua relevância dependerá: do tipo de hospital (pequeno, médio ou de grande porte); da especialidade, do número de roupa por leito etc.

O **tipo de tecido** é variável, em função da disponibilidade financeira do hospital, opção pelo fabricante e qualidade do produto. O algodão exige um grande número de máquinas por ser mais pesado e necessitar de processo de trabalho maior. As fibras sintéticas, misturadas com algodão, exigirão menor preço porque podem dispensar o uso da calandra.

O **tipo de equipamento** a ser adquirido dependerá das necessidades do estabelecimento de saúde. Em sua instalação, considera-se que deva haver um espaço livre variável de 70cm a 1,30m, de acordo com os critérios estabelecidos pela segurança e medicina do trabalho (Anvisa, 2007).

As **instalações hidráulicas,** sanitárias, elétricas e de vapor condicionam-se às disposições dos equipamentos e às normas vigentes.

O **tipo de hospital** é enfatizado a partir da assistência prestada à comunidade e à especialidade do hospital, uma vez que regiões populares e com doenças muito diferenciadas recebem um número muito grande de usuários. No caso de maternidades, também o índice de atendimento é maior. O atendimento mais diversificado requer cuidados específicos no tratamento da roupa.

O **fluxo da roupa** tem a sua importância resultante da racionalização do tempo, equipamento, pessoal e área de circulação. Assim, não haverá o cruzamento da roupa suja, e da roupa limpa. O planejamento do espaço físico, visando ao trânsito da roupa, é voltado para a assepsia, com o objetivo de não ocorrer contaminação. As normas e os padrões de construção, reformas, ampliações do serviço apresentam as especificações necessárias para minimizar o fluxo do sujo com o limpo.

As **técnicas de processamento** evitam o desperdício de tempo, ocorrendo, então, a instalação de um menor número de equipamentos, redução de mão-de-obra e um espaço físico confortável. São conhecidas, também, como a programação dos tempos de cada operação, técnicas de lavagem e medidas ágeis de eficiência para o tratamento da roupa.

O enfoque da **jornada de trabalho** é caracterizado pela possibilidade de a área poder funcionar com menos equipamento e, conseqüentemente, com maior espaço de circulação e menor número de funcionários. Com isso, obtém-se uma maior otimização no aproveitamento das tarefas, utilizando-se um bom resultado no dimensionamento de pessoal.

A **qualificação de pessoal**, relacionada com a produtividade, considera que *"o número de funcionários dependerá do equipamento, das instalações e dos métodos de trabalho utilizados"* (Lisboa, 1993, p.135).

No âmbito da **distribuição do equipamento,** a organização do serviço racionalizará o espaço por intermédio de um minucioso estudo de tempos e movimentos.

As **condições climáticas** da região onde se situa o hospital ou a lavanderia repercutirão no cálculo do dimensionamento da lavanderia em função da roupa pesada, como cobertores e edredons, colchas no inverno e mais trocas de roupa no verão.

A viabilidade da aplicação dos fatores acima estudados vincular-se-á à situação real de cada hospital. No entanto, considera-se fator primordial a presença do paciente, com suas necessidades e exigências na qualidade do serviço recebido e, principalmente, o cuidado com o controle das infecções.

De acordo com a Norma Regulamentadora 32, devem ser observados padrões e normas de segurança e saúde ocupacional, de proteção contra incêndio, de controle de infecção, recursos humanos, infra-estrutura física, equipamentos, produtos e insumos.

LOCALIZAÇÃO DA LAVANDERIA

A localização é variável em função do desenho arquitetônico de cada instituição. Entretanto, reitera-se o princípio da prevenção das infecções: *"o combate à infecção em hospitais tem seu início na prancheta do arquiteto"* (Lisboa apud Karman, 1993, p.37).

Dois aspectos devem ser considerados para a localização do serviço:

"Observar uma distância razoável e boa orientação, de modo que não permita que os ventos dominantes tragam para os demais setores do hospital ruídos, odores e poeiras e, sobretudo, bactérias que venham contaminar os ambientes, prin-

cipalmente aqueles que exigem mais rigor na assepsia; criar facilidades para o trânsito da roupa, considerando tanto o da roupa suja que demanda dos serviços do hospital, como da roupa já processada, para distribuição" (Pinto 1996, p.92).

Atualmente, as novas construções hospitalares têm projetado a ocupação da área fora do edifício hospitalar, exigindo, porém, uma conexão que ligue o prédio à lavanderia para que não haja exposição da roupa a ser transportada e, conseqüentemente, contaminação.

As áreas ocupadas por empresas prestadoras de serviços terceirizados obedecem a normas estabelecidas pela Anvisa.

A lavanderia pode ser projetada em plano horizontal e vertical. A utilização do recurso vertical, muito encontrado, é justificada pela falta de espaço e/ou pela topografia do terreno. A viabilidade do nível horizontal apresenta vantagens, como: *"facilidade nas instalações, facilidade na manutenção, circulação interna, possibilidade de controle visual de toda a área, possibilidade de controle de todo o processo operacional, custos mais baixos, possibilidades maior de reforma ou ampliação"* (Richter, 1976, p.10). Qualquer que seja o tipo a ser escolhido, o cuidado principal é evitar o cruzamento, ou seja, propiciar uma completa separação física entre a roupa suja que entra e a limpa que sai. No tocante ao formato da área, considera-se, também, esse cuidado.

DIVISÃO DO SERVIÇO

A dimensão mínima exigida na construção de uma lavanderia é a seguinte:

- Até 50 leitos   = $1,2m^2$ por leito, com mínimo de $60m^2$
- De 51 a 149 leitos = $1,0m^2$ por leito
- Mais de 150 leitos = $0,8m^2$ por leito com mínimo de $150m^2$

A Anvisa quantificou as áreas, considerando 25% da área total a sala de recepção, separação e pesagem; 45% da área total para lavagem e centrifugação; 30% da área total para armazenamento e distribuição.

Em cada unidade hospitalar que tenha paciente, é recomendável uma rouparia de $2,2m^2$ para estoque da roupa a ser distribuída, podendo ser substituída por carros. Prevê-se, também, espaço para sala de costura.

A lavanderia exige, ainda, banheiro para funcionários (exclusivo para a sala de recepção), depósito de material de limpeza, sanitário para funcionários e sala administrativa.

A área para recepção, pesagem, separação e lavagem é considerada a mais contaminada, caracterizando-se pelo mau odor da roupa recebida, alta concentração de agentes disseminadores e de fadiga dos trabalhadores. É o local onde se recebe toda a roupa suja, onde os lotes dos domingos e feriados são estocados, quando o serviço não funciona; onde é feita a desinfecção da roupa contaminada e, também, o local de desinfecção dos carrinhos de transporte.

Por sua vez, a área de acabamento corresponde à secagem e à passanderia e, para isso, requer-se a instalação de secadoras, calandras, prensas, ferros elétricos etc. As características desse ambiente são o excessivo calor e a necessidade de muita higiene.

A costura distingue-se pelo local onde se confeccionam as peças novas, marcam-se roupas, reparam-se artigos danificados ou dá-se baixa nos irrecuperáveis, com eliminação total e reaproveitamento para outros fins. Esta área, preferencialmente, necessita de *comunicação com a área de acabamento para maior facilidade na transferência das peças que necessitam reparos* (Pinto, 1996, p.95).

Nas lavanderias onde haja espaço físico suficiente, reserva-se um local para depósito de material de lavagem, próximo às máquinas lavadoras.

A área para controle, ou chefia, acomoda um espaço suficiente para a colocação de mesa, cadeira, arquivo, estante etc. O importante é que "... *esteja localizada em ponto estratégico, que possibilite visualizar todo o ambiente*" (Mezzomo, 1992, p.12).

A determinação do lugar para sanitários deve atender às dimensões mínimas essenciais. É considerada satisfatória a metragem de 1m^2 para cada sanitário, separado por sexo, por 20 operários em atividade, de acordo com a Norma Regulamentadora nº 24 do Ministério do Trabalho. Os vestiários, separados também por sexo, serão dimensionados em função de 1,50m^2 para um trabalhador. Sanitários e vestiários devem existir tanto na área suja quanto na limpa.

Na área suja é importante a existência de um sanitário específico para os funcionários que nela trabalham:

> "Eles não devem entrar na área limpa sem antes tomar banho. Embora seja um pouco difícil controlar essa situação, algumas chefias adotam o regime de rodízio diário. No intervalo do almoço, os funcionários da área suja tomam banho, dirigem-se ao refeitório e, ao retornarem, passam a trabalhar na área limpa, enquanto os que trabalharam nessa área vão para a área suja" (Lisboa, 1993, p.51).

MÁQUINAS E EQUIPAMENTOS

Os equipamentos constituem o conjunto de máquinas e aparelhos que constam da instalação da lavanderia, sem os quais se torna impossível seu efetivo funcionamento (Anvisa, 2007).

O cálculo da capacidade do equipamento a ser instalado é estimado da seguinte forma:

- Hospital geral: 4kg/leito/dia.
- Maternidade: 6kg/leito/dia.
- Hospital de pronto-socorro: 6kg/leito/dia.
- Hospital especializado: variável.

As máquinas e equipamentos necessários para o funcionamento da lavanderia são:

- Lavadora (barreira ou extratora).
- Túnel de lavagem.
- Centrífuga ou extratora.
- Calandra.
- Secadora.
- Coifa.
- Prensa.
- Ferro elétrico (se necessário).
- Balança.
- Máquina de costura.
- Carros de transporte.
- Hamper.

Os critérios de fabricação, terminologia, instalação, níveis de ruído, segurança das máquinas encontram amparo nas normas da Associação Brasileira de Normas (ABNT). A aquisição de máquinas e equipamentos para a lavanderia hospitalar necessitará do conhecimento antecipado das normas acrescidas dos critérios de qualidade disponíveis pelos fabricantes.

IDENTIFICAÇÃO DA ROUPA

A roupa necessita ser marcada para facilitar sua identificação, em caso de perdas e furtos. As formas mais comuns são:

- Bordado, com a logomarca da instituição. Pode-se usar nas toalhas, pisos, lençóis, fronhas, colchas etc.
- *Silk-screem*, que é um tipo de marcação (onerosa) feito com matrizes de várias cores e tamanho.
- Código de barras que, apesar de facilitar o controle, desaparece após inúmeras lavagens, tendo em vista o uso de produtos químicos.

Não se recomenda a marcação de roupa de recém-nascidos, em virtude da toxicidade das tintas.

PROCEDIMENTOS COM A ROUPA HOSPITALAR E A MINIMIZAÇÃO DE RISCOS

Os procedimentos com a roupa estão contidos em: coleta, pesagem separação e lavagem, secagem, armazenamento e distribuição. A característica principal desse serviço é a divisão das áreas (suja e limpa):

Coleta, separação e lavagem

Na coleta da roupa na unidade geradora, a roupa deve ser agitada e manuseada o mínimo possível, sendo colocada em sacos *hamper* de tecidos ou plásticos (diferenciados dos sacos de resíduos), onde permanecerá até o recebimento e pesagem. Segundo orientação da Anvisa, se houver "grande quantidade de sujeira sólida como fezes e coágulos presentes na roupa, devem ser removidos com as mãos enluvadas e jogados no vaso sanitário, dando descarga com a tampa fechada (2007, p.21)".

Atualmente, estudos demonstram que não há diferença entre o nível de roupas provenientes de pacientes em isolamentos ou de enfermarias comuns (ANVISA, 2007).

É importante que a equipe de saúde da unidade geradora evite que objetos perfurocortantes, instrumentos ou outros artigos estejam presentes na roupa. A minimização de riscos evita acidentes com os trabalhadores durante a remoção e o estrago do tecido.

Deve-se, também, estabelecer um diálogo com a enfermagem, a fim de se conhecer os tipos de medicamentos utilizados nos pacientes, para que as possíveis manchas causadas sejam identificadas. Com isso, pode-se verificar o tipo de produto a ser utilizado para sua remoção.

Os carros usados no transporte da roupa suja não podem ser os mesmos usados para a distribuição da roupa limpa. Em hospitais de vários andares, aconselha-se a previsão de dois elevadores de serviço: um para roupa suja e coleta de lixo e outro para distribuição de roupa limpa e para o Serviço de Nutrição e Dietética.

A roupa suja deve ser transportada de tal forma que seu conteúdo não provoque contaminação do ambiente ou do trabalhador que a transporta. O trabalhador que efetua o transporte deve utilizar Equipamentos de Proteção Individual – EPIs.

Os sacos de roupa suja ou usada, quando chegam à lavanderia, são pesados e o resultado do peso é registrado por centro de custo em formulário próprio. A pesagem é importante para indicar a carga correta que a máquina suportará e o peso da roupa recebida de cada unidade para controle dos custos e facilitar a determinação de fórmulas de lavagem.

Após essa operação, as peças são abertas, retirando-se os instrumentos cirúrgicos e objetos estranhos, agrupando-os de acordo com o tipo e grau de sujidade e tipo de tecido. A roupa contendo sangue, fezes, levemente suja, sujidade média, sujidade pesada, de cores firmes e/ou desbotáveis, de fibras devem ser separadas com o mínimo de agitação. A roupa de alta contaminação oriunda de isolamentos ou de unidades infectocontagiosas deve ser colocada na máquina dentro do próprio saco, após a pesagem.

Os carros de transporte devem ser de fácil higienização, possuir dreno para eliminação de líquido e confeccionados de material que permita o uso de produtos químicos para sua limpeza e desinfecção (Anvisa, 2007). É importante que os carros sejam diferenciados daqueles utilizados para recolhimento de resíduos.

A qualidade da roupa é obtida pelos fatores: ação química, ação mecânica, tempo e temperatura. Importante lembrar que a qualidade da água usada no processo de lavagem interfere no resultado final. Para tanto, a recomendação é que se faça uma análise, a fim de que possa atender aos parâmetros físico-químicos e bacteriológicos pré-estabelecidos pela Portaria/MS nº 518, de 25/3/2004 (Anvisa, 2007).

Processamento da roupa na área limpa

Terminada a operação ou ciclo de lavagem, a roupa passa por um processo que consta de: centrifugação, calandragem, secagem, prensagem e passagem a ferro.

O processamento na rouparia complementa o trabalho na área limpa e centraliza o movimento de toda a roupa hospitalar. Na rouparia, faz-se a estocagem ou repouso da roupa, distribuição, costura, conserto, marcação, baixa e reaproveitamento. A roupa submetida a conserto deve voltar para a lavagem, Cabe ressaltar que não existe um processo de lavagem considerado padrão. Cada serviço de saúde possui sua realidade e, assim, adapta os processos às necessidades encontradas, como maquinário, produtos, número de funcionários etc.

As roupas que passarão pelo processo de esterilização, como campos cirúrgicos, capotes etc., não deverão ser submetidas à calandragem ou passagem a ferro.

Finalizado o processo na calandragem e prensagem, a roupa limpa é dobrada, podendo ser armazenada ou embalada em sacos plásticos ou de tecido.

Os sacos plásticos ou de tecidos podem ser utilizados para embalar roupas separadamente ou em forma de *kits* (ANVISA, 2007). As vantagens em embalar a roupa são: segurança do serviço, redução do risco de contaminação e controle mais rígido. É importante que as roupas de inverno (cobertores, edredons etc.), também, sejam embaladas a fim de não ficarem expostas à contaminação e à poeira.

O trânsito entre a área suja e a limpa deve ser evitado. O trabalhador da área suja deve tomar banho sempre que se ausentar de sua área.

A higienização das mãos, nessa área, deve ser controlada: após o uso de banheiro, após a alimentação, contato com objetos estranhos ao setor etc.

É importante a utilização de toucas ou redes para proteção dos cabelos.

A roupa limpa não deve ser transportada manualmente, pois poderá ser contaminada com microrganismos presentes nas mãos ou nas roupas dos profissionais (Anvisa, 2007).

No caso de unidades externas, a roupa deve ser embalada e transportada em *containers* fechados e em caminhões higienizados.

DIMENSIONAMENTO DE PESSOAL

A lavanderia ou serviço de processamento de roupa é uma das unidades de apoio logística que trabalha com o objetivo de atingir resultados, com mão-de-obra treinada e comprometida com suas tarefas.

Os procedimentos praticados na lavanderia devem ser uniformes e representados sob a forma de regimento, no qual estão contidos todos os aspectos normativos que envolvem o serviço, apresentados em forma de capítulos no tocante a estrutura, finalidades, atribuições orgânicas e funcionais, lotação quantitativa e qualitativa do pessoal, jornada de trabalho, impressos utilizados, normas técnicas e administrativas. É considerado um instrumento administrativo formal de grande valia, pois contém os objetivos e as obrigações do serviço, que devem ser divulgados a todos os funcionários da lavanderia.

Os critérios utilizados para dimensionar o pessoal da lavanderia, seja própria, seja terceirizada, são:

- Tipo de hospital.
- Número de leitos, incluindo-se retaguarda, ambulatórios, emergências.
- Quilos/toneladas de roupa lavada.
- Tipo de equipamento.
- Média de produção diária.
- Tipo e quantidade de roupa.
- Número de trocas por leito.
- Absenteísmo.
- Rotatividade.
- Jornada de trabalho.
- Horário de funcionamento.
- Montagem dos pacotes cirúrgicos.
- Férias, folgas e licenças de funcionários.
- Desenvolvimento de tarefas de costura.

Podemos mencionar os parâmetros utilizados por Galvan (1993, p.21) que utiliza o parâmetro de uma média diária de produção por funcionário, entre 60 e 80kg/roupa, processada e distribuída, com uma jornada de trabalho de 8h/dia. Outros exemplos, citados por Galvan:

240kg/dia – 4 funcionários
400kg/dia – 8 funcionários
800kg/dia – 17 funcionários
1.200kg/dia – 22 funcionários
1.600kg/dia – 29 funcionários
2.400kg/dia – 40 funcionários

Foi incluída, no cálculo apresentado, a atividade referente a consertos e confecções.

CONTROLE DE ROUPA

O Serviço de Processamento de Roupa necessita criar meios de controlar a roupa que é processada e distribuída nas unidades. O trabalho integrado com a Hotelaria, na pessoa da Governanta, é uma das opções. Caso o serviço não esteja implantado, é necessário que a gerência de enfermagem esteja comprometida com esta unidade, bem como com as demais.

Alguns formulários impressos são utilizados e podem ser criados para melhorar o controle interno desse serviço: Controle Diário de Roupas Coletadas; Controle Diário de Roupas Lavadas; Controle Mensal de Roupas Lavadas; Controle de Evasão da Roupa; Controle de Produção do Setor de Costura e Confecção.

É importante também que, semestralmente, seja realizado o Inventário Físico da quantidade de roupa de cada unidade. Compara-se a quantidade atual com a do semestre anterior e, assim, obtém-se: evasão, estragos, confecções.

RECRUTAMENTO E SELEÇÃO

Recrutamento

O recrutamento é a atividade que objetiva, a partir das necessidades existentes na empresa, fornecer mão-de-obra suficiente para atingir os objetivos propostos.

Para sua maior eficiência, deve-se divulgá-lo o mais possível, obtendo assim a capacidade de maior seleção. A divulgação pode ser feita por meio de anúncios em jornais, indicações de outros funcionários, divulgação interna para promoções, agências de empregos, placas etc.

O recrutamento de novos funcionários inicia-se com a solicitação da chefia ao órgão competente. O perfil do candidato é desenhado e condizente com o constante na descrição de cargos e funções e varia de hospital para hospital.

A missão principal desse segmento é verificar o perfil ideal de mão-de-obra para atuar na lavanderia.

Quando da elaboração da descrição dos cargos e funções, obtém-se o recolhimento de certos dados relativos a estes e aos ocupantes, o que pode ser feito tanto pela simples observação do funcionário que executa as tarefas, quanto pela aplicação de um questionário que pode ser preenchido ou por meio de uma entrevista com o trabalhador.

É conveniente, também, que os candidatos conheçam as atribuições, os deveres e as tarefas das funções, bem como os riscos e as responsabilidades. Além disso, consideram-se os requisitos físicos, os intelectuais e as habilidades pessoais que atuam diretamente na execução das tarefas.

Seleção

Para Gonçalves (1987), a seleção "consiste no conjunto de procedimentos pelos quais se procura avaliar até que ponto o candidato corresponde ao perfil definido para o cargo a ser ocupado; trata-se, em outras palavras, de desenvolver um conjunto de esquemas de apreciação melhor do que de avaliação. A essência da afirmativa reside em que a seleção não visa necessariamente à escolha dos que revelam aptidões ou capacidade em índices mais elevados, mas na identificação daqueles que mais convém a determinado plano de ação; em conseqüência, muitas vezes, os escolhidos não são os de nível mais elevado, mas aqueles mais adequados a uma situação predeterminada".

Já os psicológicos, que devem ser preparados e aplicados por profissional específico da área, referem-se às características de personalidade e comportamento. Mais uma vez, é importante que a descrição da função esteja uma vez que, de uma para outra função, ocorrem diferenciações muito expressivas quanto às aptidões e às habilidades exigidas do candidato. No caso de coletor e separador de roupas, as funções envolvem riscos de acidentes e o candidato deverá conhecer, desde essa etapa, o grau de risco e exposição.

A avaliação final e a escolha devem resultar do somatório de todos os elementos citados, de acordo com os critérios da organização.

Os resultados obtidos são os seguintes: adequação do homem ao cargo, melhor integração do novo funcionário, melhor desenvolvimento do potencial humano, diminuição dos riscos de acidentes e contaminação, estabilidade do pessoal, melhoria na produção e no desenvolvimento, elevação da moral e conseqüentemente melhoria da qualidade de vida.

Treinamento e Desenvolvimento

O ambiente hospitalar é muito dinâmico e as tarefas executadas pelos funcionários dos vários setores requerem equilíbrio, desenvoltura, qualidade e agilidade. Os plantões de emergência demonstram o quanto os funcionários carecem de treinamento e manutenção. As áreas operacionais, no caso, necessitam de indivíduos conscientes do seu real papel como participantes da recuperação dos pacientes.

O sistema de recursos humanos na área de saúde abrange o planejamento e/ou programas de treinamento contínuo e os cursos de capacitação técnica.

Na lavanderia, particularmente, esse processo volta-se para conteúdos técnicos, específicos, funcionais e operacionais do setor. É uma proposta que visa conscientizar o trabalhador desde o seu primeiro dia de trabalho, continuando nas avaliações de necessidades, nas reciclagens periódicas, utilizando uma linguagem clara e acessível ao seu nível da escolaridade. Há necessidade de que haja integração, principalmente numa hora em que as condições ambientais deixam a desejar, como: estresse, monotonia (diminui a capacidade de percepção), desconforto (horas em pé), excesso de ruídos, tráfego constante dos carros de transporte e de pessoas, iluminação precária, umidade, calor excessivo etc.

O treinamento busca melhorar a atuação ou a competência do trabalhador e "... é o processo educacional de curto prazo aplicado de maneira sistemática e organizada, por meio do qual as pessoas aprendem conhecimentos, atitudes e habilidades em função de objetivos definidos" (Chiavenato, 1996). Envolvem a **transmissão de conhecimentos específicos** relativos ao trabalho, **atitudes diante dos aspectos** da empresa, da tarefa e do ambiente e **desenvolvimento de habilidades**. As tarefas da lavanderia envolvem esses três princípios e, assim, o treinamento significa uma educação especializada. "Na indústria moderna, compreende todas as atividades que vão desde a aquisição da habilidade motora até o desenvolvimento do conhecimento técnico completo, oferecimento de aptidões administrativas e de atitudes referentes a problemas sociais" (Chiavenato *apud* McGehee, 1996). Pode-se adaptar qualquer modelo à realidade de saúde.

No serviço de lavanderia ocorrem duas situações: necessidade de treinamento e necessidade de correção. Ao corrigir-se determinada forma de executar tarefas, enfatiza-se um padrão específico de desempenho ou ensina-se uma técnica básica. No treinamento, ocorre a melhoria da atuação ou da competência do trabalhador. Portanto, a correção está voltada para um comportamento anterior e o treinamento para uma atuação futura. Quando o trabalho é direcionado para o manuseio de máquinas e equipamentos, que acompanham o avanço tecnológico, a metodologia usada é exatamente a de atuação futura, para que os funcionários se adaptem e/ou se integrem ao ambiente e à função. O indivíduo, conhecendo a máquina em toda a sua natureza de construção, possibilita um grande rendimento nas tarefas executadas e, conseqüentemente, na produção.

O treinamento precisa, também, conter noções fundamentais sobre a exposição aos **riscos biológicos**, que expõem os funcionários a doenças transmissíveis agudas e crônicas, parasitoses, reações tóxicas e alérgicas. É normal, também, não ocorrendo a manutenção e limpeza das áreas limpas e costura, a presença do "pó de tecido" que pode ser aspirado pelo funcionário e causar problemas de saúde. Os microrganismos podem ser encontrados no ar e afetar os olhos, as mucosas da boca e nariz. Os respingos de sangue e outros fluidos corporais também podem atingi-los.

Nos hospitais, como em qualquer outro local, dependendo das condições de higiene e precaução, proliferam baratas, ratos, formigas, pernilongos, moscas, pombas e até gatos. Evita-se, com o devido controle, o contato com urina e fezes desses vetores.

Os procedimentos pós-acidentes com objetos perfurocortantes, em que há perigo de contágio, consistem em examinar o acidentado no período de, no máximo, 24 horas. Se o resultado for negativo, significa que ele não está contaminado. O mesmo exame é realizado em três e seis meses. Neste último, se não houver soroconversão, o funcionário está liberado (Proteção, 1996).

Os **riscos físicos**, na lavanderia, correspondem às variações atmosféricas como calor, frio e pressão, ruídos e vibrações, iluminação, umidade, vapores, choques etc.

Destaca-se, nesse caso, a exposição excessiva ao ruído que pode causar problemas à saúde, inclusive a perda auditiva, entre outros danos. O ruído pode ser minimizado com protetores auditivos e, também, com a manutenção preventiva e corretiva de máquinas e equipamentos.

Os **riscos químicos** contêm, em sua listagem, compostos que causam prejuízo à saúde do trabalhador, como: alvejantes, desinfetantes, inseticidas, limpadores especiais, medicamentos, solventes, detergentes, gases, desincrostantes, gases, poeiras e vapores. O contato direto causa irritação forte nas membranas mucosas do nariz, da boca e dos olhos, causando mal-estar. Outro efeito dos produtos químicos apresenta-se por meio das dermatoses. Nos serviços médicos, as dermatoses representam mais da metade das doenças profissionais diagnosticadas.

Os **riscos mecânicos** referem-se aos perfurocortantes deixados em fardos de roupa (agulhas, bisturis, giletes etc.) que podem provocar acidentes nos profissionais de lavanderia.

Os pisos escorregadios e úmidos podem provocar quedas e torções. "O revestimento do piso em todos os setores da lavanderia deve ser de material impermeável e resistente à água e às soluções germicidas e contar com superfície lisa e antiescorregadia" (Pinto, 1996).

Os **riscos fisiológicos** referem-se à manipulação de peso excessivo como saco *hamper*, movimentação de carros de coleta e entrega de roupas, esforço em subidas e descidas de rampas. O Ministério do Trabalho determina que é de 60kg o peso máximo que um empregado pode remover individualmente.

Os riscos psíquicos são oriundos de tarefas manuais cansativas, repetitivas e monótonas. O não investimento em oportunidades e planos de carreira acarreta desmotivação, rotatividade, estresse, conflitos, tristeza, ansiedade, faltas e depressão, em alguns casos.

O somatório desses riscos pode apresentar como resultado a má qualidade dos serviços executados. Sendo uma área que requer atenção e esforço nas tarefas, a observação por parte dos gestores torna-se uma constante.

Um enfoque a ser discutido com a equipe é a relação entre a roupa, os micróbios e a doença, sendo que a descrição ao funcionário demonstrará o grau de responsabilidade que ele, na qualidade de indivíduo e funcionário, tem perante a comunidade e o hospital. Com isso, irá se conscientizando, também, da sua participação na recuperação do paciente e do seu papel como membro da organização hospitalar.

"O uso de equipamentos de proteção individual, obrigatório por lei, é considerado pela maioria, incômodo e incapaz de evitar acidentes. É claro que os acidentes são inevitáveis e, se os funcionários não estiverem devidamente protegidos, o risco será maior" (Lisboa, 1993). Às vezes, os funcionários acidentam-se pela falta de concentração no trabalho e, "quando pensamos em prevenção de acidentes, consideramos, também, as condições básicas de vida do trabalhador, tais como moradia, alimentação e transporte, que são determinantes fundamentais para suas condições no trabalho" (Bisso, 1990).

O quadro de trabalhadores de uma lavanderia hospitalar é composto por um conjunto de indivíduos de baixa escolaridade e baixa renda. Alguns são analfabetos, dependentes de drogas e do álcool. A responsabilidade social da empresa hospitalar é a de reintegrá-los em seu ambiente de trabalho, promovendo atendimento médico e de assistência social, extensivo aos familiares. É assim que ocorre a integração do indivíduo no ambiente de trabalho e na função, vendo-o como investimento (recursos, patrimônio, garantia) e não como custo.

No que se refere ao conteúdo do treinamento em lavanderias, este deve ser direcionado para a conscientização das necessidades de separação das áreas suja e limpa; o porquê da existência de sanitários-barreira; como os produtos agem durante o processo; a elaboração de fórmulas de lavagem eficientes; e a definição de diretrizes e métodos corretos no processamento da roupa. O sistema de rodízio de tarefas é eficiente para o programa, pois facilita tanto a avaliação de resultados quanto o levantamento de necessidades de reciclagem. A implantação do rodízio de tarefas beneficia a chefia quando da ocorrência de faltas, férias, licenças e demissões e, também, o ritmo de trabalho, pois as tarefas são cansativas, monótonas e repetitivas. O estabelecimento desse critério exige avaliações contínuas de produção e adaptação ao trabalho, a fim de que o treinamento implantado obtenha sucesso.

A avaliação do treinamento ministrado é realizada periodicamente, a critério da organização. É o *feedback* do programa implantado.

Os pontos a considerar são os seguintes:

a) obter informações desejadas no comportamento dos funcionários;
b) apresentar os resultados do treinamento e relacioná-los com a missão, os valores e as metas da organização;
c) observar se as técnicas e as metodologias foram assimiladas;
d) verificar o grau de conscientização sobre as infecções cruzadas.

A barreira psicológica, representada pela conscientização do trabalhador diante dos riscos de contaminação e de conhecimentos sobre infecção hospitalar, é a primeira etapa a ser considerada nos programas de treinamento e educação continuada. Recomendam-se, nos treinamentos, noções básicas de microbiologia, com aulas ilustradas, a fim de que o conhecimento seja mais assimilado.

O treinamento executado objetiva, também, avaliar a eficácia organizacional hospitalar, o nível dos recursos humanos e das tarefas e suas operações.

BIOSSEGURANÇA

A higiene e a segurança do trabalho "constituem atividades intimamente relacionadas, no sentido de garantir condições pessoais e materiais de trabalho capazes de manter certo nível de saúde dos empregados" (Chiavenato, 1994). A integridade física e mental do trabalhador é amparada pela Portaria nº 3.214/78, fundamentada na Lei 6.514/77. Contém Normas Regulamentadoras que versam sobre os diversos aspectos da questão.

A higiene do trabalho relaciona-se com o diagnóstico e a prevenção de doenças ocupacionais, partindo do estudo e do controle do homem e seu ambiente de trabalho. Seu caráter é eminentemente preventivo, uma vez que a meta é assegurar saúde e conforto ao trabalhador, para que ele não adoeça e se afaste temporária ou definitivamente do trabalho. Envolve, também, o estudo e o controle das condições de trabalho: natureza física – iluminação, ruído, temperatura etc.; tempo – horas de trabalho, períodos de descanso etc.; social – organização, *status* etc.

Destes itens, enfatizaremos os das condições físicas de trabalho, que mais caracterizam o ambiente da lavanderia.

Iluminação – a falta ou a pouca iluminação causa fadiga, tensão nervosa, levando à má qualidade do trabalho, podendo até causar acidentes. A Consolidação das Leis do Trabalho esclarece no parágrafo 2° do artigo 175 que o Ministério do Trabalho estabelecerá os níveis mínimos de iluminação a serem observados.

"Artigo 175: em todos os locais de trabalho deverá haver iluminação adequada, natural ou artificial, apropriada à natureza da atividade".

Parágrafo 2°: a iluminação deverá ser uniformemente distribuída, geral, difusa, a fim de evitar ofuscamento, reflexos incômodos, sombras e contrastes excessivos ".

A iluminação favorável reflete na produção e no esforço físico dos trabalhadores.

Na seção de costura, a iluminação artificial deve ter a intensidade de 300lux, 250lux nas demais áreas de trabalho e 100lux nos vestiários e sanitários.

Ruídos – o ruído é um som indesejável, sobretudo quando prolongado. Possui duas características principais: a freqüência e a intensidade. Embora não provoque diminuição no desempenho do trabalho, causa enorme dano ao trabalhador: perda parcial ou total da audição.

Na lavanderia é muito comum o ruído contínuo das máquinas, proveniente do seu mau desempenho, engrenagens, polias ou correias desajustadas. A medida saneadora é sua manutenção preventiva ou corretiva.

Condições atmosféricas – nesse caso incluímos a ventilação, ou seja, o conforto térmico. A Consolidação das Leis do Trabalho estabelece:

"artigo 176: os locais de trabalho deverão ter ventilação natural, compatível com o serviço realizado.

Parágrafo único: a ventilação artificial será obrigatória sempre que a natural não preencha as condições de conforto térmico".

A literatura sobre o tema comprova que um sistema eficiente de ventilação eleva em 12% a produção e reduz a fadiga.

Na lavanderia, a ventilação tem duas funções: propiciar um ambiente adequado de trabalho e impedir a disseminação da contaminação.

"Na área contaminada deve haver exaustão forrada para produzir um ambiente de pressão negativa; os exaustores devem estar equipados com filtro térmico ou químico" (Mezzomo, 1992).

A ventilação das áreas contaminada e limpa necessita ser bem controlada, ou seja, para eliminar a disseminação de micróbios, toda a área contaminada deve ser provida de pressão negativa a 10kg/m^2.

A calandra é um equipamento que irradia calor excessivo. Mezzomo (1992) aconselha que *"é só fechar a parte inferior da calandra com uma chapa de madeira e lã de vidro. Pode-se também colocar uma tela de alambrado sobre os cilindros e, assim, além de diminuir o calor do ambiente, consegue-se um secador grátis".*

Norma Regulamentadora nº 5 (NR-5)

"As empresas privadas e públicas (...) ficam obrigadas a organizar e manter em funcionamento (...) uma CIPA".

A CIPA (Comissão Interna de Prevenção de Acidentes) foi criada como órgão obrigatório às empresas privadas e públicas e os órgãos governamentais que possuam empregados regidos pela Consolidação das Leis do Trabalho – CLT. Seu objetivo é o de observar e relatar os riscos nos ambientes de trabalho e solicitar medidas para a redução ou eliminação dos riscos existentes e/ou neutralizá-los; objetiva, também, abrir discussão sobre os acidentes já ocorridos, encaminhando-os aos Serviços Especializados em Engenharia de Segurança e em Medicina do Trabalho e aos empregados, o resultado da discussão. Em seguida, deve solicitar medidas que previnam acidentes semelhantes, procurando orientar os demais trabalhadores quanto à prevenção.

A CIPA é composta de representantes dos empregados e do empregador, de acordo com as proporções mínimas estabelecidas na Norma Regulamentar nº 5.

Todos os funcionários devem participar das atividades promovidas pela CIPA, sendo que a chefia, em caso de acidentes, solicitará a presença de um de seus integrantes na lavanderia. Atualmente, conforme constatamos, estão ocorrendo inúmeros acidentes de funcionários com instrumentos perfurocortantes, que chegam à lavanderia embrulhados nas roupas oriundas dos ambulatórios e centros cirúrgicos. Tanto a CIPA quanto o Serviço de Enfermagem devem investigar e acompanhar a execução das medidas corretivas.

Os funcionários da lavanderia precisam ser motivados a participar como membros da comissão e das campanhas promovidas.

Norma Regulamentadora n° 6 (NR-6)

Refere-se aos equipamentos de proteção individual (EPIs). Nela estão contidos os preceitos que obrigam a empresa a fornecer aos empregados, gratuitamente, equipamentos adequados ao risco e em perfeito estado de conservação e funcionamento, nas seguintes situações (Segurança e Medicina do Trabalho):

    a) sempre que as medidas de proteção coletiva não oferecerem completa proteção contra os riscos de acidentes do trabalho e/ou de doenças profissionais e do trabalho;
    b) enquanto as medidas de proteção coletiva estiverem sendo implantadas;
    c) para atender às situações de emergência.

Nas lavanderias, os equipamentos oferecidos pelo empregador são: botas, gorro, avental, macacão de mangas compridas para a área de separação e lavagem, luvas, pró-pés, máscaras.

Em alguns hospitais, encontramos trabalhadores usando óculos de segurança, confeccionados de acrílico e, também, protetores auditivos.

O uso desses equipamentos está vinculado a um trabalho de educação permanente, conscientização e controle das chefias. Um estudo deve ser realizado na hipótese da resistência ao uso dos EPIs. Os funcionários serão treinados para conservação, guarda e higienização dos equipamentos, sempre os lembrando de que são *individuais*.

A fiscalização para o controle de qualidade dos equipamentos é de competência do Ministério do Trabalho. O tipo adequado, o fornecimento, o treinamento, a obrigatoriedade do uso, a substituição e a manutenção são de competência do empregador. Ao empregado cabe comunicar à chefia qualquer alteração que o equipamento venha a apresentar.

Deve-se informar ao funcionário, de maneira sistemática, sobre rotinas de trabalho, salário, licenças e outros procedimentos similares, treinamento, exigências relativas à apresentação e aos padrões de comportamento, planta física do hospital, departamento de pessoal. Há necessidade, também, de um conhecimento dos diversos níveis de pessoas do hospital como médicos, enfermeiros, técnicos, funcionários etc.

Por ocasião da integração, é necessário fornecer ao novo funcionário um manual com todos os aspectos anteriormente mencionados. Também se faz preciso mostrar-lhe seu setor, em termos de planta física, objetivos e expectativas, equipe e colegas, sistemática de segurança e quaisquer informações indispensáveis ao desempenho da função.

A integração não é um processo de treinamento. É, antes de tudo, uma acolhida amistosa, visando evitar os altos índices de rotatividade nas primeiras semanas de trabalho e a tentativa de iniciar, de maneira positiva, a relação hospital-funcionário, o que gerará, com êxito, reflexos em todo o período que perdurar esse relacionamento.

Norma Regulamentadora nº 32

Esta Norma Regulamentadora (NR) tem por finalidade estabelecer as diretrizes básicas para a implementação de medidas de proteção à segurança e à saúde dos trabalhadores em estabelecimentos de assistência à saúde, bem como daqueles que exercem atividades de promoção e assistência à saúde em geral.

Para fins de aplicação desta Norma, entende-se por estabelecimentos de assistência à saúde qualquer edificação destinada à prestação de assistência à saúde da população, em qualquer nível de complexidade, em regime de internação ou não. A todo trabalhador dos serviços de saúde deve ser fornecido, gratuitamente, programa de imunização ativa contra tétano, difteria, hepatite B e os estabelecidos no PCMSO (Programa de Controle Médico de Saúde Ocupacional). Sempre que houver vacinas eficazes contra outros agentes biológicos a que os trabalhadores estão, ou poderão estar, expostos, o empregador deve fornecê-las gratuitamente. O empregador deve fazer o controle da eficácia da vacinação sempre que for recomendado pelo Ministério da Saúde e seus órgãos, e providenciar, se necessário, seu reforço.

Prevê, também, o Programa de Prevenção de Riscos Ambientais (PPRA) e que considera risco biológico a probabilidade da exposição ocupacional a agentes biológicos. Consideram-se Agentes Biológicos os microrganismos geneticamente modificados ou não, as culturas de células, os parasitas, as toxinas e os príons. A lavanderia deve possuir duas áreas distintas, sendo uma considerada suja e outra limpa, devendo ocorrer na primeira o recebimento, a classificação, a pesagem e a lavagem de roupas, e na segunda, a manipulação das roupas lavadas. Independente do porte da lavanderia, as máquinas de lavar devem ser de porta dupla ou de barreira, em que a roupa utilizada é inserida pela porta situada na área suja, por um operador e, após lavada, retirada na área limpa, por outro operador. A comunicação entre as duas áreas somente é permitida por meio de visores ou intercomunicadores.

A calandra deve ter:

a) termômetro para cada câmara de aquecimento, indicando a temperatura das calhas ou do cilindro aquecido;
b) termostato;
c) dispositivo de proteção que impeça a inserção de segmentos corporais dos trabalhadores junto aos cilindros ou partes móveis da máquina.

As máquinas de lavar, centrífuga e secadora devem ser dotadas de dispositivos eletromecânicos que interrompam seu funcionamento quando da abertura de seus compartimentos.

AS INFECÇÕES, A ROUPA E OS CUIDADOS PREVENTIVOS

O *Center for Desease Control and Prevention* (CDC), de Atlanta, USA, esclarece que a roupa suja, apesar de apresentar um grande número de microrganismos patogênicos, o risco de transmissão de doenças é praticamente inexistente, desde que seja corretamente processada; ela não possui papel relevante na cadeia epidemiológica das infecções hospitalares (Anvisa, 2007).

Porém, deve-se obedecer ao preconizado pelas Precauções-Padrão que objetiva evitar a exposição de profissionais a materiais contaminados com fluidos corporais visando à prevenção de transmissão de patógenos como HIV, HBV. As precauções são indicadas na assistência aos pacientes e no manuseio de artigos, equipamentos ou roupas usadas por pacientes. Segundo a Anvisa (2007), as infecções adquiridas pelos trabalhadores na unidade de processamento de roupas estão relacionadas, principalmente, à não-adesão às precauções-padrão. As principais são: higienização das mãos e uso de EPIs.

O trabalhador que coleta, separa e opera a máquina na área contaminada necessita de conhecimentos de precauções para evitar riscos de acidentes e de doenças ocupacionais.

É necessário que se apresente paramentado, portando EPI: gorro, máscara, luvas, botas, macacão. A não-utilização desses recursos preventivos possibilita a manipulação direta com roupa suja e contaminada. Alguns sacos de roupa, oriundos de centros cirúrgicos ou enfermarias, podem conter instrumentos perfurocortantes que incorrerão em acidentes graves. A utilização do uso desses equipamentos envolve um compromisso do empregador, baseado em preceito legal, em que *"a empresa é obrigada a fornecer gratuitamente EPI, adequado ao risco e em perfeito estado de conservação e funcionamento, nas seguintes circunstâncias:* a) *sempre que as medidas de proteção coletiva forem tecnicamente inviáveis ou não oferecerem completa proteção contra os riscos de acidentes de trabalho e/ou doenças profissionais e do trabalho;* b) *enquanto as medidas de proteção coletiva estiverem sendo implantadas;* c) *para atender as situações de emergência"* (Ministério do Trabalho, 1996).

Como se trata de um compromisso mútuo, o empregado obriga-se a: usar o EPI apenas para a finalidade a que se destina; responsabilizar-se por sua guarda e conservação; comunicar ao empregador qualquer alteração que o torne impróprio para uso. É importante frisar sobre a necessidade de transparência no envolvimento e no compromisso entre o empregador e o empregado.

Atualmente, o empregado encontra-se amparado pela NR-7 – Programa de Controle de Saúde Ocupacional – que estabelece a obrigatoriedade dos empregadores em promover e preservar a saúde de seus empregados. Nesse programa, inclui-se a realização obrigatória de exame médico: admissional, periódico, de retorno ao trabalho, de mudança de função e demissional. O programa, conforme reza a legislação, tem caráter preventivo, rastreador e diagnosticador precoce dos agravos e saúde. O funcionário que apresenta foco de infecção não deve trabalhar no ambiente da lavanderia.

A prevenção é pertinente também porque a roupa que esteve em contato com os pacientes infectados com patogênicos específicos *(Salmonella* sp.*, Shigella* sp. e *Mycobacterium tuberculosis)* apresenta alto risco de infecções, no caso da presença de excreções e secreções. *"Roupas de pacientes infectados ou portadores de HVB ou HIV são pouco prováveis que sejam perigosas, a não ser que estejam manchadas de sangue"* (Ayliff et al., 1992). As roupas de pacientes com outras doenças conhecidas, como sarampo, catapora, não são consideradas perigosas e podem ser tratadas como roupas usadas. Assim, a roupa suja deve ser manuseada e sacudida o menos possível e ser transportada à lavanderia em sacos resistentes e vedados.

As precauções materializam-se pelos programas preventivos implantados, direcionando-os para conscientizar sobre o fornecimento de roupas sanitizadas. A higiene pessoal é parte do processo e os critérios abrangem, principalmente, a lavagem de mãos após o manuseio de roupas sujas.

CUIDADOS DIFERENCIADOS

As roupas utilizadas em instituições comunitárias, internação domiciliar e outros, segundo a Anvisa (2007), podem ser processadas em máquinas domésticas. Caso observe-se a presença de fezes, urina, sangue e lesões de pele secretantes devem ser processadas separadamente. Alerta-se sobre as roupas de pacientes atendidos em suas residências e que são encaminhadas às lavanderias comerciais que não possuam infra-estrutura para esse tipo de processo.

A Comissão Nacional de Energia Nuclear (CNEN) apresenta as normas específicas sobre os procedimentos de radioproteção para peças de roupas, sendo que o processo a ser utilizado está contido na norma CNEN-NE 6.05.

Quanto ao Serviço de Quimioterapia, conforme RDC/ANVISA nº 220/04, as roupas contaminadas com excretas e fluidos corporais de pacientes em quimioterapia precisam ser acondicionadas e identificadas para encaminhamento à unidade de processamento de roupas, conforme definido na Norma da ABNT específica.

BIBLIOGRAFIA

ANEL. Guia *de Recomendações e Procedimentos para Lavanderias Hospitalares: Externa e Interna.* São Paulo, 1998.

Ayliff, A. et al. *Laundry National Center for Infections Diseases.* Atlanta, 1992.

Barrie D, Hoffman PN, Wilson JA, Kramer JM. Contamination of Hospital Linen by Bacillus Cereus. Epidemiol Infect, 1994;113:297-306.

Bisso EM. O Que é Segurança do Trabalho. São Paulo: Brasiliense, 1990.

Block SS. Desinfection of drinking water, swimmingpool water, and treated sewage effluents. In: *Disinfection, Sterilization, and Preservation*. 4th ed., Ed. Lea & Fabiger, 1991, p.713-729.

Borba VR, Lisboa TC. Teoria Geral da Administração Hospitalar: estrutura e evolução do processo de gestão hospitalar. Rio de Janeiro: Qualitymark, 2007.

BRASIL. Agência Nacional de Vigilância Sanitária. Resolução RDC 50, de 21 de fevereiro de 2002. Regulamento técnico para planejamento, elaboração e avaliação de projetos físicos de estabelecimentos assistenciais de saúde. DOU, Brasília, 20/3/2002.

_____. Agência Nacional de Vigilância Sanitária. Resolução RDC 189, de 18 de julho de 2003. DOU, Brasília, 21/7/2003.

_____. Consolidação das Leis do Trabalho. 35ª ed. São Paulo: Saraiva, 2008.

_____. Processamento de roupas de serviços de saúde: prevenção e controle de riscos. Brasília: Anvisa, 2007.

_____. Normas para a Prevenção e o Controle das Infecções Hospitalares. Portaria 2.616, de 12/5/98.

_____. Ministério da Saúde. Secretaria de Assistência à Saúde. Departamento de Normas Técnicas. Segurança ao Ambiente Hospitalar. Brasília: 1995, p.196.

Castelli G. Administração Hoteleira. 9ª ed. Caxias do Sul: Educs, 2004.

Cherubin NA, Santos MA. Administração Hospitalar: fundamentos. São Paulo: Cedas, 1997.

Chiavenato I. Gerenciando Pessoas: o passo decisivo para a administração participativa. 3ª ed., São Paulo: Makron Books, 1997.

_____. Os Novos Paradigmas: as mudanças estão mexendo com as empresas. São Paulo: Atlas, 1996.

_____. Recursos Humanos. Edição compacta. 3ª ed., São Paulo: Atlas, 1994.

Corrêa S. Manutenção Hospitalar. Hospital. São Paulo: nº 3, maio/junho. p.106-108. EQUIPE ATLAS. *Segurança e Medicina do Trabalho*. 62 edª, São Paulo: Atlas, 2008.

Galvan. Manual do serviço de processamento da roupa. São Paulo: Sociedade Beneficente São Camilo, 1993.

Gonçalves EL. O Serviço Médico da Empresa: desafios de sua administração. São Paulo: Edusp, 1994.

_____. A Empresa e a Saúde do Trabalbador. São Paulo: Pioneira: 1988.

_____. Estrutura Organizacional do Hospital Moderno. São Paulo, nº 1, 1 trim., p.80-90, 1998.

_____. Administração de recursos humanos nas instituições de saúde. São Paulo: Pioneira, 1987.

Guimarães AIN. Lavanderia Hospitalar. HAES: Hospitais, Administração, Equipamentos, Produtos e Serviços Hospitalares, ano 8: p. 5, 68-70, 1986.

Gurley B. Ozone: pharmaceutical sterilizant of the future? Journal of Parenteral Science and Tbecnology, 1985;39(6):256-261.

Hampton DR. Administração Contemporânea. 2ª ed., São Paulo: McGraw-Hill, 1983.

Heméritas AB. Organização e Normas. 5ª ed., São Paulo: Atlas, 1989.

Karmann J. Iniciação à Arquitetura Hospitalar. São Paulo: CEDAS, s.d.

_____. Arquitetura Hospitalar. São Paulo: Instituto Brasileiro de Desenvolvimento de Pesquisas Hospitalares, 1973.

_____. *Manutenção Hospitalar Preditiva*. São Paulo: Pini, 1994.

Kawamura K, Kakeko M, Tsuyoshi H, Tagushi K. Microbial indicators for the efficiency of disinfection processes. Water Sci Teck, 1986;18(10):175-184.

LAUNDRY, E.C.T. – *Mortes em Hospitais Ligadas à Lavanderia*. Usa, set/97.

Leiria JS. Terceirização Passo a Passo: o Caminho Para a Administração Pública e Privada. 2ª ed., Porto Alegre: Sagra – DC Luz-zatto, 1993.

Lewis BX, Pearson WW. Manual de Manutenção Preventiva. Rio de Janeiro: Denisa, 1965.

Lisboa TC. Lavanderia Hospitalar: Integração Homem-Ambiente-Função. *São Paulo: Faculdades São Camilo de Administração Hospitalar*, 1993 (Dissertação de Mestrado).

_____. Lavanderia Hospitalar: Reflexões Sobre Fatores Motivacionais. São Paulo: Universidade Mackenzie, 1998 (Tese de Doutorado).

Mezzomo JC. Administração de Recursos Humanos no Hospital. 4ª ed., São Paulo: CEDAS, 1990.

_____. Qualidade Hospitalar: Reinventando a Administração do Hospital. São Paulo: Cedas, 1992.

Mezzomo AA. Roupa: custos e o processamento. Hospital. São Paulo, nº 1, 1º bim., 1992, p.18.

_____. A lavanderia hospitalar, a roupa e a infecção hospitalar. Hospital. São Paulo, nº 39, 3º trim., 1986, p.151-154.

_____. Lavanderia Hospitalar: Organização e Técnica. 5ª ed., São Paulo: Cedas, 1992.

_____. A importância da qualidade dos serviços de higiene e lavanderia. Hospital – Administração e Saúde, 17:1, p. 5-7, 1993.

Miquelin LC. Anatomia dos Edifícios Hospitalares. São Paulo: CEDAS, 1992.

Mirshawka V. Hospital: Fui Bem Atendido, a Vez do Brasil. São Paulo: Makron Books, 1994.

National Academy of Sciences. Ozone and Otber Photochemical Oxidants. Washington. D.C., National Academy of Sciences, 1977.

Nakazawa LA. A planta física e os equipamentos no controle das infecções hospitalares. *Revista Paulista de Hospitais,* 1983;31(9/10):216-221.

Nebel C. Ozone: the process water sterilant. Pharmaceutical Industry, 1984;2(1):16.

Pasternak J, Richtmann R, Ganme A, Rodrigues E, Silva I, Hirata N, Ciosak S. Scabies epidemic: price and prejudice. *Journal Control and Hospital Epidemiology,* 1994;8(15):540-542.

Petrocci AN, Clark P. Proposed test method for anticronial laundry additivies. Journal of the AOAC, 1969;52(4):836-843.

Pinto SCE. Hospitais: Planejamento físico de unidades de nível secundário. Brasília: Thesaurus, 1996.

PROAHSA. Manual de Organização e Procedimentos Hospitalares. São Paulo: FGV/EAESP/FMUSP, 1987.

PROTEÇÃO. Check-up na Saúde. São Paulo, v. 50, p.24-33, 1996.

Queiroz CARS. Manual de Terceirização. 3ª ed., São Paulo: STS, 1992.

Rebelo M. Florence Nightingale: A Dama da Lanterna. São Paulo: Donato, 1984.

Richter HB. Moderna lavanderia hospitalar. 2ª ed., São Paulo: Sociedade Beneficente São Camilo, 1979.

Rodrigues EAC et al. Infecções Hospitalares: Prevenção e Controle. São Paulo: Sarvier, 1997.

Sarquis LM, Kroll LB. Avaliação do processamento da roupa hospitalar e sua adequação às necessidades diárias. O Mundo da Saúde, 1996;20:413-415.

SENAC. Segurança Aplicada às Instalações Hospitalares. São Paulo: SENAC, 1997.

Soares MR. Fibras Têxteis. São Paulo: Anel, 1998.

Technical Staff of Henkel S/A Inds. Químicas. Desinfecção de roupas e têxteis. Hospital – Administração e Saúde, nº 10, 11 trim., 1986.

Teixeira JMC. O Hospital e a Visão Administrativa Contemporânea. 2a ed., São Paulo: Pioneira, 1989.

Torres S, Lisboa TC. Gestão dos serviços: limpeza, higiene e lavanderia em estabelecimentos assistenciais de saúde. 3ª ed., São Paulo: Sarvier, 2008.

_____. Recursos humanos: crise e mudanças. 2ª ed., São Paulo: Atlas, 1986.

Vartulli M. Fibras Têxteis. São Paulo, Anel, 1989.

Vieira E. Recursos Humanos: uma abordagem interativa. São Paulo: CEDAS, 1994.

Índice Remissivo

A

A. baumannii 103
Abscesso 20
Acidente ocupacional 33
Ácido peracético 87, 88
Acinetobacter baumanii 91
Acinetobacter spp. 52, 60, 72, 74, 103
Adenovirose 20
Adenovírus 27, 110
Aerossóis 17
Aids 20, 36
Álcool 44, 46, 49, 50, 53, 55, 59, 71, 87, 91
  - etílico 88
Ampicilina 82
Anaeróbios 56
Antibioticoprofilaxia 40, 43, 57
Anti-sepsia 46, 48, 51, 59
Anti-séptico 44, 49, 50, 67, 54, 57, 70, 83,
Antrax 20
Artigos críticos 86
  - não-críticos 87
  - semicríticos 86
Arvovírus B19 26
ASA 56
Aspergillus spp. 105
Aspergilose 21, 104
Aventais 53, 61, 70, 72, 108
AZT 34

B

Bacilos Gram-negativos 46, 71
Bacteremia 102, 103
Bactérias Gram-negativas 49, 100
Bactérias Gram-positivas 49
Banho 57
Barreira máxima 53
Beta-lactamases 72
Burkholderia cepacia 27, 65

C

"Condon" 67, 68
C. albicans 105
C. difficile 70, 109
Campo operatório 57
Campylobacter sp. 22
Candida spp. 52, 74, 85
Candidíase 21
Candidoses 105
Carbapenêmicos (imipenem e meropenem) 72

Cateter 54
- central 54
- de longa permanência 54
- impregnado 55
- intravasculares 52
- ou sondas urinárias 64
- periférico 53
- umbilical 84
- urinário 112
- vascular central 112
- venoso central 104
Cateterização intermitente 65, 67, 68
Caxumba 21, 30, 109
Cefalotina 40, 43
Centro cirúrgico 59
Chlamydia trachomatis 21
Ciprofloxacino 43
Circuito respiratório 62
Cirurgia 41, 56
   - cabeça e pescoço 41
   - cardiovascular 41
   - geniturinária 42
   - neurocirurgia 41
   - oftalmológica 41
   - ortopédica 41
   - prótese 42
   - torácica 41
   - trato gastrintestinal 42
Citomegalovirose 21
Citomegalovírus 30, 107
Citrobacter 100
Citrobacter spp. 72
Clamídia 27
Clindamicina 82
Clorexidina 19, 49, 50, 67, 83
Clorexidina alcoólica 54
Cloro inorgânico 92
   - orgânico 92
Clostridium difficile 21, 74
Clostridium tetanii 85

CMV 108
Cocos Gram-positivos 69
Cocos Gram-positivos 96
Cólera 22
Conjuntivite 21, 30
Contaminação cirúrgica 56
Coqueluche 21, 30, 109
Creutzfeldt-Jacob *disease* 23, 89
Criptococose 22
Criptosporidiose 22
Curativo 53, 54, 83, 84
   - transparente 54
CVC 52, 54, 83, 112

D

Dengue 22
Descontaminação 86
   - digestiva seletiva 6
   - higiene oral 64
Desinfecção 85, 86
Diarréia 22, 24
Difteria 23, 31, 38
Doença meningocócica 31

E

E. coli 22, 56, 65, 77, 100
E. coli êntero-hemorrágica 22
EGB 81
Endometrite 23, 24
Endoscópios 88, 89
Enterobacte 100
Enterobacter spp. 52, 56, 60, 65, 72
Enterobactérias 100
Enterococcus spp. 65
Enterococos 98
Enterocolite necrotizante 23
Enterovirose 23
Epstein-Barr vírus 107

Escabiose 23, 31
Estafilococcia 23, 31
Estafilococo coagulase-negativa 5, 77, 79, 97
Esterilização 85
Estreptococcias 24
Estreptococo de grupo B 79, 81
Éter 48
ETO 88

F
Febre de origem indeterminada 53, 54
Fenólicos 91
Filtro bacteriano 63
Fungo 49, 104

G
Gerenciamento de resíduos de Serviços de Saúde 119, 147
 - classificação dos RSS 141
 - conceitos, glossário e classificação 129
 - regulamento técnico 134, 146
 - tratamento e disposição 157
Gerenciamento de resíduos químicos de Serviços de Saúde 171
 - disposições finais 186
 - etapas 173
 - instruções de trabalho 184
 - plano de contingência 186
Gerenciamento de rejeitos radioativos de Serviços de Saúde 161
 - etapas 163
 - procedimentos de emergência 170
Germes multirresistentes 69
Germicida 88
Giardíase 22

Glutaraldeído 87, 88, 89
Gorro 53
Gotículas 17

H
H. influenzae 23, 26, 27, 43
Hanseníase 25
HBIG 35, 37
Hemocultura 54, 70
Hepatite A 25, 31, 38, 85, 109
Hepatite B 25, 31, 37, 38, 85, 108
Hepatite C (HCV) 25, 31, 34, 85, 108
Herpes simples 25, 31, 85
Herpes simples vírus 107
Herpes zóster 109
Hexaclorofeno 48, 50
Higiene e limpeza 191
 - boas práticas 198
 - classificação das áreas 197
 - fatores limitantes 193
 - impacto 191
 - meio ambiente 191
 - práticas de segurança 202
 - rituais necessários 204
Higienização das mãos 19, 44, 46, 53, 61, 66, 70, 73, 95, 108
Hipoclorito de sódio 48, 88
HIV 32, 36, 85, 89, 91, 108
IH precoce 79
IH tardia 79

I
Impetigo 25
Imunização 38
Imunodeprimidos 73, 8
Infecção
 - da corrente sangüínea 52
 - de sítio cirúrgico (ISC) 9, 56, 78

- do trato respiratório 77, 107
- do trato urinário 7, 64, 78, 102, 112
- gastrintestinais 107
- infecção primária da corrente sangüínea (IPCS) 4, 76, 77, 80, 112
- relacionada a cateter 52, 103
- riscos 132
- urinária 25

Infectada 56
Influenza 25, 38, 107
Iodóforos 49, 50
IPCS 82, 112
Isolamento 17, 20
- e precauções 17, 70, 78
ITU 65, 67, 68, 103

K

Kawasaki 23
Klebsiella spp. 52, 60, 65, 72, 100

L

Lavanderias em Estabelecimentos de Saúde 212
- biossegurança 225
- dimensionamento de pessoal 220
- divisão do serviço 215
- identificação da roupa 217
- localização 214
- máquinas e equipamentos 216
- norma regulamentadora 227, 228, 229
- planejamento físico 212
- procedimentos com a roupa 217
- recrutamento 221

Legionelose 25, 27
Legislação dos RSS 120
Leptospirose 25

Licenciamento ambiental 126
Limpeza 85, 86
Linfogranuloma venéreo 25
Listeriose 25, 26
Lopinavir 34
Lixo, estatísticas 121
Luva 53, 59, 61, 66, 67, 70, 72, 83, 108
Lyme 23

M

M. tuberculosis 49, 85
Malária 25, 108
Máscara 53, 59, 109
Meningites 25, 43, 80
Meningocócica 26
Meningococo 27
- meningococo C 38
Mercuriais orgânicos 48
Micobacteriose 25
Micoplasma 25, 27
Molusco contagioso 26
Mononucleose 26
MRSA 70
Mucormicose 26
Multi-R, Gram-positivas 70
Multirresistentes (MRSA, VRE, bacilos Gram-negativos) 74
Multirresistentes, doenças 26, 109
Mycobacterium tuberculosis 89

N

N. meningitidis 43
Não-fermentadores 101
Neonatologia 79
Neonatos 5
Nocardiose 26
NPP 55

O

Oxacilina 70

P

P. aeruginosa 85, 101
P. carinii 27
Paramentação cirúrgica 57
PCMX 49
PCS e IRC 53
Pediatria e neonatologia 76
Pediculose 32
Penicilina 69, 8
 - G 82
Penumonias 27
Perfurocortantes 34
Periférico 54
Peróxido de hidrogênio 48, 87, 88
PICC 84
Plasma 88
Pneumonia 80, 101, 103, 107, 112
Pneumonia associada a VM 112
Pneumonia hospitalar 61
Pneumonia nosocomial 6, 60
Poliomielite 27
Pós-operatório 58, 62, 68
Potencial de contaminação 56
Povidina-iodina 50
Precauções de contato 18, 109
Precauções respiratórias (aerossóis) 19, 109
Precauções respiratórias (gotículas) 18, 109
Precauções-padrão 17, 108
Preparo cirúrgico das mãos 51
Prevenção de infecção 40
Príons 85, 90
Profissionais da área da saúde (PAS) 30, 37, 38, 45

Proteus 100
Proteus spp. 65, 72
Pseudomonas aeruginosa 60, 72, 101
Pseudomonas spp. 46, 52, 74, 77
PVP-I 19, 54, 67
PVP-I/clorexidina 59

Q

Quaternário de amônia 48, 87, 89, 92

R

Racionalização de antimicrobianos 62
Raiva 27
Resíduos infectantes 132
Resíduos hospitalares, tratamento e disposição final 156
Resolução – RDC nº 306 133
Resolução NR 32 206, 207
- principais impactos 206
Rifampicina 43
Ritonavir 34
Rotavírus 22, 77
Rubéola 27, 28, 32, 107

S

S. agalactiae 24
S. aureus 27, 32, 52, 56, 69, 77, 79, 85, 96
S. aureus resistentes à meticilina (MRSA) 69
S. epidermidis 52, 69
S. pneumoniae 43
Sabão 57
 - líquido 46, 50, 51
Sala cirúrgica 59
 - operatória 58

Salmonella 100
Salmonelose 22
Sarampo 28, 32, 109
SARS 2
Serratia 100
Serratia marcescens 52, 65, 94
Serratia spp. 72
Shigella 100
Shiguelose 23
Sífilis 28
Síndrome de Guillain-Barré 28
Síndrome de Reye 28
Sistema fechado 67
Sítio cirúrgico 40
Solução alcoólica 20
 - anti-séptica 51
Sonda vesical 66, 67
 - de demora (SVD) 65
Sondagem vesical 68
Staphylococcus aureus 60
Staphylococcus saprophyticus 8
Surtos 46
 - hospitalares 93
SVD 65

T
Técnica semiquantitativa de Maki 53
Teicoplanina 69
Tétano 28, 38
Toxoplasmose 28
Transplante de medula óssea 75

3TC 34
Triclosan 49
Tuberculose 28, 32, 109

U
UTI 60, 62, 68, 71, 94
UTI neonatal 19

V
Vancomicina 69, 70
Varicela 28, 32, 39, 108, 109
Varicela-zóster vírus 107
Ventilação mecânica 60, 112
Vigilância 53epidemiológica 3, 112
Vírus 49
 - da hepatite B (HBV) 34, 35, 89, 91
 - da hepatite C (HCV) 34, 35
 - da imunodeficiência humana (HIV) 34
Vírus sincicial respiratório 29, 77, 107
Vômitos e diarréias 107
VZIG 107

Y
Yersinia 23

Z
Zóster 29, 33